Gewidmet
allen Menschen,
die sich auf dem
biochemischen Weg
befinden.

Angelika Gräfin Wolffskeel
von Reichenberg

Die 12 Salze des Lebens

Biochemie nach
Dr. Schüßler – Ein Ratgeber
für Erwachsene und Kinder

mankau

Die Deutsche Bibliothek – CIP-Einheitsaufnahme
Ein Titeldatensatz für diese Publikation ist bei der Deutschen Bibliothek erhältlich.

Angelika Gräfin Wolffskeel von Reichenberg

Die 12 Salze des Lebens

Biochemie nach Dr. Schüßler –
Ein Ratgeber für Erwachsene und Kinder

1. Auflage Juli 2005
2. überarb. Auflage Dezember 2005
3. unveränd. Auflage März 2006
4. unveränd. Auflage Juli 2007

ISBN 978-3-9809565-3-6

R. Mankau Verlag
Postfach 13 22, 82413 Murnau a. Staffelsee
Im Netz: www.mankau-verlag.de

Lektorat:
Susanne Baronky, Bodenkirchen

Layout:
Heike Brückner, Regensburg

Fotos:
privat (Umschlag außen),
Heike Brückner (Titelseite: ältere Menschen),
Deutsche Homöopathie-Union (Umschlag innen)

Druck:
Druckerei Bercker, Kevelaer

Der Inhalt wurde auf 100 % Recyclingpapier gedruckt.

Inhalt

Zum Geleit

Ich bin über die Homöopathie, die Naturheilkunde, zur Biochemie nach Dr. Schüßler geführt worden und habe mich sehr dafür interessiert.

Bei Befindlichkeitsstörungen, die jeder Mensch im Laufe seines Lebens erfährt oder erleidet, habe ich immer wieder zu Schüßler-Salzen gegriffen, um das Gleichgewicht im Körper wiederherzustellen und mich gesund zu erhalten.

In diesem Buch werden die Zusammenhänge sehr klar und verständlich aufgezeigt. Angelika Gräfin Wolffskeel von Reichenberg schreibt umfassend und sehr interessant über die 12 Salze des Lebens in überzeugender und kompetenter Weise.

Zürich, im Juni 2005

Ruth Maria Kubitschek,
Schauspielerin, Buchautorin

Vorwort der Autorin

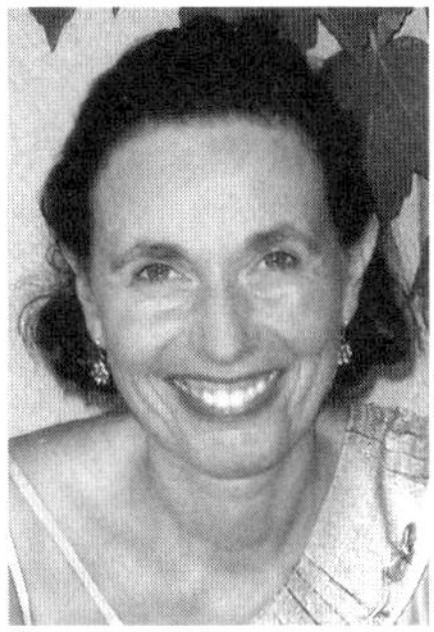

Als Heilpraktikerin liegt mir die Gesundheit des Menschen schon von Berufs wegen am Herzen. Für mich ist es aber darüber hinaus ein Tag für Tag empfundenes und gelebtes Anliegen, mein Wissen an Interessierte weiterzugeben, damit es auf aufnahmebereite Menschen treffen und dort Frucht tragen möge.

Das Buch möchte Anstoß zu eigenen Überlegungen sein und Mut machen für die Überprüfung des eigenen Lebensstils und Anregungen geben für eventuell notwendige Änderungen der Lebensgewohnheiten. Auch aus meiner umfangreichen Tätigkeit als Referentin über die „Salze des Lebens" sind die Erfahrungen in den vorliegenden Ratgeber eingeflossen, wie ich auch mein Wissen an meine Studierenden weitergebe, die ich in meiner von mir gegründeten Schule „Surya" auf diesen wunderschönen, wahrhaft heilsamen Beruf des Heilpraktikers vorbereiten darf. Ich möchte dieses praktische Nachschlagewerk für den täglichen Gebrauch verbinden mit einer Einführung in die grundlegenden Gedankengebäude dieses tatkräftigen und in der Entdeckung vorhandener Zusammenhänge und Wirkungsweisen des menschlichen Körpers genialen Arztes und Menschenfreunds Dr. Wilhelm Schüßler.

Ich will verdeutlichen, dass gesundes Leben nur im Einklang mit sich selbst, der Natur und der Umwelt gelingen kann, wie auch im Bewusstsein wechselseitiger Abhängigkeiten.

Aus diesem Bedürfnis heraus ist dieses Buch entstanden, das ich Ihnen, meinen Leserinnen und Lesern, hiermit übergebe. Möge es Sie begleiten auf Ihrem Weg zur vollen ganzheitlichen Gesundung, die nur erreichbar ist in der Einheit von Körper, Seele und Geist. Wenn mein Ratgeber Ihnen hierbei von Nutzen ist, wäre mein Ziel erreicht.

Gerchsheim, im Juli 2005

Angelika Gräfin Wolffskeel von Reichenberg

Einführung

Was bleibt einem Vorwortschreiber denn eigentlich noch zu schreiben, wenn es der Autorin schon so trefflich gelungen ist, das Thema von der Entstehungsgeschichte bis zur praktischen Nutzanwendung so umfassend darzustellen, wie es Angelika Gräfin Wolffskeel mit ihrem neuen Buch über Schüßlers Biochemie geschafft hat?

Wir wurden in den letzten Jahren mit einer Fülle von Schüßler-Büchern und -Aufsätzen überschüttet. Bei manchen ist es schade um das verschwendete Papier, weil den Schreibern nichts anderes einfiel, als längst Bekanntes wiederzukäuen. Schade auch, weil nur allzu oft sehr fragwürdige eigene individuelle Erfahrungen der Schreiber verfälschend in deren Bücher eingeflossen sind und mehr Verwirrung als Klarheit stiften. Das vorliegende Buch sticht wohltuend aus der Masse dieser Bücher heraus, weil es der Gräfin gelungen ist, bei allen ausführlichen Erklärungen und hilfreichen Therapieempfehlungen stets sachlich und eng an Schüßlers Originallehre angelehnt zu bleiben.

Die Biochemie – so betont auch die Gräfin übereinstimmend mit Dr. Schüßler – will und soll kein homöopathisches Heilverfahren im Sinne der Hahnemann'schen Ähnlichkeitsregel sein. Sie basiert auf den naturwissenschaftlich-rationalen Erkenntnissen über die Physiologie unseres Stoffwechsels, der ohne die essenziellen Mineralien, die Schüßler zu Recht als Funktionsmittel bezeichnete, eben nicht funktionieren kann. Aber schließlich – zunächst von den zeitgenössischen Schulmedizinern verlacht – wurde die Biochemie hundert und mehr Jahre von Homöopathen hochgehalten und von homöopathisch orientierten Herstellern bereitgestellt. Das hat zwangsläufig dazu geführt, dass sich in der biochemischen Literatur ein kunterbuntes Durcheinander von homöopathischen und allopathischen Ergänzungs-Therapien tummelt.

Seit langem plädiere ich dafür, dass sich ein kleiner Kreis sachkundiger Biochemiker zusammensetzt und mit Fleiß sortiert, welche Anwendungsempfehlungen aus der Literaturvielfalt denn nun homöopathische oder allopathische sind, und dabei auch diskutiert, welche besser in den Papierkorb wandern sollten. Das Buch der Gräfin Wolffskeel ist ein Schritt voran auf dem langen und mühsamen Weg zu einer solchen Sichtung und Bereinigung. Das immer akribischer ins Detail gehende Arzneimittelrecht der Europäischen Union verlangt eindeutige Aussagen zum Wirkprinzip einer Arznei. Alle Arzneien, die aus Mischungen homöopathischer und pflanzlicher Tinkturen bestanden, sind dem zum Opfer gefallen und aus den Apothekenregalen verschwunden. Auch die seit 130 Jahren bewährte Biochemie muss Farbe bekennen, zu welcher Therapierichtung sie gehören will.

Schüßler war ein faszinierender Beobachter. Von seinen empfohlenen Indikationen muss keine gestrichen werden. Wenngleich der eine oder andere seiner Erklärungsversuche heute als überholt gelten muss, haben seine Therapieempfehlungen ausnahmslos bis heute Bestand. Mehr noch: Sie sind nahezu alle durch moderne Forschungsergebnisse nachvollziehbar. Schüßler war selbst auch stets bemüht, sich an den neuesten wissenschaftlichen Erkenntnissen seiner

Zeit zu orientieren und hat dieses Wissen von Auflage zu Auflage in sein Büchlein eingearbeitet. Mit dem heutigen Wissensstand über die Physiologie hätte er manchen Erklärungsversuch sicher anders formuliert. Seinen Schlussfolgerungen tut das keinen Abbruch.

Auch in den eigenen Reihen der Biochemiker flackert seit Schüßlers Zeiten immer wieder die zweifelgeplagte Diskussion auf, ob denn die winzige Stoffmenge einer homöopathischen D 6- oder gar D 12-Potenz wirklich ohne geheimnisvolle Mächte so viel Gutes tun kann. Ausführlich beschäftigt sich Schüßler mit diesen schon damals laut werdenden Zweifeln, ob denn die kleine Gabe ausreiche, um Defizite zu decken. Ich zitiere:

„Die Natur arbeitet nur mit Atomen und Atomgruppen oder Molekülen."

„Daß verschwindend kleine, unwägbare Stofftheilchen im Organismus wirken können, läßt sich (...) nicht bestreiten (...)."

„Der Gehalt einer Zelle an Mineralstoffen ist verschwindend klein (...). Auch allopathische Mittel sind in kleinen Gaben wirksam."

„(...) und ein dem winzigen Manco entsprechender Ersatz (...) kann die Resorption (...) bewirken."

„(...) wie klein darf dann die Magnesia-Gabe sein, mittels welcher man eine Neuralgie curiren will, die durch ein verschwindend kleines Deficit an genanntem Salze in einem winzigen Theile des Nervengewebes bedingt ist?"

Das macht deutlich, dass wir nicht riesige Mengen brauchen, um einem Mangelsymptom zu Leibe zu rücken. Jedes Defizit beginnt mit einem Quentchen, einem minimalen Defizit – und um dieses zu decken, müssen wir ja nicht den gesamten Tagesbedarf auffüllen, sondern eben nur dieses Quentchen. Es ist der berühmte kleine, letzte Tropfen, der ein Fass zum Überlaufen bringt, und es ist die winzige kleine Fehlmenge, die – ersetzt – eine Zelle wieder funktionieren lässt.

Schüßler hat uns auch nicht auf die heute üblichen Potenzen D 6 und D 12 eingeschworen:

„(...) möge jeder Arzt, der biochemische Mittel anwenden will, nach seinem Ermessen die Dosis wählen."

Ausweislich seines Schriftwechsels mit seiner Lieferapotheke hat er selbst oft auch mit tieferen Potenzen gearbeitet. Hier stellt sich tatsächlich angesichts der heute ausgeprägten Versorgungslücken die Frage, ob wir nicht mit tieferen Potenzen und damit höheren Mengenkonzentrationen manchmal besser fahren würden.

Immer wieder macht Schüßler deutlich, dass die homöopathische Aufbereitung nicht dem homöopathischen Signalprinzip dient, sondern lediglich der besseren Bioverfügbarkeit:

„Alle in Wasser unlöslichen Stoffe müssen bis auf mindestens die sechste Stufe der decimalen Verdünnungs-Scala gebracht werden; die in Wasser löslichen können auch in niedrigeren Verdünnungen durch die erwähnten Epithelzellen treten."

Wenn wir uns frei machen von der irritierenden Vorstellung (die er mit seinem Rachitis-Beispiel provoziert hat), es müsse jeweils das gleiche Salz sein, das in kleiner Menge die Bewegung der großen Menge anstößt, dann hat Schüßler fast prophetisch vorhergesagt, was Physiologie und Neurophysiologie erst seit ca. 30 Jahren wissen, dass nämlich die verschiedenen Salze sich gegenseitig beeinflussen und in ihrer Bewegung steuern.

„(...) kann aber (...) in der zwischen den Zellen befindlichen Ernährungsflüssigkeit ein Deficit an einem Salze mit consecutiver (nachfolgender) Störung der Molekularbewegung vorhanden sein. Diese Störung kann den Eintritt eines Ergänzungssalzes aus dem Blute in die betreffenden Interzellulärräume verhindern."

Wir wissen heute, dass eine winzige Menge Magnesium als Kern der „Kalium-Natrium-Pumpe" (ATPase) große Mengen Kalium in die Zelle hinein und Natrium aus der Zelle hinaus befördert, und dadurch das Ruhepotenzial der Nerven aufbaut. Wir wissen, dass eine winzige Menge Calcium an der Zellmembran deren Durchlässigkeit steuert und damit den Zusammenbruch der nervlichen Stabilität verhindert. Wir wissen, dass die Umsetzung eines Nervenimpulses in Muskelarbeit an der motorischen Endplatte durch die Freisetzung winziger Calciummengen vermittelt wird und durch ebenso winzige Magnesiummengen verhindert werden kann. Allein die Anwesenheit winziger Mengen freier Eisen-Ionen ermöglicht der Fresszelle erst das Killen eines Bakteriums.

Die Übertragung eines Nervenimpulses am Ranvier'schen Knoten geschieht durch Natrium-Ionen in einer Größenordnung, die der Potenz D 18 entspricht. Eine Tablette unseres Salzes Nr. 8 (Natrium chloratum D 6) reicht also, um rund 250 Milliarden Nervenimpulse weiterzuleiten. Damit kann man schon eine ganze Menge bewegen.

Zweifelsohne ist die Biochemie ein Regulationsverfahren – aber nicht mit Hilfe geheimnisvoller Informationssysteme, sondern ganz materialistisch und naturwissenschaftlich erklärbar. Wenn wir uns von diesem „materialistischen" Weltbild lösen wollen, lösen wir uns von Dr. Schüßler.

Die Biochemie ist modern geworden. Naturheilkundliche Zeitschriften, Frauen-Magazine und Illustrierte haben sich des Themas bemächtigt. Sie haben das wachsende Interesse der Bevölkerung nach Information über die Möglichkeiten der Selbstmedikation erkannt. Der fatale politische Irrtum, wirksame und unschädliche Arzneien dem Patienten nicht mehr zu Lasten der Sozialversicherung zukommen zu lassen, haben dieses Interesse zusätzlich angefacht. Mit der Biochemie haben die Menschen eine nebenwirkungsfreie und preiswerte, zudem hoch wirksame Möglichkeit, sich bei unendlich vielen Unpässlichkeiten des täglichen Lebens selbst zu helfen. Eigenverantwortlichkeit ist auch in der Medizin gefragt.

Das zeigt sich ebenfalls in den vielen beim Biochemischen Bund Deutschlands eingehenden Fragen zur Biochemie, die trotz des vielfältigen Literaturangebotes dort keine Beantwortung fanden. Der Gräfin Wolffskeel – uralter fränkischer Adel, politisch, ökologisch, künstlerisch und kulturell in ihrer Heimatregion bemerkenswert aktiv – ist es gelungen, viele dieser Fragen auf den Punkt zu bringen und schlüssig und allgemein verständlich zu beantworten. Ein Grund mehr, dem Buch eine weite Verbreitung zu wünschen.

Großenkneten, im Juni 2005

Hans-Heinrich Jörgensen,
1. Vizepräsident des Biochemischen Bundes Deutschlands e.V.

I. Grundlagen

1. Schüßler und seine Zeit

Im 18. und 19. Jahrhundert führten grundlegende Erkenntnisse in den Naturwissenschaften zu einem neuen Denken und damit zu veränderten, neuen Konzeptionen in der Medizin. Diese haben bis heute nichts an Bedeutung verloren.

Die Zeit war geprägt von einer Abkehr der bis dahin herrschenden naturphilosophischen Betrachtungsweise des Menschen und der Krankheiten – hin zu einer naturwissenschaftlich begründeten Medizin. Demnach sind Veränderungen, die das so genannte innere Milieu eines Organismus – das heißt die biochemischen Abläufe in den Zellen – stören, maßgeblich an der Entstehung von Befindlichkeitsstörungen bzw. Krankheiten beteiligt.

In dieser Zeit lebte auch der Arzt Dr. Wilhelm Heinrich Schüßler, Begründer der Biochemie. Zeitgenossen waren un-

Dr. Wilhelm Heinrich Schüßler (1821–1898)

1821	Geburt von Wilhelm Heinrich Schüßler in Bad Zwischenahn (Großherzogtum Oldenburg) am 21. August
1853	Beginn des Medizinstudiums in Paris
1854	Studium in Berlin
1855	Promotion zum Dr. med. in Gießen. Anschließend Fortsetzung des Studiums an der Universität Prag
1857	Nachträgliches Abitur am Alten Gymnasium in Oldenburg
1857	Medizinisches Staatsexamen in Oldenburg am 28. Juli und 12. August
1858	Zulassung Dr. Schüßlers als Arzt, Wundarzt und Geburtshelfer am 2. Januar. Erste Wohnung und Praxis in der Kurwickstraße, Oldenburg
1872	Beginn der Arbeiten am Buch „Eine Abgekürzte Therapie“
1873	Erster Artikel mit dem Titel „Eine abgekürzte homöopathische Therapie“ in der „Allgemeinen Homöopathischen Zeitung Nr. 12“
1874	Erscheinen der 1. Auflage von „Eine Abgekürzte Therapie“
1885	Gründung des ersten Biochemischen Vereins in Deutschland durch Rechnungsrat August Meyer in Oldenburg. Damit Beginn des biochemischen Vereinswesens
1898	Tod Dr. med. Wilhelm Heinrich Schüßlers am 30. März

ter anderem der Chemiker und Mikrobiologe Louis Pasteur, der Bakteriologe Robert Koch, der Pathologe Rudolf Virchow sowie der Arzt Samuel Hahnemann, Begründer der Homöopathie.

Sein Lebensweg

Wilhelm Schüßler wurde am 21. August 1821 in Bad Zwischenahn im Großherzogtum Oldenburg geboren. Weil seinen Eltern die Mittel fehlten, war ihm zunächst der Zugang zur Universität verwehrt. Er lernte deshalb im Eigenstudium Sprachen und verdiente sich damit als Hauslehrer seinen Lebensunterhalt. Im Alter von 30 Jahren konnte er mit dem Medizinstudium beginnen. Er studierte zunächst ein Jahr in Paris. Die dortige Universität hatte zu dieser Zeit einen besonders guten Ruf. Weitere Studienjahre folgten in Berlin, Gießen und Prag. Hier widmete er sich schon intensiv der Homöopathie. Samuel Hahnemann lebte zu dieser Zeit noch. Hahnemann war mit seiner Heilweise sehr umstritten. Obwohl die damalige Schulmedizin die Homöopathie stark bekämpfte, erfuhr sie in der Bevölkerung wegen ihrer Heilerfolge großen Zuspruch.

Als homöopathisch arbeitender Arzt eröffnete Schüßler 1858 in Oldenburg seine eigene Praxis. Damals waren etwa 700 verschiedene homöopathische Arzneien bekannt. Durch die beginnende naturwissenschaftliche Erkenntnis, dass Mineralstoffe für den Zellstoffwechsel und die Krankheitsentstehung eine sehr große Bedeutung besitzen, begann Schüßler, sich mit den in der Homöopathie gebräuchlichen Mineralstoffen vermehrt auseinander zu setzen.

So untersuchte er die Asche Verstorbener und erkannte dadurch Zusammenhänge zwischen der jeweiligen Todesursache und dem Mangel an bestimmten lebensnotwendigen anorganischen Salzen (Mineralien). Seine Forschungen führten ihn zu der Erkenntnis, dass 12 Mineralstoffe besonders wesentliche Funktionen ausüben. Diese setzte er dann in homöopathisch potenzierter Form (s. 2. Einführung in die Biochemie nach Schüßler – Funktionsmittel) erfolgreich bei seinen Patienten und deren Behandlung ein. Nicht selten wurde Schüßler nachts von Patienten aufgesucht, die sich möglichst unerkannt einem „anders" arbeitenden Arzt anvertrauen wollten.

In Oldenburg behandelte er in den nächsten Jahren allein 1.000 diphtheriekranke Kinder, von denen viele von Schüßlers Kollegen schon aufgegeben worden waren. Sein Wartezimmer war von frühmorgens bis spät in die Nacht mit Patienten gefüllt. Er hatte ca. 11.000 bis 12.000 Patienten pro Jahr. Die vielen Heilerfolge mit 12 Mineralsalzen ermutigten ihn, im Jahre 1874 seine erste kleine Broschüre mit dem Titel „Eine Abgekürzte Therapie" zu veröffentlichen. Hierin drückte er seine feste Überzeugung aus, dass durch diese 12 Mineralsalze „alle Krankheiten, welche überhaupt heilbar sind, geheilt werden können." Trotz vieler Skepsis seitens der Kollegen, auch der homöopathisch tätigen, verbreitete sich die Behandlung mit den „biochemischen Funktionsmitteln" rasend schnell. Das führte dazu, dass diese Veröffentlichung bald in alle bedeutenden Sprachen übersetzt wurde. Es folgten weitere Veröffentlichungen bis zu seinem Tod am 30. März 1898.

Sein Vermächtnis an die Nachwelt besteht vor allen Dingen in der von ihm vertretenen ganzheitlichen Heilweise, die auf die Funktionen und Lebensvorgänge des menschlichen Organismus wirkt. Damit hilft er den Menschen bis heute, sich gesund zu halten, und gibt wertvolle Ratschläge bei der Behandlung von Befindlichkeitsstörungen bzw. Krankheiten. Diesem Ziel soll auch der vorliegende Ratgeber dienen.

Der erste biochemische Verein entsteht

Sein Freund August Meyer, Rechnungsrat bei der Eisenbahn, betrachtete mit großem Missfallen das Desinteresse der ärztlichen Kollegen von Dr. Schüßler an der Biochemie. Nach langen endlosen Verhandlungen gelang es ihm, Dr. Schüßler zu überreden, die biochemische Heilweise in Laienkreisen bekannt zu machen. Daraufhin wurden in ganz Deutschland Vereine gegründet. Diese hatten insgesamt mehrere zehntausend Mitglieder. Das neue und wichtige Verbreitungsmedium der damaligen Zeit war die Eisenbahn, so dass nicht zuletzt über deren Bedienstete die neuen Ideen an die Menschen in ganz Deutschland herangebracht werden konnten. So entstand 1885 der erste Biochemische Verein in Oldenburg, der heute noch existiert.

Nach dem Zweiten Weltkrieg erfuhr das biochemische Vereinswesen einen dramatischen Niedergang. Heute finden jedoch wieder vermehrt Menschen den Weg in die biochemischen Vereine, weil sich ihr Bewusstsein nach einer sanften und naturgemäßen Medizin sehnt.

2. *Einführung in die Biochemie nach Schüßler*

Das Lehrgebäude Dr. Schüßlers baut zunächst auf drei bereits damals bekannten Grundsätzen auf:

1. Die kleinste Lebenseinheit ist die Zelle.

2. Das Wesen der Krankheit ist die pathogen (krankhaft) veränderte Zelle (Virchow).

3. Gesund bleiben kann der Mensch nur, wenn er die nötigen Mineralstoffe in der erforderlichen Menge und im richtigen Verhältnis besitzt (Moleschott).

> *Wir leben nicht von dem,*
> *was wir essen, sondern von dem,*
> *was wir verdauen.*
>
> *Dr. Otto Kreitner*

Aus diesem Wissen heraus entwickelte Schüßler dann seine eigenen Lehrsätze:

1. Lehrsatz: *„Alle Krankheiten entstehen durch einen Mangel an bestimmten lebensnotwendigen Mineralstoffen in der Zelle."*

2. Lehrsatz: *„Durch Zuführung der fehlenden Mineralsalze tritt die Heilung ein"* (durch Moleschott angedeutet).

3. Lehrsatz: *„Die Zuführung der Mineralstoffe darf nur in allergeringsten Mengen erfolgen."*

4. Lehrsatz: *„Die Zuführung der fehlenden Stoffe muss in solch einer Verdünnung erfolgen, dass der Übertritt des funktionssteigernden Salzes unmittelbar durch die Schleimhäute in Mundhöhle,*

Schlund und Speiseröhre direkt ins Blut erfolgen kann."

Bedeutung von Mineralstoffen im Stoffwechsel

Für jeglichen Stoffwechsel lebender Wesen sind Mineralstoffe ein lebensnotwendiger Bestandteil. Mineralstoffe nach Schüßler sind keine Mineralien im üblichen Sinne, wie wir sie in Lebensmitteln (z. B. Mineralwasser) finden. Im menschlichen Körper treten Mineralien zum einem als Feststoffe auf (z. B. Calcium als Kalk in den Knochen), zum anderen in den Körperflüssigkeiten in Form von Ionen. Diese werden für viele Vorgänge im Körper benötigt.

Da die Mineralstoffe im Organismus für lebenswichtige Funktionen notwendig sind und durch ihre spezifische Gabe gestörte Funktionen wieder in Gang bringen, spricht man bei diesen Arzneien in potenzierter Form auch von biochemischen „Funktionsmitteln" oder von den „Salzen des Lebens" (bios = Leben). Diese Mineralsalze können, da sie „anorganisch" sind, nicht vom Körper hergestellt werden. Der Organismus ist unbedingt auf ihre Zufuhr von außen angewiesen.

Aufgrund der Erkenntnisse seines Lehrgebäudes und seiner Lehrsätze wurde Schüßler klar, dass die normale Tätigkeit der Zelle von einem normalen Gehalt an anorganischen Salzen abhängt. Er übertrug diese Erkenntnisse auf die Medizin und schloss daraus, dass die Ursache von Krankheiten in einem abweichenden Mineralgehalt, insbesondere einem Mineralstoffmanko läge. Im Krankheitsfall müssen dementsprechende Mineralsalze zugeführt werden.

Von anderen Therapien mit Mineralstoffen unterscheidet sich die Schüßlersche Therapie jedoch in einem ganz wesentlichen Punkt: der Dosierung. Während man üblicherweise einen Mineralstoffmangel durch hohe Dosen auszugleichen versucht (Substitution), wählte Schüßler einen anderen Weg: Durch Gabe der Mineralsalze in potenzierter Form (s. Absatz „Funktionsmittel") wird ein sanfter Reiz ausgeübt, der die Zellen dazu anregt, die lebensnotwendigen Mineralsalze vermehrt aus der Nahrung aufzunehmen und diese richtig zu verteilen. Dies ist notwendig, da auch bei ausreichender Mineralstoffzufuhr von außen lokale Defizite auftreten können.

Wenn z. B. Transportvorgänge an der Zellmembran (Zellhülle) gestört sind, ist trotz Überfluss im Blut ein Mineralstoffmanko in der Zelle möglich. Hier können die biochemischen Mineralsalze Abhilfe schaffen, indem sie eine Signalfunktion an der Zellmembran ausüben. Die biochemischen Funktionsmittel wirken also nicht durch ihre Masse (Quantität), sondern durch ihre Qualität. Schüßler spricht hier auch davon, dass durch die Gabe der biochemischen Mineralsalze gestörte Molekularbewegungen geregelt werden. So kann eine gestörte Verteilung von Mineralstoffen ausgeglichen werden.

Wir wissen heute, dass z. B. Mangel an Eisen, Magnesium, Calcium usw. für Befindlichkeitsstörungen oder sogar Krankheiten verantwortlich sein kann. Dabei sprechen wir von so genannten „Mangelerscheinungen". Liegt ein Mangel vor, muss durch Zufuhr des entsprechenden Minerals, z. B. in Form von Eisentabletten, der körpereigene Speicher wieder aufgefüllt werden. Oftmals genügt es dann nicht alleine, das entsprechende Mineralsalz zuzuführen; denn auch bei ausreichendem Vorhandensein eines Mineralstoffes kann es im Körper zu lokal begrenzten Verteilungsstörungen oder auch zu einem Mangel an aktiv verfügbaren Mineralstoffen kommen.

Die aus den (nicht denaturierten) Lebensmitteln aufgenommenen Mineralien dienen als Baustoffe und bilden die mineralische Grundlage für den Körperaufbau und die Stoffwechselprozesse der Zellen. Die Natur macht aus den anorganischen Mineralstoffen des Bodens über das Wachstum der Pflanze, mit Hilfe der Photosynthese, organische Mineralien. Die normale Funktion der Zelle wird durch richtige Ernährung gewährleistet. Die Zellnahrung wird durch den Blutstrom an die Zelle gebracht.

Vieles von dem, was Schüßler zu seiner Zeit praktisch erfahren hat, wird heute mit Hilfe der neuen Kenntnisse aus der physiologischen und biologischen Chemie verständlich.

Umgekehrt können natürlich deren Erkenntnisse genutzt werden, um neue Einsatzgebiete der Schüßler-Salze zu erschließen. Eine Therapie mit Mineralstoffen und Spurenelementen ist in der Zwischenzeit medizinischer Alltag.

Krankheitsursachen nach Schüßler

Krankheiten können nach Schüßler verschiedene Ursachen haben. Zum einen kann ein Mangel an einem bestimmten Mineralstoff vorliegen, der auf Verteilungsstörungen zurückzuführen ist. Zum anderen mag es sich um eine Selbstvergiftung der Zelle handeln. Darüber hinaus gibt es krankmachende Faktoren, die direkt auf die Zelle und den Zellstoffwechsel einwirken:

- elektrischer (physikalischer, pathologischer) Reiz (Elektrosmog, Wasseradern usw.),
- mechanischer Reiz (Verletzung, Riss, Stich usw.),
- physikalischer Reiz (Kälte, Hitze usw.),
- Zivilisationstoxine (Treibhausgas, Smog usw.),
- chemischer Reiz (Säure, Laugen usw.),
- toxischer Reiz (Erreger wie Bakterien, Viren, Pilze, Parasiten usw.),
- aus der Umwelt (Formaldehyd, Autoabgase, Färbemittel usw.);
- Medikamente: Impfungen, Antibiotika, Hormone, Cortison, Psychopharmaka, Hypertonika usw.

Diese verschiedenen Einflüsse können die Zelle daran hindern, die erforderliche Nahrung aufzunehmen. Die Folge davon ist: Der Stoffwechsel wird gestört. Führen wir z. B. bei Krämpfen den fehlenden Mineralstoff, z. B. Magnesium phosphoricum, direkt über das Blut zu und regen damit die Entkrampfung der Zellen an, erfolgt als unmittelbares Ergebnis die Heilung.

Dazu Dr. Schüßler: *„Gesundheit ist das quantitative Gleichgewicht der einzelnen Mineralsalze, Krankheit entsteht erst durch das Ungleichgewicht dieser Mineralsalze.“*

Homöopathie – Gemeinsamkeiten und Unterschiede

Gemeinsam haben die Biochemie nach Schüßler und die Homöopathie das Bestreben, mit Hilfe von Heilmitteln natürlichen Ursprungs die Gesundheit von Menschen zu fördern und Krankheiten ganzheitlich zu behandeln. Die

Herstellung durch homöopathische Potenzierung (s. Absatz „Funktionsmittel") ist beiden Behandlungsformen im Grundsatz gleich. Während in der Homöopathie neben den Niederpotenzen bis D10 auch Mittel- und Hochpotenzen ab D30 zu finden sind, arbeitet die Biochemie nach Schüßler in der Regel mit den Potenzstufen D6 und D12. Ein weiterer Unterschied besteht schon im Grundsatz der Mittelwahl. Während bei der Behandlung mit den Schüßler-Salzen biochemische Funktionsmittel zugeführt werden, um einen durch fehlende Mineralstoffe bedingten Mangel auszugleichen, wird in der Homöopathie das Mittel nach dem Ähnlichkeitsprinzip ausgesucht. Dieses besagt, dass eine Arznei, die beim Gesunden bestimmte Symptome hervorruft, ähnliche Beschwerden oder Symptome beim Kranken heilen kann. Für die Homöopathie gilt eine Faustregel, die so genannte „Simile-Regel": *„Gleiches heilt Gleiches"* oder *„Ähnliches heilt Ähnliches"*.

> *Der Arzt muss das Gegenwärtige beobachten, das Vorhergegangene wissen und das Künftige voraussehen.*
>
> Hippokrates

Schüßler dagegen sieht klare Unterschiede zwischen der Biochemie und der Homöopathie: *„(...) mein Heilverfahren ist aber kein homöopathisches, denn es gründet sich nicht auf das Ähnlichkeitsprinzip, sondern auf die physiologisch-chemischen Vorgänge, welche im menschlichen Organismus sich vollziehen."*

Und weiter: *„Der Grundsatz, nach welchem ein Mittel gewählt wird, drückt diesem sein Gepräge auf. – Ein nach dem Ähnlichkeitsprinzip gewähltes Mittel aber, welches den Mineralstoffen des Organismus homogen ist, und dessen Anwendung sich auf die physiologische Chemie gründet, ist ein biochemisches."*

„Fehlendes durch Fehlendes ersetzen"

Unter dem Stichwort „Mangel" ist normalerweise kein mengenmäßiger Mangel zu verstehen, sondern eine Verteilungsstörung. Schüßler nannte das die „Bewegungsstörung" der Mineralstoffe. Das Lutschen der Schüßler-Salze hilft dem Körper, die Mineralstoffe genau an den Ort des Geschehens gelangen zu lassen, an dem sie gerade gebraucht werden. Wollten wir damit quantitative Mängel beheben, wäre die Therapie in dieser Art wegen der geringen Mineralstoffmenge in den Tabletten wenig sinnvoll. Bei einer akuten Erkrankung kommt es im Körper zu einem erhöhten Verbrauch bestimmter Mineralstoff-Ionen. Mangelt es gerade an diesen Mineralstoff-Ionen zur Aufrechterhaltung der Körperfunktionen, werden diese aus den Geweben mobilisiert. Schüßler ging davon aus, dass in diesem Fall Stoffe, die an diese Mineralstoffe gebunden sind, ausfallen. Ein Beispiel dafür: Mangel an oder Verbrauch von Mineralien, z. B. von Natrium chloratum, ist beispielsweise zu erkennen an einem einsetzenden Fließschnupfen oder an tränenden Augen. Bei der Therapie eines tatsächlichen Mineralstoffmangels, wie bei der Osteoporose, ist es immer sinnvoll, den Körper anzuregen, wieder stabile und elastische Gewebe und Strukturen aufzubauen und diese zu ernähren.

Schüßler: *„Jedes biochemische Mittel muss so verdünnt werden, dass die Funktionen gesunder Zellen nicht gestört, vorhandene Funktionsstörungen aber ausgeglichen werden können."*

Als homöopathisch denkender Arzt potenzierte er seine Mineralstoffe: Er verrieb und verdünnte stufenweise mit Milchzucker. So können die heilwirksamen Salze direkt über die Schleimhäute des Schlundes (Rachen) und der Speiseröhre ins Blut übertreten.

Funktionsmittel

Schüßler erkannte, dass er die Mineralstoffe potenzieren musste, da diese sonst direkt über die Nieren ausgeschieden werden. Somit gelangen sie nicht ins Blut und damit nicht in die Zellen. Schüßler selbst setzte hauptsächlich die Potenz D6 ein, mit Ausnahme von Calcium fluoratum, Ferrum phoshphoricum und Silicea, die wegen der geringen Löslichkeit in D12 verordnet wurden. Die Schüßler-Salze 1 bis 12 gibt es dank verbesserter Herstellungsverfahren in den Potenzierungen D3, D6 und D12. Beim Lutschen der Tabletten tolerieren die Regulierungssysteme, z.B das Immunsystem, dies, und die Mineralsalze zirkulieren so lange im Blut, bis diese in die Zelle gelangen. Die Potenzierung hat den Vorteil, dass nun das Mineral eine andere Eigenschaft aufweist und in der Lage ist, die Zellfunktion anders zu beeinflussen als das anorganische Mineral in seiner Grundsubstanz. Die von Schüssler gewählten Mineralsalze fördern die Stoffwechselfunktion der Gewebe, Zellen und Organe. Deshalb werden sie Funktionssalze bzw. Funktionsmittel genannt.

Die Potenzierung

Bei der Herstellung homöopathischer und biochemischer Arzneien wird die Ursubstanz mit Milchzucker in einem vorgegebenen Zeitschema verrieben und pro Potenzierungsstufe im Verhältnis 1:9 (D-Potenzen) bzw. 1:99 (C-Potenzen) verdünnt. Nach der 3. Verreibungsstufe wird mit Alkohol verschüttelt und weiter verdünnt.

Die Biochemie ist eine Regulationstherapie: Mit ihrer Hilfe wird die Verteilungsstörung der Mineralsalze reguliert.

Die Wirkung der biochemischen Mineralsalze lässt sich zu einem großen Teil herleiten, wenn man die Bedeutung der in ihnen enthaltenen Ionen kennt. Dies ist eng mit ihrem Vorkommen im Organismus verbunden. Dabei zeigt das Kation (+) den „Funktionsort" („wo etwas passiert") an.

Hierfür gilt:

- Kalium: intrazellulär (in der Zelle);
- Natrium: extrazellullär (außerhalb der Zelle);
- Calcium: an der Membran (Zellhülle);
- Silicea: Bindegewebe;
- Magnesium: an der Membran, Nerven.

Das Anion (-) zeigt dagegen die Wirkungsweise an:

- Phosphat: Energiegeber;
- Sulfat: Reinigung;
- Chlorid: Transportbewegung (z.B. rein in die Zelle, raus aus der Zelle).

Zur Bedeutung des „inneren Milieus" im Körper

Biologische Systeme, besonders der menschliche Organismus, sind hochkomplex und von einer unendlichen Vielzahl von Regelkreisläufen gesteuert. Auch mit dem heutigen Wissen verstehen wir das komplizierte Zusammen- und Wechselwirken der einzelnen Körperfunktionen meist nur ansatzweise. Forscht man lediglich nach dem Prinzip Ursache/Wirkung, können andere Zusammenhänge innerhalb dieser komplexen Regelkreisläufe nicht erkannt werden. Es zeigt sich das Dilemma der konventionellen Therapie bei chronischen Krankheiten deutlich, weil nach wie vor überwiegend versucht wird, Krankheiten nach einem Ursache-Wirkungs-Prinzip zu behandeln (z. B. mit einem Arzneimittel, das einen bestimmten Rezeptor in der Zelle blockiert). Ergebnisse sind oft enttäuschend.

Wir können die Gesundheit nur erhalten und Krankheiten nur dauerhaft heilen, wenn der Organismus in der Lage ist, sich auf wechselnde Umweltbedingungen und Anforderungen einzustellen und angemessen darauf zu reagieren. Diese Erkenntnis stellt ein sehr wesentliches Grundprinzip der Regulationstherapie dar. Voraussetzung, um reagieren zu können, ist jedoch eine intakte Biochemie der Zelle und der Zwischenzellsubstanz (auch „Zwischenzellmatrix" oder „Interstitium" genannt).

Bei der Zwischenzellsubstanz handelt es sich um eine feine, lockere Bindegewebsstruktur, die jedes Organ durchzieht, die Zellen umschließt und in dem die Lymphgefäße und Nervenfasern enden. Die Beschaffenheit des Interstitiums ist für die Funktionsfähigkeit der Zellen, der Organe und des Gesamtorganismus von entscheidender Bedeutung. Wir wissen heute, dass dieser Zwischenzellmatrix eine wichtige Rolle für die Regulations- und Kommunikationsprozesse zwischen den Zellen zukommt. Heute kann man bei vielen Krankheiten und Funktionsstörungen von Organen auch eine Störung im Stoffwechsel der Zwischenzellmatrix nachweisen. Insbesondere gilt dies für sehr komplexe Systeme, z. B. das Immunsystem.

Man geht heute davon aus, dass gerade in diesem Bereich die Wirkung der Homöopathie und der Biochemie vorzugsweise ansetzt. Mineralsalztabletten nach Schüßler entfalten ihre Wirkung als Funktionsmittel an der Zellmembran (Zellhülle) und innerhalb der Zelle, aber auch in der Zwischenzellmatrix. Es ist erwiesen, dass Stoffe in niedriger homöopathischer Potenzierung die Funktion des Immunsystems unterstützen können und damit die Abwehr von Krankheitserregern verbessern. Man nennt dies „immunologische Beistandsreaktion". Die Wirkung liegt in der Kommunikation der Stoffwechselprozesse und in der Zwischenzellmatrix.

Mineralstofftabletten beeinflussen das Energiepotenzial der Zellmembran und verbessern die Reaktionsfähigkeit der Zelle. Aktive, lebensfähige Zellen haben eine höhere Zellmembran-Energie (zwischen 30 und 90 mV) als degenerierte oder absterbende Zellen.

Damit erklärt sich, dass wir mit Hilfe der Schüßlersalze auf Zell- und Zwischenzell-Ebene auf die Lebendigkeit und Reaktionsfähigkeit des gesamten Organismus einwirken können.

Wo kann ich die Biochemie einsetzen?

Die biochemischen Mineralsalze nach Schüßler können eingesetzt werden als:

- Entzündungssalze (akut wie chronisch),
- Nervensalze,
- Blutsalze,
- Knochensalze,
- Muskelsalze,
- Salze für die Bänder,
- Salze für die Schutzorgane,
- Salze für die Blutgefäße,
- fäulnisverhütende Salze,
- Drüsensalze.

Ferner zur Gesunderhaltung, bei akuten wie chronischen Erkrankungen, Schmerzen, während Schwangerschaft und Stillzeit, in der Kinderheilkunde, zur Operationsvorbereitung und Nachsorge, als Haus- und Reiseapotheke und zur Unterstützung bei allopathischen Behandlungen. Wählen wir die richtigen Mittel, können diese in jeder Lebensphase für die ganz speziellen Bedürfnisse oder Erkrankungen des jeweiligen Altersabschnitts hilfreich und nützlich sein.

Die breite Wirkung der Biochemie auf den Organismus hilft oftmals, vielfältige Befindlichkeitsstörungen und Beschwerden zu bessern oder ganz und gar zu heilen. Gerade zur Vorsorge von Krankheiten und zur Gesunderhaltung ist es von großem Vorteil, dass die biochemischen Funktionstabletten völlig unbedenklich sind und auch über einen längeren Zeitraum gelutscht werden können.

3. *Empfehlungen zur Einnahme*

Zur Einnahme der Schüßler-Salze wird im Allgemeinen Folgendes empfohlen: Lassen Sie die Tabletten im Mund zergehen, da die heilwirksamen Salze dann bereits über die Mundschleimhäute aufgenommen werden können. Dies bewirkt eine bessere und schnellere Aufnahme in den Organismus. Eine mögliche Beeinflussung durch die Verdauungssäfte kann so ebenfalls vermieden werden. (Würden sie abgeschluckt werden, blieben sie wirkungslos, weil die Magensäure die biochemischen Funktionsmittel zerstört.)

Am besten lutschen Sie die Funktionsmittel einzeln im Mund. Es können auch 2 Tabletten auf einmal gelutscht werden.

Alternativ können die biochemischen Funktionsmittel aufgelöst in etwas abgekochtem, heißem Wasser, auf Mundtemperatur abgekühlt, kauend getrunken werden. Aus meiner Sicht die beste Darreichungsform. Dies empfiehlt sich vor allem bei größeren Einnahmemengen.

Die biochemischen Funktionsmittel sollten ca. eine halbe Stunde vor oder nach den Mahlzeiten gelutscht werden. Gleichzeitige Einnahme mit Essen oder Trinken ist nicht allzu empfehlenswert, weil der Organismus sich besser mit einer Aufgabe beschäftigen kann, als viele Dinge gleichzeitig zu tun.

Schüßler-Salze werden in der Regel häufiger und in größerer Menge eingenommen als homöopathische Arzneimittel. Wenig sinnvoll erscheinen jedoch sehr große Einnahmemengen. Die tatsächlich zugeführte Menge an Mineralstoffen ist allerdings auch bei höherer Dosis noch verschwindend gering. Die Mineralsalze in den biochemischen Funktionsmitteln finden wir nach der Einnahme als Ionen im Körper.

Eine Überdosierung ist im üblichen Dosisbereich auch bei einer längeren Einnahme von verschiedenen biochemischen Funktionsmitteln nicht möglich. Bei der Einnahme vieler Tabletten (50–100 pro Tag) oder bei sehr empfindlichen Personen kann der Milchzucker eine leicht abführende Wirkung haben.

Akute Erkrankungen

Bei akuten Beschwerden sollten Erwachsene alle 5–10 Minuten 1 Tablette bis zum Eintritt einer Besserung lutschen. Zur weiteren Behandlung oder auch in chronischen Fällen sollten 3–6 x täglich 1–2 Tabletten gelutscht werden. Kinder unter 12 Jahren erhalten bei akuten Beschwerden ein- bis zweistündlich eine Tablette. Zur weiteren nachfolgenden Behandlung oder auch in chronischen Fällen 3–4 x täglich 1 Tablette.

Bei dem biochemischen Funktionsmittel Nr. 7, Magnesium phos., hat sich noch eine andere Einnahmeweise bewährt, die besonders schnell und intensiv wirkt: die so genannte „Heiße 7“. Sie wird bevorzugt bei akuten Schmerzen und Krämpfen angewandt. Dabei wird das Salz in heißem Wasser aufgelöst und schluckweise kauend getrunken.

Selbstverständlich kann ein jegliches biochemisches Funktionsmittel in der heißen Darreichungsform eingenommen werden.

Chronische Erkrankungen

Bei chronischen Beschwerden sollten Erwachsene über den Tag verteilt 5–10 Tabletten im Munde zergehen lassen.

Säuglinge

Bereits Säuglingen können die Tabletten in gelöster Form mit dem Fläschchen, über die Brei-Methode (1 Tablette als Brei lösen, auf die Brustwarze auftragen und das zu stillende Kind saugen lassen; oder den Brei in die Wangeninnentasche streichen) oder mit der Brei-Mahlzeit gegeben werden.

Diabetiker

Diabetiker sollten die Tabletten wegen des Gehalts an Milchzucker auf ihre Broteinheiten anrechnen. 50 Tabletten entsprechen dabei ungefähr einer Broteinheit. Es gibt die Möglichkeit, die Tabletten in Wasser zu lösen, den Milchzucker absetzen zu lassen, den Überstand zu kauen und anschließend das Wasser auszuspucken. Der Milchzucker ist sehr träge und wird deshalb in der kurzen Zeit kaum bis gar nicht aufgenommen.

Gleichzeitige Einnahme mehrerer Schüßler-Salze

Das am geringsten im Körper vorkommende Salz bestimmt den Grad der Gesundheit und sollte am dringendsten verabreicht werden. Im Körper kann jedoch durchaus ein Mangel – in unterschiedlicher Ausprägung – an mehreren Mineralsalzen bestehen. Diese sind dann entsprechend einzunehmen. Eine Obergrenze von 4–6 Mineralsalzen sollte dabei nicht überschritten werden.

Bei akuten Krankheiten wird der Mangel eines bestimmten Minerals sehr stark sichtbar und chronische Mangelzustände treten in ihrer Bedeutung in den Hintergrund. Ist der akute Zustand vorbei, tritt der chronische Mangel wieder hervor. Bei einer Einnahme gegen chronische Erkrankungen wird deshalb zu Gunsten der akuten Erkrankung die Behandlung unterbrochen und dann nach Ende wieder erneut fortgesetzt.

Fragen, die häufig gestellt werden

1. Können Nebenwirkungen auftreten?

Durch den Milchzucker kann es bei Einnahme größerer Mengen zu einer weichen Konsistenz des Stuhls kommen. Durchfall ist bei den üblichen Dosierungen nicht zu erwarten.

Menschen, die unter Zöliakie (auf Glutenunverträglichkeit beruhende Verdauungsstörung mit chronischem Durchfall, bei Verzehr von Getreideprodukten) oder einer sonstigen Überempfindlichkeit gegen Weizenstärke leiden, sollten biochemische Funktionsmittel bevorzugen, die glutenfrei sind. Alternativ könnte ein homöopathisches Mittel in der gleichen Potenzierung, z. B. Calcium phos. D6, auf Rohrzuckerbasis genommen werden. 5 Globuli entsprechen 1 Mineralsalztablette.

2. Gibt es Gegenanzeigen?

Bei Lactose-Unverträglichkeit (Milchzucker-Unverträglichkeit) sollte die gelöste Variante (s. Abschnitt „Diabetiker") gewählt werden.

3. Ist eine Erstverschlimmerung zu erwarten?

Bei besonders sensiblen oder geschwächten Personen kann es gelegentlich zu einer so genannten „Erstverschlimmerung" kommen. Diese verläuft, sofern sie überhaupt auftritt, i. d. R. wenig belastend und klingt meist schnell wieder ab. Eine Erstreaktion ist grundsätzlich nicht negativ zu bewerten. Ihr Körper signalisiert damit, dass das biochemische Funktionsmittel richtig gewählt wurde und somit eine gute Wirkung erwartet werden kann. Eine Erstverschlimmerung ist für die Wirkung nicht notwendig und sollte von Ihnen nicht erwartet werden.

4. Was ist bei Diabetikern zu beachten?

Diabetiker müssen berücksichtigen, dass aufgrund ihres Milchzuckergehalts etwa 50 Tabletten einer Broteinheit (BE) entsprechen (s. Abschnitt „Diabetiker").

5. Kann mit homöopathischen Arzneien kombiniert werden?

Die biochemischen Funktionstabletten können eine homöopathische Therapie unterstützen. Entsprechende Funktionstabletten eignen sich hierbei besonders als so genannte Basistherapie. Verbleibende Symptome können dann entweder mit einem homöopathischen Einzelmittel nach dem Simile-Prinzip oder, bei einer organ- oder indikationsbezogenen Therapie, mit einem geeigneten Komplexmittel behandelt werden. Wichtig ist, dass der Patient seinem Therapeuten die Einnahme der biochemischen Funktionstabletten mitteilt, da dies bei der Mittelwahl in der Homöopathie berücksichtigt werden sollte.

> *Wenn jemand Gesundheit sucht, frage er erst, ob er bereit sei, künftighin die Ursachen der Krankheit zu meiden, erst dann darfst du ihm helfen.*
>
> Sokrates

6. Kann mit allopathischen (schulmedizinischen) Arzneimitteln kombiniert werden?

Die biochemischen Funktionstabletten können auch eine allopathische Therapie unterstützen. Auf Grund der Wirkung auf die Zellfunktion und das die Zelle umgebende Milieu können andere Arzneistoffe besser die Zellen erreichen und dort ihre Wirkung entfalten. Sie können ergänzen, aber auf keinen Fall ersetzen. Sie dürfen die verordneten Arzneimittel unter keinen Umständen ohne Rücksprache mit dem Arzt/Heilpraktiker oder sonstigen Therapeuten absetzen.

7. Besteht die Gefahr der Gewöhnung?

Eine Gewöhnung oder Abhängigkeit kann in keinem Fall entstehen. Es wird jedoch berichtet, dass in manchen Fällen ein Bedürfnis nach den biochemischen Funktionstabletten besteht. Eine mögliche Interpretation: Der Körper versucht, einen bestehenden Mangel auszugleichen.

8. Woran liegt es, wenn sich kein Erfolg einstellt?

Klären Sie für sich zunächst folgende Fragen:

- Ist das für mich richtige Mittel gewählt?
  Ein richtig gewähltes biochemisches Funktionsmittel schmeckt grundsätz-

lich süß. Eines, das im Moment nicht benötigt wird, schmeckt neutral.

- Lutsche ich ausreichende Mengen? Versuchsweise sollten Sie die Häufigkeit der Gaben erhöhen.
- Therapiehindernisse:
  - Störfelder (z. B. Entzündungsherde im Körper oder auch Narben),
  - Amalgamfüllungen in den Zähnen, verschiedene Zahnmaterialien,
  - hohe Zufuhr von Genussgiften wie Alkohol (dieser fördert die Ausscheidung von Mineralien),
  - ernährungsbedingter Mangel an Mineralien durch einseitige Kost,
  - starke psychische Belastungen wie Herausforderungen (Stress), Ängste, Beziehungskrisen.
  - Es kann auch durch eine fortschreitende Erkrankung zu irreparablen Organveränderungen gekommen sein. Hier bitte auf keinen Fall eine Heilung erwarten!

Die 12 biochemischen Salben

Die biochemischen Salben sind nicht so bekannt und werden, entsprechend den Anwendungsgebieten der Mineralsalztabletten, hauptsächlich bei Muskel-, Gelenk-, Haut- und Knochenerkrankungen eingesetzt. Durch die Reflexzonentherapie wissen wir, dass über die Haut innere Organe beeinflusst werden können.

Da Dr. Schüßler selbst im Laufe seines Lebens mit dem Mineralsalz Calcium sulfuricum (Nr. 12) nicht gearbeitet hat, wurde die Salbe Nr. 12 ursprünglich nicht hergestellt. Einige Hersteller bieten sie inzwischen jedoch an.

Zur Anwendung wird ein Salbenstrang von 1–3 cm aus der Tube gedrückt und damit die betroffene Stelle eingerieben. Die gewählte Salbe kann auch für Massagen bzw. für einen Salbenumschlag über Nacht verwendet werden. (Achtung: Über Krampfadern darf nur leicht eingeklopft werden!)

Die Häufigkeit der Anwendung sollte individuell angepasst werden. Es gilt der Grundsatz: bei chronischen Krankheiten wenige Gaben, bei akuten Krankheiten häufige Gaben.

- In akuten Fällen: Stündlich einreiben! Sind mehrere Salben im Wechsel angezeigt, wird stündlich gewechselt.
- In chronischen Fällen: Dreimal täglich einreiben! Sind mehrere Salben im Wechsel angezeigt, wird täglich gewechselt.

Biochemische Funktionstabletten und Salben können gleichzeitig eingesetzt werden. Eine Übersicht über alle 12 Salben finden Sie im Anhang (Anhang B. Die 12 biochemischen Salben).

4. *Allgemeine Empfehlungen zur Ernährung*

Im Zuge der Biochemie kommt auch der Ernährung eine entscheidende Rolle zu. Sie kann die Therapie nach Schüßler ganz wesentlich unterstützen und deren Wirkung positiv verstärken.

Goldene Regeln einer gesunden Ernährung

Die folgenden „Regeln" sollten nach Möglichkeit für jede Mahlzeit gelten:

- Bereiten Sie das Essen mit Liebe und in fröhlicher, ausgeglichener Stimmung zu.
- Es sollte mit Kräutern und Gewürzen abgeschmeckt und verfeinert werden.
- Die Nahrung sollte immer möglichst frisch und von bestmöglicher Qualität sein.
- Meiden Sie Dosenwaren, Mikrowellen-Essen und Aufgewärmtes.
- Am bekömmlichsten ist warmes Essen.
- Kochen Sie in kleinen Portionen.
- Das Frühstück ist wichtig, sollte aber leicht verdaulich sein.
- Ein warmes Mittagessen stellt die Hauptmahlzeit dar.
- Essen Sie Süßspeisen zuerst, denn Süßes ist am schwersten verdaulich.
- Das Abendessen sollte am besten vor 19 Uhr zu sich genommen werden und leicht verdaulich sein.
- Vermeiden sie zum Abendessen: Fleisch, Wurst, Joghurt, Buttermilch, Käse, Hüttenkäse, Quark, Salat, Obst, vor allem roh, Wurzelgemüse (außer Karotten und Rote Beete), fette und in Öl gebratene Speisen.
- Nehmen Sie kein Essen unmittelbar vor dem Schlafengehen ein.
- Falls am Abend schwer gegessen wurde, verzichten Sie am nächsten Morgen auf das Frühstück.
- Essen Sie mit Ruhe und in einer stillen, schönen und sauberen Umgebung.
- Richten Sie die Aufmerksamkeit auf das Essen.
- Kauen Sie gut und beschäftigen Sie sich während des Essens nicht mit anderen Dingen (Zeitung, Fernseher usw.).
- Tischgespräche sollten erfreulich sein.
- Essen Sie weder zu schnell noch zu langsam.
- Der Magen sollte nach dem Essen etwa zu drei Vierteln gefüllt sein: zwei Viertel mit fester Nahrung, ein Viertel mit Flüssigkeit.
- Vermeiden Sie Essen, bevor die letzte Mahlzeit völlig verdaut ist.
- Je nach individueller Verdauungskraft sollten zwischen den Essen 3–6 Stunden Zeit liegen.
- Bevorzugen Sie zum Essen warme Getränke.
- Zum Mittagessen trinkt man am besten Lassi: Joghurt mit Wasser im Verhältnis 1:2. Je nach Geschmack können Kreuzkümmel, Ingwer und Salz oder Ingwer, Kardamom und brauner Zucker oder passierte Früchte dazu gegeben werden (zur Anregung der Verdauung). Der Joghurt sollte täglich frisch angesetzt werden.
- Vermeiden Sie grundsätzlich eisgekühlte Speisen und Getränke, da sie die Verdauungskraft einschränken.
- Mischen Sie nie: Milch mit Früchten,

Obstsäften, Joghurt, Salz, Knoblauch, Rettich, Alkohol oder Fisch. Milch ist ein Nahrungsmittel (kein Getränk), deshalb sollte es nicht zu den Hauptmahlzeiten getrunken werden.

- Erhitzen Sie Honig nie über 40° C. Erhitzt man Honig, wird aus dem Nektar Gift.
- Ruhen Sie sich nach dem Essen für 5–10 Min. in einem bequemen Sessel aus.
- Nach dem Essen sollte man nicht schlafen.

Allgemeine Ernährungstipps

Allgemeines

Essen Sie bevorzugt Lebensmittel aus kontrolliert biologischem Anbau. Bereiten Sie Ihre Mahlzeiten immer möglichst frisch und schonend zu, um die wertvollen Nährstoffe möglichst zu erhalten. Vermeiden Sie lange Warmhaltezeiten.

Essen Sie über den Tag verteilt lieber mehrere kleine Mahlzeiten als drei große.

Lassen Sie, auch wenn Sie abnehmen wollen, keine Mahlzeit ausfallen, denn Sie brauchen die Nährstoffe.

Essen Sie nicht über Ihr Hungergefühl hinaus. Gönnen Sie sich Ihr Essen in Ruhe und ohne Hektik. Auch die Augen essen mit. Decken Sie sich den Tisch für sich ebenso schön wie Sie dies tun, wenn Sie Freunde bewirten. Genießen Sie Ihr Essen!

Getränke

Trinken Sie tgl. ca. 2–3 Liter, möglichst abgekochtes, warmes Wasser bzw. dünne Kräutertees. Früchtetee ist wegen des Gehaltes an Säure weniger gut geeignet. Meiden Sie Kaffee, schwarzen Tee und Alkohol – diese Getränke entziehen dem Körper Wasser und verhindern dadurch viele Resorptionsvorgänge im Körper. Außerdem stören sie den Knochenstoffwechsel. Dies gilt auch bei einer übermäßigen Zufuhr phosphathaltiger Getränke.

Salz

Meiden Sie Salz und Lebensmittel mit hohem Salzgehalt. Salz bindet Wasser im Körper, was zu Bluthochdruck und Ödemen führen kann. Ersetzen Sie Salz durch frische Kräuter und andere Gewürze.

Tierisches Eiweiß, Fisch

Tierisches Eiweiß gehört nur noch selten auf den Tisch. Vermeiden Sie tierisches Eiweiß nach 15 Uhr, um den Stoffwechsel zu entlasten. Fisch ist zwar empfehlenswert, jedoch nur als Frischfisch. Bitte bedenken Sie, dass Fisch oft durch die Gewässer belastet ist.

Obst, Rohkost, Gemüse, Getreide

Essen Sie Obst aus der heimischen Region, jedoch nicht nach 15 Uhr, denn rohes Obst gärt und säuert sehr oft im Verdauungstrakt. Gleiches gilt auch für Rohkost und frische Salate. Meiden Sie Orangen, Mandarinen, Clementinen, Grapefruit, denn diese säuern stark und kühlen außerdem die Leber aus. Heißblütige Südländer können dies durchaus vertragen, um ihr Temperament zu „kühlen“.

Auf dem Speiseplan stehen stattdessen viel frisches Gemüse in gedünsteter Form, Kartoffeln und vollwertiges, geschrotetes Getreide in warmer Zubereitung.

Falls Sie dies vertragen, ist milchsauer Vergorenes, wie etwa Sauerkraut, eine Abwechslung auf der Speisekarte. Hier bekommen Sie über die Ernährung rechtsgedrehte Milchsäurebakterien und eine hohe Zufuhr an Vitamin C.

Eine Abwechslung bieten gekeimte Hülsenfrüchte, über die Sie viel pflanzliches Eiweiß bekommen. Sojaprodukte – nicht genmanipuliert – sind ebenfalls ein guter Eiweißlieferant.

Basische Lebensmittel sind wichtig für Knochen und Herz-Kreislauf-System. Nüsse sollten wegen des hohen Fettgehaltes und der Kalorien nur in geringen Mengen eingenommen werden.

Nahrungsergänzung

Zur Nahrungsergänzung: Nachtkerzenöl, Borretschöl und Fischöl bieten einen hohen Schutz für die Gefäße. Östrogenähnlich (besonders wichtig für Frauen in den Wechseljahren) wirken neben Soja auch die schwarze Johannisbeere und Gelee Royale. Vitamin E hat eine hormonregulierende Wirkung; es gehört mit den Vitaminen A und C sowie Selen und Zink zu den Antioxidantien, den bekannten Krebsschutzfaktoren.

Eine Kur mit diesem Komplex in regelmäßigen Abständen ist besonders in der Wechseljahreszeit sinnvoll. Mineralien-Mischungen mit Spurenelementen in hoher Dosierung werden hier besonders gebraucht. Dabei ist auf spezielle Mischungen gegen Übersäuerung zu achten, denn Übersäuerung belastet nicht nur die Knochen, sondern verstärkt wesentlich die Beschwerden, da sie zu einer Regulationsstarre im Organismus führt.

Tipps zur Ernährung unserer Kinder

Allgemein sollten wärmende Lebensmittel bevorzugt werden. Hierzu zählen z.B. Hafer und Hirse. Achten Sie unbedingt auf ein warmes Mittagessen für Ihr/e Kind/er.

Beginnen Sie den Tag des Kindes mit einem selbst gekochten Haferbrei, dem sie wärmende Gewürze wie Zimt, Nelken oder Kardamom in Spuren beigeben.

Kombinieren Sie den Brei niemals mit Obst. Trockenfrüchte wie Rosinen können sie unbedenklich dazu reichen. Belasten Sie den Organismus des Kindes so wenig wie möglich, indem Sie wenig rohes Obst, Rohkost und tierisches Eiweiß, zumindest nicht nach 15 Uhr, anbieten. Das Kleinkind sollte im ersten Lebensjahr so wenig wie möglich tierisches Eiweiß bekommen.

Zu früher Beginn mit der Erwachsenenkost ist dem kleinen Organismus ebenfalls nicht zuträglich. Unser Augenmerk liegt besonders auf den scharfen Gewürzen (z.B. Pfeffer, Paprika, Curry usw.), die zu sehr reizen.

Brot sollte abgelagert sein und nicht im Übermaß gegessen werden. Verzichten Sie bewusst auf Mehrkornbrot und ganze Körner im Brot. Diese Brote säuern sehr stark, und die Körner können nicht verdaut werden.

Bevorzugen Sie Obst aus der heimischen Region. Orangen, Mandarinen und Grapefruit kühlen besonders die Leber aus. Das gilt auch für die Obstsäfte aus diesen Früchten. Reichen Sie dem Kind so wenig Apfelsaft wie möglich. Bevorzugen Sie verdünnte dunkle Säfte oder Kräutertees.

Verwenden Sie bevorzugt frische Lebensmittel. Vermeiden Sie Tiefkühlmenüs und Fertigprodukte, sie enthalten Phosphate und Konservierungsstoffe. Diese stehen im Verdacht, Hyperaktivität, Allergie, Hautjuckreiz usw. auszulösen.

Kaufen Sie Milch- und Milchprodukte nur aus biologischer und niemals aus homogenisierter Herstellung. Verwenden Sie Butter statt Margarine. Verzichten Sie zum Süßen und Backen so weit wie möglich auf Zucker. Bevorzugen Sie braunen Rohrzucker, Ahornsirup, Birnendicksaft.

Vollkornmehle sollten auf jeden Fall fein geschrotet sein. Verwenden Sie viele frische Kräuter zum Würzen. Besprechen Sie mit Ihrem Kind, was es gerne essen möchte.

Lassen Sie es mithelfen und nehmen Sie es zum Einkaufen mit. Richten Sie das Essen liebevoll an und essen Sie gemeinsam mit Ihrem Kind in entspannter Atmosphäre.

Tipps zur Ernährung während einer Erkältung

Alle Schleimbildner wie tierisches Eiweiß, alle Mehlprodukte, auch Kartoffeln sollten während der Erkältung gemieden werden. Stattdessen sollte viel getrunken werden, insbesondere warme Getränke.

Bei fiebriger Erkältung dürfen Sie durchaus ein Glas heiße Milch (biologischer Herkunft) mit etwas Nelken, Kardamom oder Zimt (als Antidot zur Schleimbildung) zu sich nehmen. Auch eine Hühnerbrühe ist hier erlaubt. Diese beiden Tipps helfen das Erdelement zu stärken und wirken dadurch fiebersenkend.

Goldene Regeln für eine gesunde Tagesroutine

Wichtig für den Erfolg einer Therapie nach Schüßler ist neben der Ernährung auch ein gesunder Lebenswandel:

- Versuchen Sie morgens ohne Wecker aufzustehen. Geht man früh zu Bett, wacht man spontan vor 6 Uhr auf.
- Trinken Sie nach dem Aufstehen ein Glas warmes Wasser.
- Entleeren Sie den Darm.
- Putzen Sie die Zähne.
- Massieren Sie den ganzen Körper für 5–20 Min.
- Duschen Sie warm (15–20 Min. nach der Massage).
- Machen Sie Yoga oder Atemübungen.
- Regelmäßige Aktivitäten sind wichtig.
- Am Abend sollte man nicht ausgelaugt sein.
- Die Mahlzeiten sollten zu regelmäßigen Zeiten eingenommen werden (danach 5–10 Min. ruhen).
- Das Abendessen sollte leicht sein; danach empfiehlt sich ein Spaziergang an frischer Luft.
- Genießen Sie den Abend und entspannen Sie dabei auf angenehme Art.
- Trinken Sie vor dem Schlafengehen eine Tasse Kräutertee.
- Gehen Sie nicht zu spät ins Bett (ca. 22 Uhr).

5. *Die biochemischen Mittel im Überblick*

Schüßler hat sich in erster Linie mit den 12 biochemischen Hauptmitteln befasst, den so genannten Schüßler-Salzen. Daraus leiten sich auch die Schüßler-Salben ab. Diese unterstützen die Behandlung durch unmittelbare Aufnahme über die Haut.

Nach dem Tod von Schüßler sind im Laufe der Entwicklung mehrere so genannte Ergänzungsmittel in die biochemische Therapie eingeführt worden. Im Vergleich zu heute standen im 19. Jahrhundert nur sehr ungenaue Analysemethoden zur Verfügung. Das führte dazu, dass durch die Weiterentwicklung der Mineralstofflehre nach Schüßler weitere Stoffe gefunden wurden, die zum dauernden Bestand des Körpers gehören und deshalb in diese Reihe eingeordnet wurden. Sie stellen eine wertvolle Hilfe dar und werden ergänzend zu den klassischen biochemischen Funktionsmitteln eingesetzt.

Die 12 biochemischen Hauptmittel werden auf den folgenden Seiten ausführlich dargestellt; eine Vorstellung der 12 Ergänzungsmittel findet in Kapitel VIII statt.

Anmerkungen

Sie werden bemerken, dass bei gleichartigen Befindlichkeitsstörungen/ Krankheitszuständen oftmals verschiedene Funktionsmittel in Frage kommen. Der Grund: Die Biochemie nach Dr. Schüßler bekämpft in erster Linie eben nicht Krankheitszustände, sondern Krankheitsursachen. Aus diesem Grunde ist es unbedingt wichtig,

a) alle Krankheitsursachen genau zu erforschen und

b) die Wirkungsgebiete der biochemischen Funktionsmittel richtig und gründlich zu studieren.

Bei unklaren und schwerwiegenden Symptomen ist es unumgänglich, einen Arzt oder Heilpraktiker aufzusuchen. Verlieren Sie keine wertvolle Zeit und besprechen Sie mit Ihrem Therapeuten, dass Sie eine biochemische Begleitung durchführen.

Die einzelnen biochemischen Mineralsalze stehen untereinander in einem Verhältnis der „Gegensätzlichkeit", des Antagonismus.

Antagonisten (Gegenspieler)	
Eisen	Zink
Kalium	Calcium, Magnesium
Calcium	Eisen, Kalium, Zink
Natrium	Kalium

Das bedeutet, dass wir Mineralsalze, die sich in der Aufnahme und im Funktionskreis beeinflussen, nicht gleichzeitig lutschen dürfen. Nach Möglichkeit sollten, außer im Akutfall, ca. 2 Stunden Zeit dazwischen liegen.

Nr. 1 Calcium fluoratum (CaF_2)

Das Salz für Bindegewebe, Gelenke und Haut

Regelpotenz: D 12

Fluorcalcium ist als Mineral gewöhnlicher Flussspat, also eines der in der Natur am häufigsten vorkommenden Mineralien. Calcium fluoratum ist das wichtigste Mittel für die Stützgewebe, insbesondere für die Skleroproteine der Binde- und Stützgewebe.

Skleroproteine sind Gerüsteiweiße, die als Elastin, Kollagen und Keratin in den genannten Geweben vorkommen.

Elastin ist Hauptbestandteil der elastischen Fasern. Es ist in vielen Bändern und Sehnen zu finden. Reich an Elastin sind die Bänder zwischen den einzelnen Wirbelkörpern und die herznahen Arterien. Elastin ist ein aus Monoaminosäuren aufgebauter Eiweißstoff. Eine Neusynthese von Elastin unterbleibt, denn die Bildung von Elastin ist ein sehr energieaufwändiger Vorgang, den sich der Organismus unter den Anforderungen des Lebens nicht leisten kann. Es steht dem Menschen in einer schon vorgeburtlich angelegten Menge zur Verfügung, d. h. im Verlauf des Lebens wird kein neues Elastin hergestellt. Eng verknüpft mit dem Elastin sind die Kollagene. Sie sind hauptsächlich – wie das Elastin – aus Monoaminosäuren aufgebaute Gerüsteiweiße, die sehr stabil und widerstandsfähig sind. Kollagen ist Hauptbestandteil von Bindegewebe, Sehnen, Muskelhaut, Bändern, Knorpel, Knochen und Zähnen.

Keratin, auch als Hornstoff bezeichnet, ist schwefelreich, tritt in der obersten Hautschicht, den Hautanhangsgebilden, den Haaren und Nägeln auf.

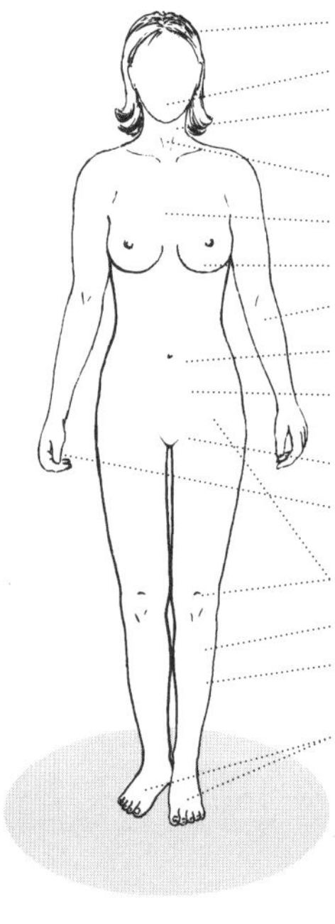

Mangel an diesem Mineralsalz führt zu Gewebsverhärtungen und verstärkter Brüchigkeit.

Mangelzeichen sind daher u. a.: Schwielen, Schrunden, Hornhautbildung, Risse an den Händen und Lippen, Schuppenbildung der Haut, vorzeitige Alterung der Haut, trockene und spröde Haare, Haarausfall, Überbeine, Haltungsschäden, Osteoporose, Bänderschwäche (Knöchel knicken um), verhärtete Sehnen und Narben, Krampfadern, Hämorrhoiden, Verhärtungen der Blutgefäße (Arteriosklerose; Fluor baut Kalk ab), durchsichtige Zahnspitzen, Karies, Trübung der Augenlinse (grauer Star), Brusterschlaffung (Bindegewebsschwäche), aber auch Knotenbildung sowie

Woran sind Mängel erkennbar?	
Haut	rau; rissig; Verhärtungen; schlaff; stärkere Hornhautbildung; Schuppenflechte, Dehnungsstreifen, Schwangerschaftsstreifen, Überbein und Krampfadern
Absonderungen	ätzend
Zungenbeläge, Zunge	rissig, borkig; stärker verhornt; im Alter trocken, bräunlich rissig
Augenregion	sehr feine Falten, die fächerförmig vom inneren Winkel des unteren Augenlids ausgehen und durch Querfalten geschnitten werden. Sie zeigen den Mangel an Calcium fluoratum an. Darunter liegt ein rötlich-bräunlicher oder rötlich-schwärzlicher Farbton, der sich auch zum Oberlid ziehen kann.
Hände	Hornhautbildung, schwielige, rissige Hände
Gesicht	Firnisglanz

verhärtete Drüsen (z. B. Lymphknoten), Mangel an „geistiger Elastizität" (Anpassungsschwierigkeiten).

Anwendung

Calcium fluoratum sollte als langsam wirkendes Mittel über eine längere Zeit (zur Unterstützung von Aufbauprozessen auch monate- bis jahrelang) regelmäßig gelutscht werden. Da es sehr tiefgreifend wirkt, sollte es in niedrigen Dosierungen, d. h. nicht mehr als 5–6 Tabletten pro Tag, eingesetzt werden. Als gute Ergänzung haben sich Calcium phosphoricum (Nr. 2) und Silicea (Nr. 11) bewährt. Besonders für Kinder wichtig zur Knochen- und Zahnbildung.

Einflüsse auf die Wirkung

Verschlechterung bei Hitze, geistiger Anstrengung, beim Übergang von Ruhe zu Bewegung, starker Bewegung.

Besserung bei Wärme, Ruhe, mäßiger Bewegung. Da Calcium physiologischerweise morgens steigt, sollte auch am Morgen dieses Salz gelutscht werden.

Nr. 2 Calcium phosphoricum ($CaHPO_4 \cdot 2 H_2O$)

Das Salz für Knochen und Zähne

Regelpotenz: D 6

Phosphorsaurer Kalk findet sich im menschlichen Körper vorwiegend in den Zähnen und Knochen. Salz Nr. 2 dient der Membran- (Zellhülle-) Stabilisierung der Zellen (z. B. bei Allergien, Katarrhen). Es ist das wichtigste Aufbau- und Kräftigungsmittel und dämpft übersteigerte abbauende Stoffwechselprozesse.

Die Knochen enthalten bis zu 85 % ihres Gewichts Calcium phosphoricum. Es kommt in allen Zellen, insbesondere in den Zellkernen, Blutzellen, Ei- und Samenzellen, in vielen inneren Drüsen wie Leber, Speicheldrüse, Schilddrüse usw. und in den Schleimhäuten vor.

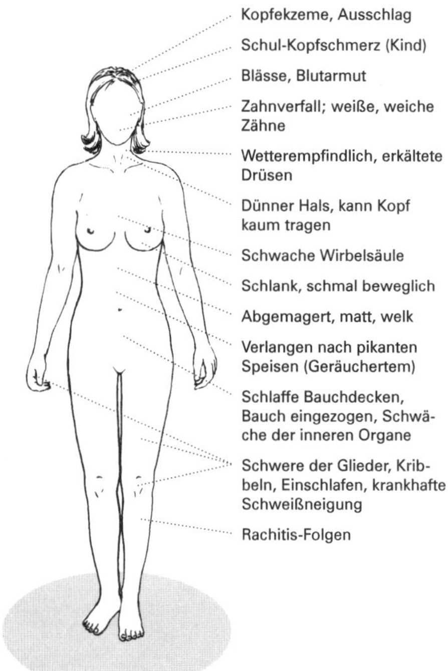

Salz Nr. 2 bildet und beeinflusst das Gewebe und die Körperflüssigkeiten in den Zellen. Entsprechend seines Vorkommens im Organismus wirkt es auf den Eiweißaufbau in den Zellen und die Zellneubildung, besonders der Knochen. Es stabilisiert die Zellhüllen. Sein Fehlen führt daher zu Störungen in den Erneuerungs- und Aufbauvorgängen. Durch die Sicherung der auf stabilen Membranen basierenden Transportmechanismen wird der Energiehaushalt ausgeglichen und aufrechterhalten. Calcium phosphoricum unterstützt somit die Energiespeicherung, die Aktivierung der Natrium-Kalium-Pumpe, die Rekonvaleszenz (Genesungsphase nach überstandenen Krankheiten) und fördert Knochenbildung und Zahnung. Zudem normalisiert dieses Mineralsalz den Muskeltonus und fördert Blutbildung und Wundheilung. Es ist ein wichtiges Mittel in der Schwangerschaft.

Nach Dr. Schüßler ist Calcium phosphoricum ein „Funktionsmittel für anämische Zustände und Restaurationsmittel der Gewebe nach Ablauf akuter Krankheiten."

Mangel an diesem Mineralsalz führt zu Störungen in den Erneuerungs- und Aufbauvorgängen. Bemerkbar im Knochenstoffwechsel z. B. bei Osteoporose, schlecht heilenden Knochenbrüchen, in der Muskelfunktion, z. B. Schwäche, Krämpfe, auch bei vielen vegetativen Störungen, z. B. Nervosität, Schlafstörungen, Herzklopfen, Hitzewallungen – auch im Klimakterium –, Schweißausbrüche, Wetterfühligkeit, Schwäche und Erschöpfungszustände, Überanstrengungskopfschmerz, Schulkopfschmerz, niedriger Blutdruck, Blutarmut, oder auch bei Arteriosklerose, vergrößerten

Woran sind Mängel erkennbar?	
Haut	hohe Schweißneigung mit eiweißartiger Krustenbildung, kühle Haut mit Kribbelgefühl und eingeschlafenen Extremitäten, blutarm, blass, wächsern aussehend
Absonderungen	Fleischwasser-ähnlich, wie rohes Hühnereiweiß, nicht scharf, glasig milchig; vertrocknen an der Oberfläche zu weiß-gelblichen Krusten
Zungenbeläge, Zunge	Zunge pelzig, durchscheinend weißlich belegt, Geschmack süßlich
Augenregion	Augenbrille, käsig wächsern; bei einem Mangel an Calcium phosphoricum sollte auch Kalium chloratum (Nr. 4) eingenommen werden.
Schleimhaut	chronische Schleimhautkatarrhe, Schuppen und Flechten
Gesicht	wächserner Ton der Stirn- und Nasenpartie, später auf dem ganzen Gesicht (wie Figur aus dem Wachsfigurenkabinett)
Ohren	wachsgelbe Ohren

Rachenmandeln, häufigem Erbrechen, schwacher Verdauung, Menstruationsbeschwerden, Allergien, Neigung zu Nasenbluten, Wadenkrämpfen, Hautjucken im Alter.

Anwendung

Calcium phosphoricum wirkt langsam und sollte daher stets über einen längeren Zeitraum genommen werden. Aufgrund des Calcium-Anteils und der energiezuführenden Phosphat-Komponente wird es vorwiegend morgens gegeben. Als Aufbaumittel wird es häufig mit Calcium fluoratum (Nr. 1) oder Silicea (Nr. 11) kombiniert. Magnesium phosphoricum (Nr. 7) ergänzt die Wirkung besonders bei gesteigerter Erregbarkeit von Muskeln und Nerven.

Das Mittel passt besonders für blasse, blutarme Menschen mit kränklichem Aussehen. Es ist besonders häufig bei Kindern und Frauen angezeigt. Es gilt als das wichtigste Aufbausalz der Biochemie nach Dr. Schüßler und ist ein bewährtes Nerven-, Beruhigungs- und Kräftigungsmittel. In Verbindung mit Natrium chloratum (Nr. 8) ist es außerdem das Mittel für die Rekonvaleszenz.

Einflüsse auf die Wirkung:

Verschlechterung bei Ruhe und Wärme.
Besserung bei Bewegung und Kühle.

Nr. 3 Ferrum phosphoricum ($FePO_4 \cdot 4H_2O$)

Das Salz für das Immunsystem

Regelpotenz: D 12

Eisen ist der wichtigste Bestandteil des Blutfarbstoffs Hämoglobin und des Myoglobins (roter Muskelfarbstoff) und wirkt als Sauerstoffüberträger. Phosphorsaures Eisen ist besonders vorhanden in allen Muskelzellen, im Blut, in einer Reihe innerer Organe, wie z. B. Gehirn, Leber (das blutreichste Organ unseres Körpers), Milz, Knochenmark, Darmwandung und Darmzotten und in vielen Drüsen mit innerer Sekretion, wie z. B. Schilddrüse, Bauchspeicheldrüse oder Enzymen.

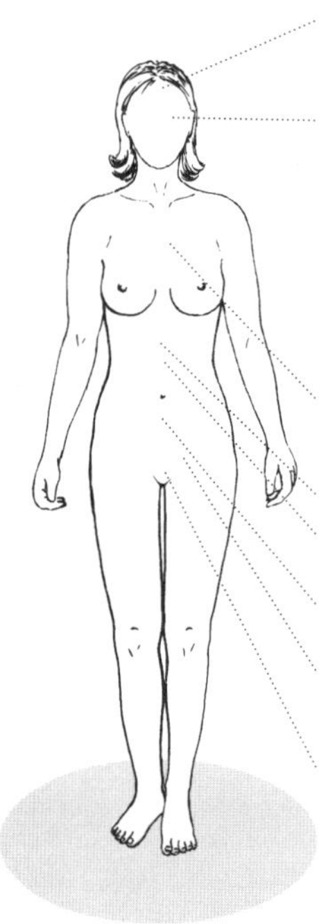

Das in den roten Blutkörperchen enthaltene Eisen nimmt bei der Einatmung Sauerstoff aus der Luft auf, um ihn allen Geweben des Körpers zuzuführen. Fehlt das Eisen, so tritt eine Erschlaffung der Muskeln ein. Die Hauptanwendungsgebiete von Ferrum phosphoricum können nicht unmittelbar (wie etwa bei den Kalkmitteln Calcium fluoratum (Nr. 1) und Calcium phosphoricum (Nr. 2)) aus seinem Vorkommen im Organismus abgeleitet werden; es wurde vielmehr aus den eigenen therapeutischen Erfahrungen von Schüßler entwickelt.

Ferrum phosphoricum spielt in der Infektabwehr eine wichtige Rolle und ist das Hauptmittel für alle plötzlich auftretenden akuten Gesundheitsstörungen, also auch für die erste Hilfe einsetzbar. Anwendung findet es bei allen entzündlichen Erkrankungen in der ersten Entzündungsphase (trockener Schwellungskatarrh ohne Sekretion), bei akutem Fieber (bis 39°) und Schmerzzuständen.

Bei allen Verletzungen wie Quetschungen, Stauchungen, Schnitt- und Schürfwunden oder bei Verletzungen der Weichteile lindert es die akuten Beschwerden und vermindert die Blutung (bei Verbrennungen wird vorwiegend Natrium chloratum (Nr. 8) benötigt). Über längere Zeit eingenommen, beeinflusst es auch die Wundheilung.

Mangel an diesem Mineralsalz führt zu folgenden Symptomen: Konzentrationsstörungen, leichte Ermüdung, wenig Widerstandskraft, Neigung zu Entzündungen, fieberhafte Infekte, Blutarmut, Durchblutungsstörungen; klopfende, pochende und pulsierende Schmerzen; rheumatische Beschwerden und Muskelkater, Magenschleimhautentzündung und beginnender Durchfall oder auch Verstopfung.

Woran sind Mängel erkennbar?	
Augenregion	Ferrum-Schatten, oft als „Ränder unter den Augen" bezeichnet. Dieser zieht von der Nasenwurzel aus unter dem Auge entlang; je länger und dunkler der Strich, desto stärker ist der Mangel. Nach großer Anstrengung oder kurz vor Fieberausbruch ist auch eine Hohläugigkeit sichtbar.
Absonderungen	blutige Wunden
Zungenbeläge	rein, rötlich besonders die Zungenränder, in akuten Fällen oft trocken und am Zungengrund schon weißlich belegt, Zunge sehr rot, Geschmack nach faulen Eiern
Gesicht	Ferrum phosphoricum-Mangel zeigt sich in der Ferrum-Röte, die fühlbar mit Hitze verbunden ist. Diese wird durch Blutüberfülle hervorgerufen. Man findet sie zuerst auf der Stirn, dann auf den Wangen (Fieberwangen) und an den Ohren.
Ohren	Z. B. nach geistiger Anstrengung kann Röte auftreten.
Haut	Entzündungen und rote Pickel der Gesichtshaut weisen auf einen Ferrum-phosphoricum-Mangel hin.
Augenlider	Schatten innen und unten

Anwendung

Ferrum phosphoricum wird besonders als Akutmittel bei Infekten, Überanstrengungen und Verletzungen sowie in frühen Phasen einer entzündlichen oder fieberhaften Erkrankung (z. B. Kinderkrankheit) eingesetzt. Es kann auch vorbeugend eingenommen werden, um Widerstandskraft und Leistungsfähigkeit des Körpers zu stärken (z. B. Sportler) und um Infektionen (vgl. Kap. VII. 2. Herbst-Winter-Kur) zu vermeiden. Bei Durchblutungs- und Wundheilungsstörungen, Konzentrationsstörungen und in der Rekonvaleszenz wird es über einen längeren Zeitraum gelutscht. Ferrum phosphoricum unterstützt die arterielle Komponente des Blutkreislaufes.

Die Einnahme erfolgt vorwiegend morgens. In akuten Fällen auf die „heiße" Version mit jeweils 10 Tabletten zurückgreifen.

Einflüsse auf die Wirkung

Verschlechterung bei Wärme und Ruhe, bei Kopfschmerzen durch Gefäßerschlaffung; bei Wärme und Bewegung mit Blutandrang (Kongestion).

Besserung bringen Kälte und Ruhe bei Kongestionen; Kälte und Bewegung bei Kopfschmerzen durch Gefäßerschlaffung.

Nr. 4 Kalium chloratum (KCl)

Das Salz für die Schleimhäute

Regelpotenz: D 6

**Chlorkalium findet sich in einer großen Zahl von Körperzellen: in den Gehirnzellen, Nerven- und Muskelzellen und in den roten Blutkörperchen.
Es regt den Zellstoffwechsel an und steht in engster Beziehung zum Faserstoff Fibrin. Kalium chloratum ist das Hauptlymphmittel mit Bezug zu Haut und Schleimhaut. Es spielt eine wichtige Rolle bei Katarrhen und Entzündungen mit weiß-grauen und zähen Sekreten.**

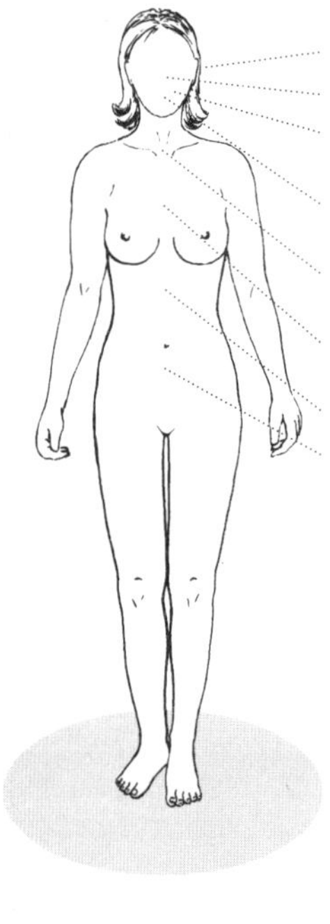

Kalium chloratum ist das Mittel der zweiten (subakuten) Entzündungsphase. Diese setzt gewöhnlich ca. 3–4 Tage nach Beginn der Erkrankung ein (bei primär chronisch verlaufenden Infektionen oder entzündlichen Erkrankungen oft auch erheblich später). Diese Phase ist gekennzeichnet durch sich schwer lösende schleimige Absonderungen, Ausschwitzungen und entzündliche Schwellungen der Gewebe- und Lymphknoten. Bei Schwellungen durch Wassereinlagerungen (Ödeme) wird Natrium sulfuricum (Nr. 10) eingesetzt. Kalium chloratum ist ein ganz wichtiges Entgiftungsmittel. Es regt den Stoffwechsel (Zellstoffwechsel) und die Drüsentätigkeit an (Wob-Enzym der Biochemie). Es ist gut geeignet, um Belastungen durch Umwelt- und Genussgifte, Chemikalien und Arzneimittel vorzubeugen.

Mangel an diesem Salz kann sich unterschiedlich äußern: Entzündungen mit leichtem Fieber, Blutverdickung (Thrombosegefahr), Schwerhörigkeit, Neigung zu Übergewicht, Drüsenschwellungen, Schleimhauterkrankungen, wie z. B. Katarrhe mit weißlichen, zähen Schleimhautabsonderungen, Stockschnupfen, Husten (mit Schleimrasseln), Asthma, weißer Zungenbelag, fadenziehender Schleim und Speichel, Mundausschlag, Hautausschläge mit mehlartigem Belag, Darm- und Magenschleimhautentzündung, Lymphknotenschwellungen, chronische Gelenkleiden, Muskelschwäche, Sehnenerkrankungen, neuralgische Schmerzen.

Anwendung

Generell sollte bei allen subakuten und entzündlichen (Infektions-) Krankheiten (Schnupfen, Kehlkopfentzündung, Bron-

Woran sind Mängel erkennbar?	
Haut	mehlartige Beläge, weißgraue Schuppen
Absonderungen	weißlich, klebend, z. B. am Gaumenzäpfchen
Zungenbeläge	milchig, weißlich oder weiß-grau, vor allem Zungenwurzel, jedoch nicht schleimig
Augenregion	gereizte Lidränder und Schleimhäute, ständige Bindehautreizung, untere und obere Augenlider milchig, manchmal auch rot-blau, gerötete Augenlider
Lippen	An der Oberlippe kann es hell wie ein „Milchbart" schimmern.
Blutungen	Blut ist schwärzlich, dick, zäh und klumpig
Gesicht	Couperose (erweiterte Äderchen) im Bereich der Wangen; milchig-bläulicher Farbton, kann sich über das ganze Gesicht ziehen („Alabasterstatue")

chitis, Mittelohrentzündungen) an eine Unterstützung durch dieses Salz gedacht werden. Beschwerden nach Sportverletzungen oder Überanstrengungen der Gelenke, Bänder und Sehnen, die sich oft 3–4 Tage nach dem akuten Ereignis einstellen, sprechen meistens sehr gut auf Kalium chloratum an.

Wegen seines Bezugs zum Schleimhautsystem ist es auch ein Mittel, welches wir zum Schutz vor Elektrosmog einsetzen können. Es ist Teil der Impfvorbeugung (siehe Kap. III. Kinderheilkunde).

Einflüsse auf die Wirkung

Verschlechterung bei Bewegung, in der Kälte, bei Aufregung, Ärger oder fetten Speisen.

Besserung bei Wärme, bei mäßiger Bewegung.

Nr. 5 Kalium phosphoricum (KH_2PO_4)

Das Salz für Nerven und Psyche

Regelpotenz: D 6

Kalium phosphoricum befindet sich in den Zellen des Gehirns, der Nerven, der Muskelzellen, in den Blutkörperchen, in der Blut- und Gewebeflüssigkeit. Kalium als das dominierende Element dieses Salzes ist das wichtigste Mineral im Inneren der Zellen und bestimmt damit wesentlich das innere Zellmilieu.

Salz Nr. 5 hält das Zell- und Membranpotenzial aufrecht und ist das Hauptmittel für das Nervensystem, besonders für das zentrale und vegetative Nervensystem. Es unterstützt besonders stoffwechselaktive Zellen und gilt somit als Energielieferant. Kalium phosphoricum ist ein äußerst wichtiges Mineralsalz bei allen körperlichen, geistigen und seelischen Erschöpfungszuständen. Es verhütet den Zerfall der Zellen (Gewebezerfallsverhüter der Biochemie).

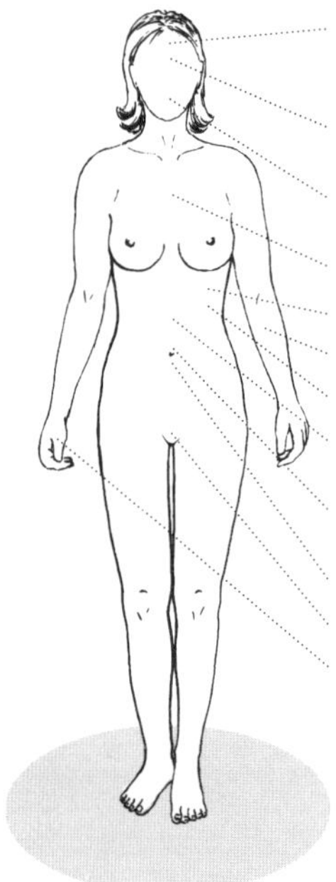

Mangel an diesem Mineral führt zu Erschöpfungszuständen, die häufig von depressiven Verstimmungen begleitet werden. Es gilt als Aufhellungsmittel des Gemüts. Nervöse, überreizte und geschwächte Personen können von der Einnahme profitieren.

Mangelerscheinungen zeigen sich in folgenden Symptomen: Neurasthenie (Nervenschwäche) auf Grund von Erregung (z. B. starke Aufregung), nervöses Asthma, Ermüdungserscheinungen, nervöse Schlaflosigkeit, Depressionen, Angst (auch Platzangst), Lähmungsgefühl, Muskelschwund, Muskelschwäche, Schließmuskellähmung des Afters und der Blase, Krämpfe, Zuckungen, nervöse Unruhe der Extremitäten; Herzschwäche, nervöse Herzbeschwerden, Herzklopfen (bei Überleitungsstörungen am Herzen (Arrhythmien, Extrasystolie) kann das Salz Nr. 5 unterstützend helfen); nervöses Hautjucken, hohes Fieber (39 °), Erkrankungen mit Zelluntergang (Absterben von Zellen), z. B. Ulcus cruris, Alopecia areata (kreisrunder Haarausfall), alle nervösen Verdauungsbeschwerden, Fäulnis im Darm.

Anwendung

Bei Muskelschwäche ist ein Behandlungsversuch angezeigt. Kalium phos-

Woran sind Mängel erkennbar?	
Haut	aschgrau
Absonderungen	mit schwärzlich-blutigem Inhalt; Blut ist wässrig und gerinnt nicht.
Zunge	wie mit flüssigem Senf bestrichen, braun belegt, trocken, übler Mundgeruch, Geschmack faulig, stinkend
Augenregion	aschgraue Schatten um die Augen, untere Augenlider aschgrau, fahl und blass; Augen können apathischen Ausdruck haben
Schläfen	eingefallen, deuten auf einen starken Mangel hin
Gesicht	Gesamtaussehen grau und schmuddelig
Kinnpartie	aschgrau
Mundpartie	fahl, schmutzig wirkend

phoricum unterstützt die Körperabwehr bei Infektanfälligkeiten (Teil der biochemischen Herbst-Winter-Kur, s. Kap. VII.) und bei Infekten mit Fieber über 39°. Infektionen und Fieber sind immer mit einer starken Aktivierung des Stoffwechsels verbunden. Dadurch entsteht ein Mangel an Kalium phosphoricum. Es ist eines der wichtigsten Entgiftungsmittel der Biochemie und kommt daher zum Einsatz bei Strahlen, Chemikalien und Giften, die den Körper belasten. Weitere Anwendungsgebiete: als Teil der Impfvorbeugung (s. Kap. III. Kinderheilkunde), Aufbaumittel (Teil der biochemischen Energieschaukel, s. Kap. VII. 1. Frühjahrskur), bei Geschwüren, Magen- und Zwölffingerdarmgeschwüren, Blutungen, Gehirnerschütterung; bei nervösen Gesichts-, Zahn- und Kopfschmerzen bei blassen, schwächlichen, reizbaren Menschen; bei Zahnschmerzen mit leicht blutendem Zahnfleisch, Sepsis (zur Unterstützung).

Alle Beschwerden gehen mit dem Gefühl „wie gelähmt" und mit Antriebsminderung einher. Bei Schwäche wird das Salz Nr. 5 vormittags gegeben. Es hat seine beste Wirkzeit vom späten Vormittag bis ca. 15 Uhr. (Nach 15 Uhr sollte es nur in besonderen Fällen, etwa bei hohem Fieber, eingenommen werden, da es munter macht.)

Einflüsse auf die Wirkung

Verschlechterung morgens, bei Anstrengung, insbesondere bei geistiger Tätigkeit.

Besserung in Ruhe und bei mäßiger Bewegung.

Nr. 6 Kalium sulfuricum (K_2SO_4)

Das Salz für die Entgiftung

Regelpotenz: D 6

Kalium sulfuricum kommt vor in der Oberhaut, in der oberen Schicht der Schleimhäute, in Knochen, Knorpeln und Nägeln sowie in allen Zellen, welche Eisen enthalten. Es ist neben Salz Nr. 3 Sauerstoffüberträger in die Zellen und hilft so, den Stoffwechsel zu fördern.

Salz Nr. 6 unterstützt die zellulären Ausscheidungs- und Entgiftungsvorgänge. Dadurch wird das Bindegewebe entlastet und der Abbau von Stoffwechselschlacken gefördert. Die entgiftende Wirkung zeigt sich z. B. in gelblich-schleimigen Absonderungen oder Abschuppungen. Kalium sulfuricum hat eine stärkere Verbundenheit zum venösen System des Blutkreislaufs, während Ferrum phosphoricum (Nr. 3) mehr das arterielle System unterstützt.

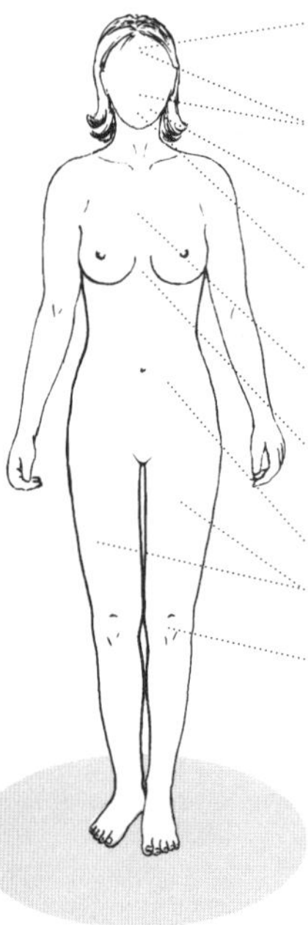

Mangel an diesem Mineralsalz zeigt sich u. a. in seinem starken Bezug zu den Schleimhäuten. Kalium sulfuricum ist das Mittel der 3. Phase einer (Infektions-) Krankheit.

Diese nennt man auch die Phase der Wiederherstellung. Schleimige oder eitrige Absonderungen der Schleimhäute und Auswurf, gelblich bis ockerfarben, sind typisch für diese Phase. Oft hört man über den Bronchien ein Schleimrasseln. Das Mineral hat einen großen Bezug zur Haut und ist deshalb ein wichtiges Heilmittel der Oberhautzellen, z. B. bei trockener Haut, Neurodermitis, Ekzemerkrankungen, Schuppenflechte (Psoriasis). Bei Entzündungen der Haut kommt es in dieser Phase zu Hautabschuppungen oft auf klebrigem Untergrund. Bei entzündlichen Erkrankungen der Gelenke, verbunden mit wandernden rheumatischen Gelenkschmerzen, hilft es die Schmerzsymptome zu mildern und die Heilung zu unterstützen. Kalium sulfuricum lindert Schwere und Mattigkeit in den Gliedern und nächtliches Herzklopfen. Es regt den Leberstoffwechsel auf Zellebene an. Wir verwenden es bei alten Katarrhen, bei Mittelohrentzündung, verstopften Nebenhöhlen und chronischem Schnupfen; es bringt den Eiter in Gang. Bei gestörter Fettverdauung infolge vermin-

Woran sind Mängel erkennbar?	
Haut	Leberflecken, Sommersprossen, Ausschlag mit Schuppenbildung, oder auch trocken und klebrig
Absonderungen	gelbschleimige, milde Absonderungen, können auch ins Grünliche gehen, keinesfalls ätzend oder scharfmachend
Zungenbeläge	gelblich-schleimig, bei akutem Bedarf ockerfarben
Augenregion	ein ockergelber Farbton lässt sich am inneren Augenwinkel und besonders häufig innerhalb der so genannten „A-Form", die von der Nasenwurzel bis zum Kinn verläuft, feststellen; Augenlider bräunlich-gelblich, unten und oben
Lippen	braun-gelber Farbton rechts und links unter der Unterlippe
Nasenflügel	gelblich-bräunliche Flecke
Gesicht	bräunlich-gelb, bräunliche und gelbliche Flecke
Stirn	bräunliches Gelb, kann auch über die ganze Haut verteilt sein

derter Verdauungsleistung (Fettstühle), bei häufigem Gähnen als Zeichen für Sauerstoffmangel, auch bei Kältegefühl.

Anwendung

Kalium sulfuricum kann bei allen Krankheiten angewendet werden, bei denen sich die Ausheilung verzögert oder Neigung zu Chronizität besteht. Es findet auch als einstweilige Medikamentengabe (Zwischenmittel) Verwendung, um eine ins Stocken geratene Behandlung voranzubringen. Aufgrund der Entgiftungsfunktion ist es zur Unterstützung der Leber einsetzbar. Schüßler nannte es das „Lebermittel" der Biochemie. Daraus ergeben sich günstige Wirkungen auf das Herz und den Pfortaderkreislauf (in den großen Blutkreislauf eingeschalteter funktioneller Leberkreislauf, der das venöse Blut der Magen-Darm-, Bauchspeicheldrüse und Milzvenen über die Pfortader zur Leber befördert) und auf die dazu gehörigen Organe. Durch seinen großen Bezug zur Milz und zur Bauchspeicheldrüse kann es bei allen Leiden, die in Verbindung damit stehen, eingesetzt werden. Es fördert die Abschuppung nach Masern, Scharlach und Röteln.

Setzen wir Salz Nr. 6 für die Reinigung/Zellentschlackung ein, wird es am besten zwischen 17 und 22 Uhr gegeben.

Einflüsse auf die Wirkung

Verschlechterung abends, nachts, in geschlossenen, warmen Räumen. Besserung in frischer, kühler Luft, morgens gegen 7 Uhr.

(Oft sind diese Symptome der einzige Hinweis auf Kalium-sulfuricum-Mangel.)

Nr. 7 Magnesium phosphoricum ($MgHPO_4 \cdot 3\,H_2O$)

Das Salz gegen Krämpfe und Schmerzen

Regelpotenz: D 6

Phosphorsaures Magnesium findet sich vorwiegend in den Nerven- und Muskelzellen, im Gehirn und Rückenmark, in einer großen Anzahl innerer Organe (Herz, Leber, Lunge, Milz, Bauchspeicheldrüse, Nieren, Darm und Schilddrüse) sowie in Knochen und Zähnen. Nach Schüßler fördert es „die selbstständige Bewegung der Zellen".

Magnesium phosphoricum spielt sowohl intrazellulär als auch extrazellulär eine zentrale Rolle und wird für die Aktivität zahlreicher Enzyme benötigt. Interessant ist, dass Magnesium im Körper stets mit Calcium einhergeht. Dies deutet darauf hin, dass einerseits die krankhaften Erscheinungen beim Fehlen eines der beiden Mineralsalze die gleichen sind, andererseits sie sich in der Therapie gegenseitig ergänzen können. Sollte im Einzelfall einmal Magnesium phosphoricum versagen, lässt man an seine Stelle Calcium phosphoricum (Nr. 2) treten. Das Salz vermindert den Grundumsatz, wirkt antithrombotisch und senkt den Cholesterinspiegel. Es mildert die Erregbarkeit der vegetativen Zentren, verlängert die Überleitungszeit am Herzmuskel, setzt den Tonus der glatten Muskulatur herab und wirkt schlaffördernd. Entsprechend seiner großen Bedeutung für Muskeln und Nerven gilt es als das Mittel für alle Krampf- und Schmerzzustände mit „blitzartigem" Charakter. Übersäuerung der Gewebe bildet die Grundlage für viele chronische Erkrankungen. Deswegen kommt diesen beiden Mineralsalzen eine wesentliche Bedeutung zu. Je mehr Säure gebunden werden muss, desto größer der Bedarf an Magnesium phosphoricum. Es ist daher ein Basismittel zur Vorbeugung und Behandlung von chronischen Erkrankungen.

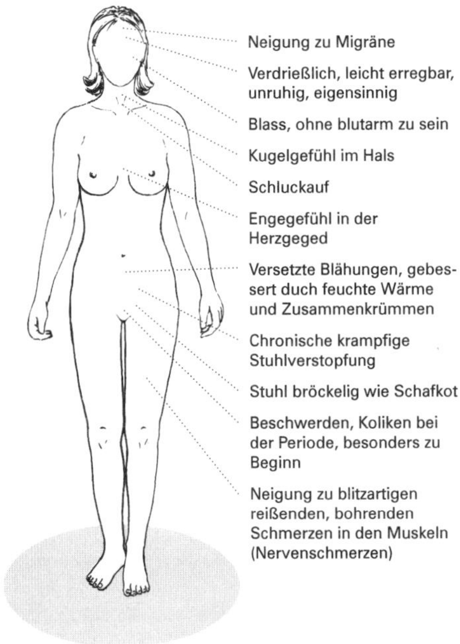

Mangel an diesem Mineralsalz führt zu einer übermäßigen Erregbarkeit der Nervenzellen. Es kommt zu Funktionsstörungen sensibler Organe, diese werden dann häufig als „nicht organisch bedingt" diagnostiziert und sprechen deshalb auf herkömmliche Behandlungsmethoden kaum an.

Spannungszustände, innere Verkrampfungen, (Ein-) Schlafstörungen, Hyperaktivität, Erregung und Unruhe, Angstzustände, vegetative Dystonie mit krampfartigen Zuständen, Zuckungen, Ticks; Neuralgien schießend, dem Nervenverlauf folgend; periodische Schmerzen, Gesichtsneuralgien, Nervenentzündungen, mit blitzartig schießendem Schmerz, v. a. im Gesicht, Kopf-

Woran sind Mängel erkennbar?	
Gesicht	zarte „Magnesiumröte" = Lampenfieberröte, die meist rechts und links der Nase auf den Wangen liegt – ohne fühlbare Wärme, obwohl man selbst oft das Gefühl von Hitze unter der Röte hat; Erröten bei Verlegenheit; hektische Flecken, die plötzlich im Gesicht oder am Hals nach geistiger oder körperlicher Anstrengung oder bei Aufregung auftreten; die Röte kann auch über das ganze Gesicht gehen. Im Unterschied zur Ferrum-Röte ist keine Hauterwärmung damit verbunden.
Wangen	karmesinrot (entsteht, wenn neben Magnesium phosphoricum-Mangel auch ein Kalium chloratum-Mangel besteht); Rot wird intensiver, nicht blaurot.
Nasenflügel	talerförmige Röte links und rechts der Nasenflügel
Zunge	rein
Haut	Juckreiz, zur Beruhigung des Hautausschlages

schmerzen, wie „elektrische Schläge", Schulkopfschmerz, Zahnschmerzen, Muskelschmerzen, Migräne, Krämpfe an der Muskulatur, spastische Lähmungen, Koliken von Magen, Darm, Gallenwegen, Blase, Nieren; Krämpfe beim prämenstruellen Syndrom, Wadenkrämpfe, Schluckauf, Blähungskoliken, nervöse Verdauungsstörung (Durchfall, Verstopfung), erhöhtes Cholesterin im Blut, krampfartiger Husten, Asthma, Engegefühl in der Herzgegend, hypertone Regulationsstörungen, Arteriosklerose, Juckreiz. Suchtverhalten geht auf einen Mangel an Magnesium phosporicum zurück.

Anwendung

Magnesium phosphoricum beruhigt das vegetative Nervensystem und hat daher einen großen Einfluss auf die Funktionen von Herz, Kreislauf und Verdauungsorganen. Es fördert auch einen ausgewogenen Tag-Nacht-Rhythmus und sorgt deshalb für einen erholsamen Schlaf. Als Nervensalz hilft es zusammen mit Kalium phosphoricum (Nr. 5), Erregungszustände zu lösen, mit Calcium phosphoricum (Nr. 2) wirkt es als Stärkungsmittel. (Energieschaukel, vgl. Kap. VII. 1. Frühjahrskur: morgens Nr. 2, mittags Nr. 5, abends Nr. 7). Salz Nr. 7 ist bei allen plötzlich auftretenden, einschießenden, blitzartigen, bohrenden, krampfartigen, den Schmerzort wechselnden Schmerzen, sowie bei heftigem Juckreiz, durch Bettwärme hervorgerufen, hilfreich. Bei akuten Schmerzzuständen und Krämpfen hat sich die Einnahme von Magnesium phosphoricum als so genannte „Heiße 7" (s. Kap. I. 3. – Akute Erkrankungen) besonders gut bewährt. Sehr empfehlenswert bei Beschwerden im 21-Tage-Rhythmus.

Salz Nr. 7 wirkt am besten, wenn es abends ab 18 Uhr eingenommen wird.

Einflüsse auf die Wirkung

Verschlechterung bei Kälte, Ruhe, nach dem Schlaf; auch nachts; bei leiser Berührung (erhöhte Oberflächensensibilität).

Besserung bei Bewegung, Wärme, festem Druck, durch Zusammenkrümmen.

Nr. 8 Natrium chloratum (Na Cl)

Das Salz für den Flüssigkeitshaushalt

Regelpotenz: D6

Natrium chloratum kommt in allen Körperflüssigkeiten und Geweben vor. Es ist vor allem außerhalb der Zellen vorhanden und wichtig für den osmotischen Druck. Es gilt als das „Wassermittel" der Biochemie und fördert den Nährstrom und reguliert den Wasserhaushalt.

Natrium chloratum ist nötig für die Neubildung von Zellen. Im Magen, in den Nieren, Knochen und Knorpeln ist es überproportional vorhanden. Mit seinem Einfluss auf den Flüssigkeits- und Wärmehaushalt und seinem Bezug zu den Schleimhäuten, den Ausscheidungsorganen und den bradytrophen Geweben (Gewebe, die nicht durchblutet werden, z. B. Knorpel, Bandscheiben, Augenlinse) darf es nicht unterschätzt werden.

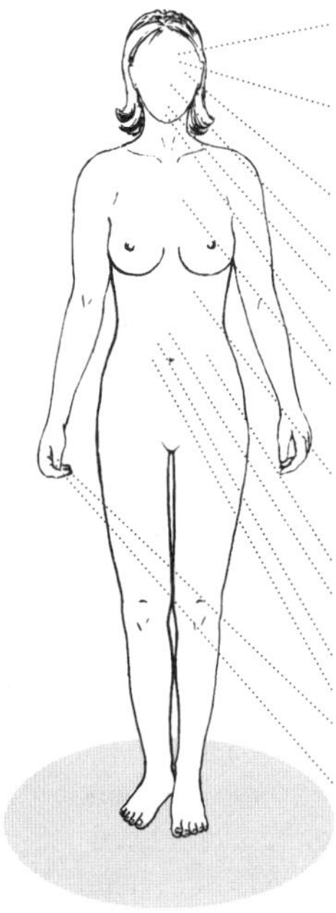

Mangel an diesem Mineralsalz zeigt in der Psyche zunächst Überaktivität, psychische Heftigkeit, raschen Stoffwechsel, der sich leicht erschöpft, später zu Erschöpfbarkeit, Müdigkeit und Schlaffheit führt. Mangelzeichen sind: depressive Stimmung morgens und vormittags, Blutarmut und Bleichsucht; anämischer Kopfschmerz, chronische Schlaflosigkeit, an den Schleimhäuten reichliches dünnes Sekret, auch wundmachend (z. B. Tränenfluss), oder (später) trockene rissige Schleimhaut (z. B. trockener Schnupfen, Bindehautentzündung), Störungen des Tränen- und Speichelflusses, wässrige und kalte Gelenkschwellungen, wässrig-schleimiges Erbrechen, Salzsäureregulation, Trockenheitsgefühl im Mund, Durst auf Wasser, Abmagerung trotz guten Appetits, morgendlicher wässriger Durchfall, später Verstopfung, trockene Scheide, Bläschenbildung (z. B. nach Insektenstich), Windeldermatitis, Sodbrennen, kalte Hände und Füße, Störungen im Wasserhaushalt (Ödeme) und bei der Schweißregulierung (zu trockene Haut), der Blasen- und Nierenfunktion sowie Bluthochdruck, Bandscheiben- und Knorpelschäden, wässrige Ergüsse in den Körperhöhlen, Augensäckchen/Augenringe, kleine Schaumbläschen auf der Zungenkante, Migräne, Milchstau bei Stillenden, Kopfschuppen.

Woran sind Mängel erkennbar?	
Gesicht	Gelatineglanz – ein feuchter, unterbrochener, die Hautbeschaffenheit erkennen lassender Glanz, lässt sich nicht abwaschen und geht meist nicht über das ganze Gesicht. Schwacher Mangel zeigt sich durch Glanz auf der Nase und an den Ober- und Unterlidern. Beginnt am inneren Augenwinkel. Bei stärkerem Mangel kann sich der Glanz über das ganze Gesicht ziehen.
Haut	Gedunsenheit, erweiterte Hautporen, wie bei Orangenschale. Poren sind tief, die Haut ringsum ist aufgequollen und etwas erhöht. Bei schwachem Mangel findet sich dieses Zeichen nur neben den Nasenflügeln.
Augenlider	Geringer Mangel ist am unteren Lidrand erkennbar. Beschaffenheit ist dort schleimig. Der Streifen kann unterschiedlich breit sein.
Wangen	Platzbacken sind durch Flüssigkeitszurückhaltung prall gefüllte Wangen mit Gelatineglanz. Glänzen sie fettig, besteht noch ein Natrium-phosphoricum-Mangel.
Augenregion	Augen tränen bei Wind, wässrige Augen, Tränenwasser zwischen Lid und Augapfel
Lippen	Wasserbläschen
Zunge	klar und dick schleimig, entlang des Zungenrandes können kleine Bläschen auftreten, wasserhell, glasig; Gefühl, als läge ein Haar auf der Zunge; Trockenheitsgefühl, Brennempfinden auf der Zungenspitze, metallener Mundgeschmack, starker Speichelfluss, Geschmacksverlust
Absonderungen	brennend, hellwässrig, hellschleimig, glasig-scharf, wundmachend
Schwitzen	sehr schnell oder sehr schwer
Haut	wabbelige Haut, Orangenhaut

Anwendung

Das Mineral hat eine den Wasserhaushalt ausgleichende Wirkung. Ein starkes Bedürfnis nach salzigen oder stark gewürzten Speisen verlangt Salz Nr. 8.; ebenso große Durstigkeit oder Durstmangel, auch Heißhunger nach Süßigkeiten. Störungen des Wasserhaushaltes: Kältegefühl an Rückgrat, Händen und Füßen; wässriges und gedunsenes Gesicht. Notwendig bei Blutarmut, Tränen und Speichelfluss, wässrigem Nasenkatarrh und Bläschenausschlag, wässrigen Pickeln, trockener Haut und Schleimhäuten, Ekzemen mit Bläschenbildung, Insektenstichen, Brennen beim Wasserlassen, wässrigem Durchfall mit ätzender Schärfe, Juckreiz an allen möglichen Stellen, der zum Kratzen nötigt. Kribbeln und Taubheitsgefühl an Händen und Füßen treten oft beim Einschlafen ein.

Auf Kochsalz sollte während der Therapie verzichtet werden. Außer in Akutsituationen nicht am Abend geben.

Einflüsse auf die Wirkung

Verschlechterung morgens, vormittags; bei geistiger Überanstrengung; bei feuchtem, kühlem Wetter, bei nebligem Wetter, durch Aufenthalt an Binnenseen. Besserung durch trockene, warme, kühle, frische Luft; durch Schwitzen; abends.

Nr. 9 Natrium phosphoricum ($Na_2HPO_4 \cdot 12\ H_2O$)

Das Salz für den Stoffwechsel

Regelpotenz: D6

Phosphorsaures Natrium kommt fast im ganzen Körper vor, insbesondere in den Gehirnzellen, Nervenzellen, Muskelzellen, Blutkörperchen, in der Blut- und Gewebeflüssigkeit und im Bindegewebe. Es aktiviert den Stoffwechsel, unterstützt alle physiologischen Verbrennungsprozesse, trägt zum Gleichgewicht der Körperflüssigkeiten bei und hat einen engen Bezug zum Säure-Basen-Haushalt.

Natrium phosphoricum ist ein alkalisches Salz und hält die im Blut befindliche Harnsäure, die sich beim Zerfall der Eiweißstoffe bildet, in Lösung. Schüßler misst diesem Mineralsalz große Bedeutung bei: beim Kohlensäureaustausch des Blutes in den Lungen, bei der Lösung der Harnsäure im Blut, bei der Verseifung der Fettsäuren nach Fettgenuss und bei übermäßiger Milchsäurebildung. Es ist ein alkalisches Salz, welches Säure bindet.

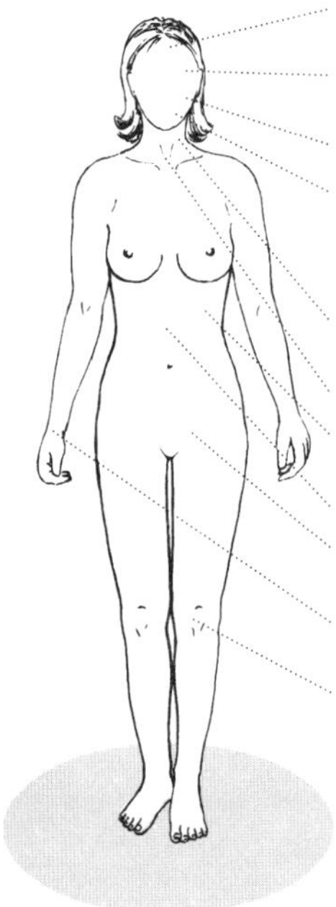

Mangel an diesem Mineralsalz entsteht bevorzugt durch säurebildende Nahrungsmittel oder durch Säureüberschuss in den Geweben. Störungen im Stoffwechsel sind sehr oft von einer Übersäuerung im Organismus begleitet.

Als Entsäuerungsmittel hat es deshalb ein großes Anwendungsgebiet.

Hierzu zählen Beschwerden durch zu viel Säureproduktion wie Sodbrennen, Magenübersäuerung, saures Aufstoßen und Erbrechen, saurer Mundgeschmack, Muskelkater, Muskelzucken (besonders der Gesichtsmuskeln), Störungen der Fettverdauung (Fettsäuren), sauer riechender Durchfall. Blähung, Rheumatismus, Störungen des Zuckerstoffwechsels, Gefäßerkrankungen wie Arteriosklerose, Venenentzündungen, Hauterkrankungen wie Akne bei fettiger Haut, schlecht heilende Wunden, Ekzeme, fettige Haare, saure Schweiße. Bei den Ohren erhöhte Entzündungsbereitschaft, aber auch rahmartig-eitrige Absonderungen. Bei chronisch entzündlichen Erkrankungen sollte auch immer an dieses Salz gedacht werden. Bei Gichtkranken ist eine ausreichende Versorgung mit diesem Salz anzuraten, da die Auskristallisierung von Harnsäure in

Woran sind Mängel erkennbar?	
Gesicht	stumpfer fettiger Glanz auf den Nasenflügeln und auf dem Nasenbein; Stirn und Kinn scheinen wie mit Speck eingerieben. Dieser Glanz ist abwaschbar. Mitesser an Nase, Mundwinkeln, Stirn und Kinn; sie bestehen aus abgelagertem Fett.
Wangen	fettig glänzende, volle und hängende Wangen
Haut	fettige Ausschwitzung, Mitesser, vorzeitiges Altern, speckiger Glanz, rot unterlaufene Eiterherde
Haare	fettig
Augenregion	fettig (s. fettige Brillengläser)
Zunge	gelblich-weißlich belegt, gelb im hinteren Teil der Zunge, dick, goldgelb scheinend an der Zungenwurzel, Geschmack bitter oder sauer
Absonderungen	eitrig, gelb-rahmartig, honiggelb, sauer riechend, Fettränder an den Kleidern

saurem Milieu begünstigt wird. Mit Hilfe dieses Mineralsalzes kann der Bildung von Gallen-, Nieren- und Harnblasensteinen entgegengewirkt werden.

Anwendung

Begleitend zur Behandlung bei Diabetes (Zuckererkrankung), Adipositas (Fettsucht) und Fettstoffwechselstörungen. Wenn diese Erkrankungen als Trias auftreten, deutet dies auf Mangel an Natrium phosphoricum hin. Bei starker Übersäuerung ist eine zusätzliche Anwendung von Silicea (Nr. 11) anzuraten. Selbst viele weitere innere Leiden, wie Herz-, Nieren-, Leber- und Gallekrankheiten, Erhöhung des Blutdruckes, ja sogar Nervenleiden beruhen oftmals auf Übersäuerung. Alle Übersäuerungskrankheiten bedingen eine lange Einnahmezeit sowie eine Umstellung der Ernährung auf wenig tierisches Eiweiß und wenig raffinierte Nahrungsmittel wie Zucker, Weißmehlprodukte usw.

Beste Einnahmezeit ist vor- oder nachmittags, zur Säurelösung abends.

Einflüsse auf die Wirkung

Verschlechterung durch fette Speisen, Bewegung und durch feuchtes, kaltes Wetter.

Verbesserung durch Schwitzen.

Nr. 10 Natrium sulfuricum (Na_2SO_4)

Das Salz für die Ausscheidung

Regelpotenz: D 6

Schwefelsaures Natrium ist vorwiegend in allen Körpersäften enthalten. Es hilft, wie alle Natriumsalze, die Körperflüssigkeiten zu regulieren.

Der Unterschied zwischen den beiden wasseranziehenden Salzen – Natrium chloratum (Nr. 8) und Natrium sulfuricum (Nr. 10) – ist folgender:

a) Salz Nr. 8 zieht das Wasser aus den Körperflüssigkeiten in die Zellen hinein. Es bewirkt dadurch die Vergrößerung der Zellen und schließlich die Teilung der Zellen, es ist damit das Mittel zur Neubildung der Zellen.

b) Salz Nr. 10 zieht das Wasser an, um es auf den natürlichen Ausscheidungswegen (insbesondere Nieren, Harnorgane, Haut, Dickdarm) aus dem Körper zu entfernen. Es unterstützt die Ausscheidung alles „Über-Flüssigen" und ist damit nach Schüßler das wichtigste Mittel zur Entschlackung und Entgiftung. Es ist von großer Bedeutung für den Erhalt der Funktion und der Regeneration der Ausscheidungsorgane Leber, Galle, Niere, Blase und Dickdarm.

Es bringt das zur Ausscheidung, was für den Körper nachteilig oder überflüssig ist: Ausscheidung von Wasserüberschuss, Abfallstoffen (Stuhlverstopfung) und Giftstoffen (z.B. Medikamente, Umweltgifte).

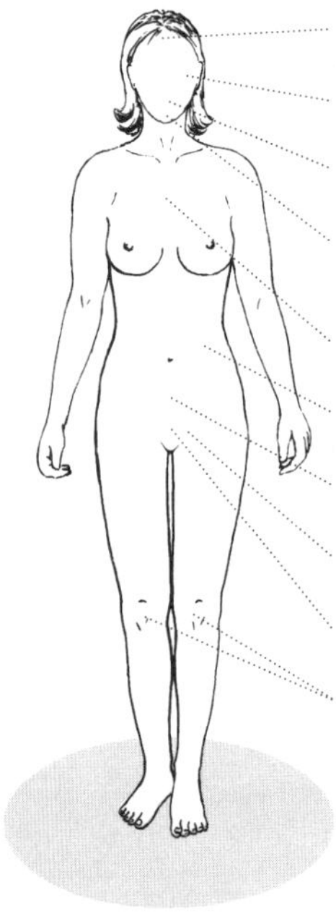

Mangel an diesem Mineralsalz äußert sich: in funktionellen Leber- und Gallestörungen, wie Leberschwellung, Gallensteinen, verminderter Gallenabsonderung und anderen Störungen des Leber-Galle-Systems; an der Bauchspeicheldrüse zur Unterstützung bei einer Entzündung, bei Diabetes; im Darmbereich durch gallige Durchfälle mit grünlich wässriger Stuhlfarbe, stinkende Blähungen, Verstopfung; feuchte Bronchitis mit wässrigen Absonderungen in den Bronchien, erkältungsbedingte Entzündung mit gelb-grünem Schleim; Blasen- und Nierenerkrankungen, besonders bei mangelnder Harnausscheidung (morgendliche Gaben!); nässende Hautausschläge, Akne, Neurodermitis, Schuppenflechte, Juckreiz, Urticaria, Herpes und Zellulitis, Hautschwellungen wie Ödeme, Tränensäcke; im Bewegungsapparat bei Gelenkerkrankungen, bei Schwellungen im Gelenkbereich, Gicht, Rheuma; bei offenen Beinen oder Fuß- und Unterschenkelgeschwüren sowie Lymphknotenschwellungen; bei Kopfschmerzen nach Alkoholgenuss (Vergiftungskopfschmerz).

Woran sind Mängel erkennbar?	
Absonderungen	grünlich-gelblich, bitter schmeckend, auch Erbrechen mit bitterem Geschmack
Zungenbelag	schmutzig, grünlich-grau, grünlich-braun oder grünlich-gelb; bitterer, seifiger oder schwefliger Geschmack; brennend wie Pfeffer
Stuhlgang	hellfarbige Durchfälle, da dem Stuhl zu wenig Wasser entzogen wird; Hellfärbung durch zu wenig Galle
Gesicht	entzündliche bläuliche Röte (eine Röte wie der Hof über einem Furunkel). Man findet sie vornehmlich auf der Nase (z. B. bei der „Trinkernase"); sie kann aber auch über den Nasensattel auf die Wangen übergehen. Auch Froströte und Gesichtsrose sind Mangelzeichen von Nr. 10. (Rötungen, wie sie bei den anderen Schüßlersalzen beschrieben sind, finden wir vornehmlich nicht auf der Nase.) Bei schwachem Mangel nur ein gelber Farbton; er zeigt sich an den Schläfen, am äußeren Augenwinkel, vor dem Ohr als gelb-grüne Streifen, auf dem Nasensattel, über der Stirn und unter der Unterlippe.
Wangen	rötlich-bläulich, Wangenröte
Haut	grünlicher Hauch

Anwendung

Es findet Verwendung bei Schnupfen, Grippe, Gallenstauung, Leberbeschwerden, Verstopfung, Durchfall, Rheuma, morgendlicher Verquellung der Hände, Unterschenkelgeschwüren, Nierengrieß und Ernährungsfehlern, fieberhaften Erkrankungen zur Anregung des Schwitzens. Natrium sulfuricum ist sehr hilfreich bei Frauen im und nach dem Klimakterium.

Bei Personen, die unter Fettsucht leiden, kann Salz Nr. 10 im Rahmen einer Diät helfen, den Stoffwechsel anzuregen, Stoffwechselschlacken abzubauen, den Körper zu entwässern, das Gewicht zu reduzieren und Folgeerkrankungen vorzubeugen. Ebenfalls findet es Anwendung bei zu starker Milchbildung und zum Abstillen. Es kann melancholische, ja sogar depressive Phasen abschwächen, auch Herbstdepressionen.

Ergänzender Hinweis: Salz Nr. 10 regt die Galle-Absonderung an und wirkt dadurch auf die Lebertätigkeit regulierend, entlastend und funktionsfördernd. Leberleiden, die von venösen Stauungen herrühren, verlangen Salz Nr. 6 als zuständiges Hauptlebermittel.

Wenn das Salz um 11 Uhr gelutscht wird, hat es eine Wirkung auf die Harnausscheidung desselben Tages. Mittags gegen 14 Uhr entfaltet es seine maximale Wirkung für die Leber, da um diese Zeit die Gallensekretion am größten ist. Abends hat es einen Einfluss auf den Stuhlgang am nächsten Morgen. Ist der Darm zu langsam (atonisch), dann in Verbindung mit Silicea (Nr. 11) verwenden.

Einflüsse auf die Wirkung

Verschlechterung bei feuchtem Wetter, bei Nebel, in feuchten Gegenden; feuchte Anwendungen (z. B. Kneippgüsse) werden schlecht vertragen.

Besserung durch Wärme und bei trockenem Wetter.

Nr. 11 Silicea ($SiO_2 \cdot H_2O$)

Das Salz für Haare, Haut und Bindegewebe

Regelpotenz: D 12

Kieselsäure (Silicea) findet sich in allen Zellen, in allen Geweben des menschlichen Körpers. Der Wirkkreis ist außerordentlich groß und greift tief in den Körperhaushalt ein. Silicea wirkt beim Aufbau der Gewebsstrukturen mit.

Silicea findet sich im Bindegewebe, gibt dem Gewebe Halt und Festigkeit und steigert die Widerstandskraft. Es befeuchtet das Bindegewebe, verbessert die Knochen- und Gelenksernährung. Wir finden Silicea in Nägeln, Haaren, in der Oberhaut, in elastischen Häuten (z. B. Muskelhäute), Knochen, Muskeln, Sehnen, Schleimhaut, Drüsen und Nerven. Silicea steht zu den weißen Blutkörperchen in Beziehung, Ferrum phosphoricum (Nr. 3) zu den roten.

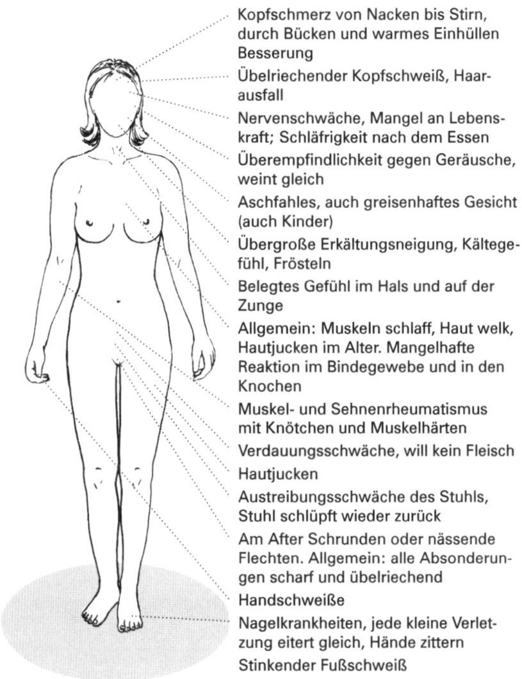

Mangel an Silicea äußert sich bei Menschen in einer sowohl widerspenstigen als auch gehemmten Psyche. Im Verdauungstrakt: Gasansammlungen im Bauch, muskuläre und enzymatische Schwäche, unregelmäßiger Stuhlgang mit Neigung zu Verstopfung, Leberzirrhose.

Bei der Muskulatur: Schlaffheit durch Ernährungsstörungen, Leistungsschwäche, Bänderschwäche (z. B. Gebärmuttersenkung), schwache Halsmuskulatur, Einknicken der Knie, Umknicken der Füße, Hautjucken ohne äußere Erscheinungen, frühe Faltenbildung, trockene dünne Haut, Wunden heilen schlecht und eitern schnell, Beingeschwür („offenes Bein"), Schweißneigung, Wachstumsstörungen und Brüchigkeit von Haaren und Nägeln; vorzeitiges Altern. Salz Nr. 11 gilt als das „Verjüngungsmittel der Biochemie". Bei chronischen Entzündungen mit Eiterungsfolgen, geschwollenen Lymphdrüsen, besonders kleineren tastbaren Verhärtungen.

Anwendung

Silicea wird angewendet bei starker Schweißbildung, bei Furunkeln, Fisteln, Drüsenvereiterungen, Arterienverkalkung,

Woran sind Mängel erkennbar?	
Absonderungen	scharf, übelriechend und wundmachend, auch eitrig (hier zur Ergänzung Natrium phosphoricum (Nr. 9) einnehmen)
Zunge	bräunlicher Schleim, Haargefühl auf der Zunge und auf der Zungenspitze, Geschmack nach Blut im Mund, besonders morgens, fettiger Geschmack, Geschmacksverlust (wie bei Natrium chloratum (Nr. 8))
Haut	unrein, Bindegewebeschwäche, Striae, schlaffe Haut, Falten, satinierte Haut am äußeren Augenwinkel, vorzeitiges Altern, Haut glasig durchscheinend, Glasurglanz am Schienbein; geglättete Haut – wie Pergamentpapier – ist eine Vorstufe des Glasurglanzes.
Haare/Nägel	dünn, stumpf, brüchig; Kahlköpfigkeit
Augenregion	Krähenfüße
Augen	Lichtempfindlichkeit
Nase	Glasurglanz auf der Nasenspitze
Ohren	Falten neben den Ohren
Gesicht	Glasurglanz, glänzend wie ein Spiegel. Der Glanz zeigt keine Poren und keine Hautbeschaffenheit; er findet sich zunächst auf der Nase, dem Nasensattel, dann auf den Wangen, dann weiter über dem ganzen Gesicht. Häufig ist ein beginnender Mangel am Haaransatz sichtbar. „Polierte Glatze" ist ein Zeichen von starkem Mangel.

Zahngeschwüren, Gerstenkorn, Überbein, Hautjucken, welker und schlaffer Haut, Haarausfall, brüchigen Nägeln, Hühneraugen; bei Gichtknoten oder Gelenkablagerungen, Gelenk- und Sehnenerkrankungen, Störung der Knochenbildung, Nierensteinen, Nierengrieß; Wunden, die schnell eitern; bei Neigung zu Blutergüssen.

Salz Nr. 11 gilt als wichtiges Mittel für die neurovegetative Stabilität. Mangelzeichen: übermäßige Empfindlichkeit gegenüber Licht und Geräuschen, starke Schreckhaftigkeit; ängstliche Kinder, die sich gerne hinter dem „Rockzipfel" der Mutter verstecken.

Kinder, die sich nur zögerlich entwickeln, sollten Silicea über einen längeren Zeitraum (jahrelang) bekommen. Zur Entwicklung von Zähnen und Knochen oder zur Heilung von Knochenbrüchen. Salz Nr. 11 ist ein hervorragendes Mittel während Schwangerschaft und Stillzeit. Beste Einnahmezeit: abends.

Einflüsse auf die Wirkung

Verschlechterung bei Witterungswechsel, kaltem Luftzug, bei Bewegung, nach geistiger und körperlicher Anstrengung; abends, nachts, bei Neumond.

Verbesserung durch Wärme, warmes trockenes Wetter, an der See.

Nr. 12 Calcium sulfuricum ($CaSO_4 \cdot 2\,H_2O$)

Das Salz für die Gelenke

Regelpotenz: D 6

Schwefelsaures Calcium ist eines der wichtigsten Reinigungs- und Regenerationsmittel. Schüßler selbst hat in den letzten Jahren seines Lebens Salz Nr. 12 aufgrund theoretischer Überlegungen nicht mehr verwendet. Heute hat es sich in der biochemischen Praxis einen festen Platz erobert.

Das Mineral kommt in der Galle und in der Leber vor. Es klärt die Lymphe, unterstützt die Ausscheidung der Abbauprodukte und vermindert die Ablagerung schädlicher Stoffe im Organismus. Calcium sulfuricum hat eine besondere Wirkung auf die Haut, die Schleimhäute und die Drüsen. Es übt eine entzündungshemmende, lösende, ausscheidende und reinigende Wirkung auf die Schleimhäute aus. Wie Silicea (Nr. 11) ist es ein Mittel bei allen eitrigen Prozessen, darf aber erst eingesetzt werden, wenn ein Abfluss möglich ist. Es fördert die Neubildung von Zellen und damit die rasche Heilung. Es regt den Stoffwechsel an und unterstützt die Blutgerinnung.

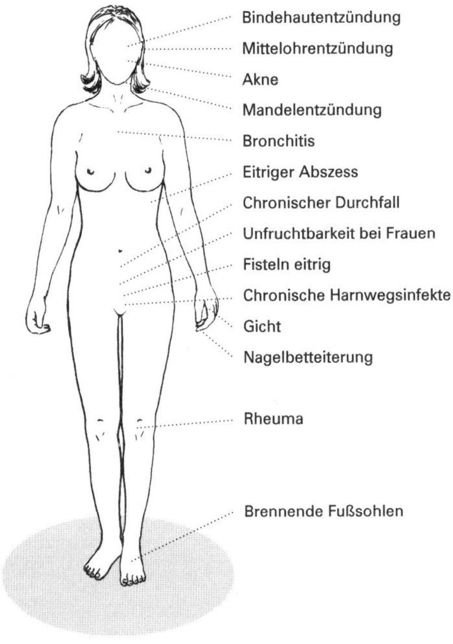

Mangel an Calcium sulfuricum zeigt sich in Abszessen, Eiterungsfisteln und Eiterungsprozessen aller Art, ganz gleichgültig, wo diese ihren Sitz haben. Zu den Mangelzeichen gehören: im HNO-Bereich eitrige Mandelentzündung, Mittelohreiterungen, eitrige Nasennebenhöhlenentzündung; starke Schleimhautkatarrhe mit lockerem oder festem Sekret; chronisch-rheumatische Erkrankungen, Wachstumsstörungen der Knochen.

Anwendung

Als Bindegewebsmittel und durch seine hohe Verbundenheit zu Knochen und Knorpeln ist es bei allen Arten von Rheumatismus, Gicht und sonstigen Weichteil- und Gelenkerkrankungen angesagt. Auch bei chronischen Eiterungen und bei fokal bedingtem Rheuma mit Herden im HNO-Bereich (vorsichtige Dosierung, da es Eiterherde aufflackern lässt!). Da es schleimlösend und ausscheidungsfördernd wirkt, findet Calcium sulfuricum Anwendung unter anderem bei Stockschnupfen, eitriger Mandel-, Hals- und Mittelohrentzündung, chronischer Bronchitis, Abszessen, Eiterfisteln, Afterfisteln,

Woran sind Mängel erkennbar?	
Zunge	mit einer Schicht am Zungengrund belegt, die wie halbtrockener Lehm aussieht; sauerer, seifiger, bitterer Geschmack auf der Zunge; schmerzhafte Geschwüre vor allem am Zungenrand; Wundheitsgefühl auf der Zunge
Altersflecken	braune Ablagerungen unter der Haut (Zwischenlagerung von toxischen Substanzen, an möglichst harmlosen Stellen)
Gesicht	gelblich-gräulich wächsern, schmutziggraue Färbung im ganzen Gesicht, Alterspigmente
Allgemein	Brennempfinden allgemein, brennende Fußsohlen

bei Blasen- und Nierenentzündungen, Rachitis. Bei Altersflecken im Wechsel mit Kalium sulfuricum (Nr. 6) anwenden; bei chronischem, nicht zu beherrschendem Durchfall zusammen mit Ferrum phosphoricum (Nr. 3).

Bei allen inneren und äußeren Blutungen. Zum Aufbau von Binde- und Stützgewebe zusammen mit Silicea (Nr. 11). Bei Unfurchtbarkeit der Frauen.

Einflüsse auf die Wirkung

Verschlechterung bei Wärme, Witterungswechsel, bei Arbeiten in und am Wasser.

Besserung durch Trockenheit und Wärme.

II. Schwangerschaft und Geburt

1. Wenn die Frau zur Mutter wird...

Eine der größten Herausforderungen für die Frau ist die Schwangerschaft. So gesehen ist es das natürlichste Ziel, der Natur zum Erfolg zu verhelfen bzw. sie zu unterstützen. Die Schwangerschaft ist das Ergebnis einer Verbindung und Verwirklichung des weiblichen und männlichen Prinzips. Es gilt, neben der körperlichen Umstellung auch eine ganz erhebliche persönliche Leistung zu erbringen: „Denn es wird wohl nie mehr so sein, wie es vorher war."

Der Einschnitt ist sehr tief greifend, denn die Frau wird zur Mutter, der Mann zum Vater.

Viele Partner begleiten heute von Anfang an die werdende Mutter auf vielfältige Art und Weise. Sie freuen sich mit der Frau auf das heranwachsende Leben und achten mit der werdenden Mutter auf die Zeichen, wie z. B. die erste Kindsbewegung.

In den nachfolgenden Tabellen finden Sie verschiedene zum Thema passende Stichworte mit Angabe der dafür möglicherweise in Frage kommenden Mineralsalze. Ihre persönliche Auswahl der Mineralsalze sollte immer unter Beachtung aller sonstigen Symptome erfolgen.

2. Biochemie für werdende Eltern

Heute haben viele Paare eigene Vorstellungen, wann sie sich ein Kind wünschen. Je bewusster der Wunsch nach einem Kind ist, desto größer wird das Bestreben sein, diesem Wunschkind möglichst viel Gutes mitzugeben. Das beste Startkapital für das zukünftige Kind ist die Gesundheit. Die (künftigen) Eltern werden sich bemühen, zum Zeitpunkt der Zeugung optimal gesund zu sein. Zur Einnahme empfehle ich die folgenden Mineralsalze.

Symptome	Schüßlersalze
Für Frau und Mann	
Regulierung des Hormonhaushaltes	
wichtiges Drüsenmittel, zur Neutralisierung von Fremdstoffen	Nr. 4 Kalium chlor. D6
aktiviert den Stoffwechsel	Nr. 6 Kalium sulf. D6
Nährsalz für das Vegetativum, entspannt	Nr. 7 Magnesium phos. D6
Übelkeit nach Geschlechtsverkehr	
zur Sauerstoffanreicherung	Nr. 3 Ferrum phos. D12
zur Nervenstärkung	Nr. 5 Kalium phos. D6
zur Entgiftung	Nr. 10 Natrium sulf. D6
Für die Frau	
Absonderungen aus der Scheide (Arzt befragen!)	
weiß-flockig	Nr. 2 Calcium phos. D6
weiß, dick (Weißfluss)	Nr. 4 Kalium chlor. D6
stinkend, schmierig	Nr. 5 Kalium phos. D6 + Nr. 8 Natrium chlor. D6
gelblich-schleimig, käsiger Geruch	Nr. 6 Kalium sulf. D6
honiggelb, rahmartig,	Nr. 9 Natrium phos. D6
eitrig	Nr. 11 Silicea D12 + Nr. 9 Natrium phos. D6
allgemeines Frauenmittel zur Stabilisierung von Organen und Gewebe	Nr. 2 Calcium phos. D6
Eileiter verklebt	Nr. 6 Kalium sulf. D 6
Schamlippen (Arzt befragen!)	
brennen	Nr. 8 Natrium chlor. D6
jucken	Nr. 2 Calcium phos.
trocken	bei gelben Krusten: Nr. 6 Kalium sulf. D6;

	als Hauptmittel: Nr. 8 Natrium chlor. D6; bei honiggelben Krusten: Nr. 9 Natrium phos. D6
trocken und heiß	Nr. 3 Ferrum phos. D12 + Nr. 8 Natrium chlor. D 6
bei Vorfall der Gebärmutter	Nr. 1 Calcium fluor. D12 + Nr. 11 Silicea D12
Schmerzen beim Geschlechtsverkehr	
für das Dehnen und Zusammenziehen der Blutgefäße im Genitalbereich	Nr. 1 Calicum fluor. D12
für den beschleunigten Pulsschlag und Stoffwechsel	Nr. 3 Ferrum phos. D12
für den Abbau der Spannung	Nr. 7 Magnesium phos. D6
für die Scheidenschleimhäute	Nr. 8 Natrium chlor. D8
Unfruchtbarkeit	Nr. 12 Calcium sulf. D12
Vaginalbereich juckend (Arzt befragen!)	
zur Entspannung	Nr. 2 Calcium phos. D6
nervenberuhigend	Nr. 5 Kalium phos. D6
zur Befeuchtung der Scheide	Nr. 8 Natrium chlor. D6
bei wässrigem, wundmachendem, übelriechendem Ausfluss	Nr. 11 Silicea D12
Vaginalbereich schmerzhaft geschwollen	Nr. 7 Magnesium phos. D6
Für den Mann	
Erektion ungenügend	Nr. 8 Natrium chlor. D6
Geschlechtstrieb krankhaft gesteigert	
zur Entspannung der Muskeln	Nr. 2 Calcium phos. D6
Nervensalz	Nr. 5 Kalium phos. D6
zur Entspannung	Nr. 7 Magnesium phos. D6
als Ausgleich im emotionalen Gleichgewicht	Nr. 8 Natrium chlor. D6
durch Übersäuerung	Nr. 9 Natrium phos. D6 + Nr. 11 Silicea D12
Geschlechtstrieb vermindert, widerwillig	
für das Zusammenziehen der Blutgefäße im Genitalbereich	Nr. 1 Calcium fluor. D12
zur Nervenstärkung	Nr. 5 Kalium phos. D6
Ausgleich im emotionalen Gleichgewicht	Nr. 8 Natrium chlor. D6
durch Übersäuerung	Nr. 9 Natrium phos. D6 + Nr. 11 Silcea D12

Impotenz, Unfruchtbarkeit	
zur Kräftigung allgemeiner Art	Nr. 2 Calcium phos. D6
zur Nervenstärkung und Verhütung von Gewebezerfall	Nr. 5 Kalium phos. D6
zur Entspannung und gegen die innere Unruhe	Nr. 7 Magnesium phos. D6
zur Unterstützung der Neubildung von Zellen	Nr. 8 Natrium chlor. D6
durch Übersäuerung	Nr. 9 Natrium phos. D6 + Nr. 11 Silicea D12
Samenergüsse unwillkürlich	
für den Eiweißhaushalt und zur Stärkung der Muskeln	Nr. 2 Calcium phos. D6
zur Nervenstärkung und Regeneration	Nr. 5 Kalium phos. D6
zur Entspannung der inneren Unruhe	Nr. 7 Magnesium phos. D6
zur Neubildung von Zellen	Nr. 8 Natrium chlor. D6
zum Aufbau der Nerven	Nr. 11 Silicea D12

3. Biochemie in der Schwangerschaft

Während der Schwangerschaft ist der Mineralhaushalt der Mutter stark gefordert.

Finden sich im mütterlichen Blut nicht ausreichend Mineralstoffe, werden die Speicher geplündert, was die Redewendung „Jedes Kind kostet die Mutter einen Zahn" bestätigt.

Die schwangere Frau sollte ihren Mineralhaushalt nach Möglichkeit ausgeglichen halten. Dies kann ihr durch gesunde Ernährung und den Einsatz von Mineralsalzen durchaus gelingen. Folgende Mineralsalze können notwendig sein („um die Not zu wenden"):

- für das Kind: Zur Bildung der Oberfläche von Knochen und Zähnen empfiehlt sich Calcium fluoratum (Nr. 1);
- für die Mutter: Zur Förderung von Dehnbarkeit und Elastizität der Bauchdecke (Schwangerschaftsstreifen) und für den Dammbereich (um einen Dammschnitt zu vermeiden) ist Calcium fluoratum (Nr. 1) einzunehmen. Calcium phosphoricum (Nr. 2) gilt als Aufbaumittel für körpereigenes Eiweiß, Blut, Knochen und Zähne; Natrium chloratum (Nr. 8) als Aufbaumittel, es fördert durch Zellteilung die Neubildung von Zellen. Silicea (Nr. 11) kräftigt das Bindegewebe.

Symptome	Schüßlersalze
Bewegungen des Kindes übermäßig lebhaft	Nr. 11 Silicea D 12
Brustwarzen auf das Stillen vorbereiten (abhärten)	
für die Spannkraft des Gewebes	Nr. 1 Calcium fluor. D 12
Durchblutung, Sauerstoff	Nr. 3 Ferrum phos. D 12
Gewebebildung	Nr. 5 Kalium phos. D 6
Gewebebildung	Nr. 8 Natrium chlor. D 6
Stärkung des Bindegewebes	Nr. 11 Silicea D 12
Erbrechen während der Schwangerschaft	
zur Kräftigung	Nr. 2 Calcium phos. D 6 (aus meiner Erfahrung das Hauptmittel)
zur Sauerstoffversorgung	Nr. 3 Ferrum phos. D 12
zur Nervenstärkung	Nr. 5 Kalium phos. D 6
zur Regulierung der Magensäfte; reguliert den Wasserhaushalt	Nr. 8 Natrium chlor. D 6
durch Übersäuerung	Nr. 9 Natrium phos. D 6 + Nr. 11 Silicea D 12
Fehlgeburt drohend (zur Verhinderung einer Fehlgeburt) (Wenden Sie sich an Ihren Arzt!)	
allgemeines Frauenmittel	Nr. 2 Calcium phos. D 6
zur Durchblutung und zur Sauerstoffversorgung	Nr. 3 Ferrum phos. D 12
Drüsenmittel	Nr. 4 Kalium chlor. D 6
zum Abbau von Schlacken, zur Sauerstoffversorgung	Nr. 6 Kalium sulf. D 6
Fehlgeburt, zur Nachsorge	Nr. 1 Calium fluor. D 12 + Nr. 5 Kalium phos. D 6
Hautjucken, abendlich	Nr. 6 Kalium sulf. D 6
Krampfader-Vorbeugung	Nr. 1 Calcium fluor. D 12
Schwangerschaftsstreifen (Striae)	Nr. 1 Calcium fluor. D 12 (auch Salbe Nr. 1 zur täglichen Pflege z. B. morgens)
	Nr. 11 Silicea D 12 (auch Salbe Nr. 11 zur täglichen Pflege z. B. abends)
Schwangerschaftsflecken	Nr. 6 Kalium sulf. D 6 (auch als Salbe)
Übelkeit	Nr. 5 Kalium phos. D 6
Zähne, verschlechtern sich oder zeigen Flecken (Plaques)	Nr. 1 Calcium fluor. + Nr. 2 Calcium phos.

4. *Biochemie für die Geburt*

Geburtsvorbereitung im 9. Monat

Zur Vorbereitung der Geburt empfehlen sich Calcium fluor. D12 (Nr. 1) mit seinem Einfluss auf die Knochen- und Zahnbildung; Ferrum phos. D6 (Nr. 3) zur Stärkung der Durchblutung und für eine ausreichende Sauerstoffversorgung; Kalium phos. D6 (Nr. 5) zur Förderung der Gewebebildung und Stärkung für die Geburt; Magnesium phos. D6 (Nr. 7) zur Unterstützung von Herz, Nerven, Drüsen, Verdauung und Vorbereitung für die Wehen. Natrium chlor. D6 (Nr. 8) fördert die Gewebebildung und bereitet auf das Stillen vor, Silicea D12 (Nr. 11) ist wichtig für den Aufbau der Nerven. Die Mineralsalze mit je 2 Tab. tgl. verteilt lutschen.

Geburtserleichterung

Calcium phos. D 6 (Nr. 2) sollte zur Vorbereitung der Geburt relativ früh eingesetzt werden. Während der gesamten Schwangerschaft ist dieses Mineralsalz sehr sinnvoll. Sein Wirkkreis: Gebärmuttermuskulatur, Knochen des Embryos und der Mutter, Zahnbildung des Kindes. 3 Wochen vor der Entbindung beginnen: 3 x tgl. 2 Tab.

Geburtsvorgang

Kalium phos. D6 (Nr. 5) unterstützt und kräftigt die Gebärmuttermuskulatur vor und während der Geburt und erleichtert so die Geburts-/Austreibungsphase. Das Mineralsalz sollte einige Tage vor der Geburt (3 x 1–2 Tab.) eingesetzt werden – neben Calcium phos. D6 (Nr. 2).

Blutungen zu stark

Bei zu starken Blutungen kann Ferrum phos. D12 (Nr. 3) lindernd helfen.

Wehen

Im Falle krampfartiger Wehen empfehle ich Magnesium phos. D6 (Nr. 7). Sind die Wehen zu schwach, können Calcium fluor. D12 (Nr. 1), Ferrum phos. D 12 (Nr. 3) und Kalium phos. D6 (Nr. 5) Abhilfe schaffen. Magnesium phos. D 6 (Nr. 7) hilft bei der Linderung von Schmerzen.

Mutterkuchen (Nachgeburt) bleibt zurück

Bei zurückbleibender Nachgeburt sind die Salze Calcium fluor. D12 (Nr. 1) und Kalium phos. D6 (Nr. 5) angezeigt.

Ausbleiben der Nachwehen

Bleiben die Nachwehen aus, empfiehlt sich die Einnahme von Calcium fluor. D 12 (Nr. 1), Ferrum phos. D12 (Nr. 3) und Kalium phos. D6 (Nr. 5).

Gebärmutterrückbildung

Zur Rückbildung der Gebärmutter können unterstützend Calcium fluor. D 12 (Nr. 1), Ferrum phos. D12 (Nr. 3) und Silicea D 12 (Nr. 11) eingesetzt werden.

5. Biochemie nach der Geburt – Wochenbett – Stillen

Für die Zeit nach der Geburt, im Wochenbett und während der Zeit des Stillens erhalten sie durch die Mineralsalze eine wertvolle Unterstützung.

Nachfolgend sind die wichtigsten Fragen beschrieben.

Symptome	Schüßlersalze
Blutungen im Wochenbett	Nr. 5 Kalium phos. D6
Brust	
Eiterung (Arzt/Hebamme befragen!)	Nr. 9 Natrium phos. D6 + Nr. 11 Silicea D12
entzündet (Arzt/Hebamme befragen!)	Nr. 3 Ferrum phos. D12 als Hauptmittel; bei Schmerzen: Nr. 7 Magnesium phos. D6 (Heiße 7); durch Übersäuerung: Nr. 9 Natrium phos. D6 + Nr. 11 Silicea D12
hängend	Nr. 1 Calcium fluor. D12 (auch als Salbe)
juckend	Nr. 6 Kalium sulf. D6 besonders abends; allgemein: Nr. 7 Magnesium phos. D6
Knoten in der Brust (Arzt befragen!)	Nr. 1 Calcium fluor. D12 zur Gewebeerweichung; zur Einwirkung auf den Stoffwechsel und das Bindegewebe: Nr. 9 Natrium phos. D6 + Nr. 11 Silicea D12
verhärtet („Betonbrust")	Nr. 1 Calcium fluor. D12 bei Gewebeerweichung; zur Durchblutung, Sauerstoffversorgung: Nr. 3 Ferrum phos. D12; Drüsen, Faserstoff: Nr. 4 Kalium chlor. D6; zum Abbau von Schlacken: Nr. 10 Natrium sulf. D6 (Achtung stillende Mutter – „Wichtiger Hinweis" s. u.)
Schwellung	Nr. 4 Kalium chlor. D6
Schmerzen der Brust	Nr. 3 Ferrum phos. D12 bei heftigen, stechenden, drückenden Schmerzen (nachts heftiger, Bewegung verschlechtert die Schmerzen); bei ruckenden, zuckenden und brennenden Schmerzen: Nr. 8 Natrium chlor. D6, in akuten Situationen ergänzend Nr. 7 Magnesium phos. D6 als „Heiße 7"
Brustwarzen	
rissig	Nr. 1 Calcium fluor. D12 + Nr. 5 Kalium phos. D6

wund, blutend	Nr. 3 Ferrum phos. D12 + Nr. 8 Natrium chlor. D6
Fieber	
bis 38,5°	Nr. 3 Ferrum phos. D12
ab 38,5°	Nr. 5 Kalium phos. D6
Kindbettfieber (Arzt befragen!)	Nr. 5 Kalium phos. D6 + Nr. 8 Natrium chlor. D6
Psychische Störungen – Verstimmungszustände – Niedergeschlagenheit (s. auch Kap. VI. 3. Erkrankungen des Nervensystems)	
bei erhöhter emotionaler Belastung	Nr. 4 Kalium chlor. D6
zum Nervenaufbau, als Energiegeber (Teil der Energieschaukel, s. Kap. VII. 1. Frühjahrskur)	Nr. 5 Kalium phos. D6
zum Abbau der unterschwelligen Spannung, für das vegetative Nervensystem	Nr. 7 Magnesium phos. D6
als Ausgleich für den Gefühlshaushalt	Nr. 8 Natrium chlor. D6
Schwäche (zur Kräftigung – Rekonvaleszenz)	
Blut, Knochen, Muskeln, wirkt auf den Symphatikus	Nr. 2 Calcium phos. D6, morgens als „Heiße 2"
Gewebeneubildung, Nerven, Herz-stärkend	Nr. 5 Kalium phos. D6, mittags als „Heiße 5"
Gewebeneubildung, regt die Zellteilung an, Flüssigkeitshaushalt	Nr. 8 Natrium chlor. D6, vor- und nachmittags bis 16 Uhr je 2 x 2 Tab. lutschen

Tipps zum Stillen

Vorbereitung auf das Stillen

Calcium fluor. D12 (Nr. 1), Ferrum phos. D12 (Nr. 3), Kalium phos. D6 (Nr. 5), Natrium chlor. D6 (Nr. 8) und Silicea D12 (Nr. 11) helfen der Mutter, sich auf das Stillen vorzubereiten.

Stärkung der Mutter

Während der Stillzeit sind die Salze Calcium phos. D6 (Nr. 2), Kalium phos. D6 (Nr. 5) und Natrium chlor. D6 (Nr. 8) wichtig.

Unterstützung der Milchbildung

Milchbildend wirken Calcium phos. D6 (Nr. 2) (Hauptmittel), Ferrum phos. D12 (Nr. 3), Kalium chlor. D6 (Nr. 4) und Natrium chlor. D6 (Nr. 8).

Zu viel Milch – Abstillen

Bei zu viel Milch und zur Unterstützung beim Abstillen hilft Natrium sulf. D6 (Nr. 10).

Milch dünn oder salzig

Falls die Milch zu dünn bzw. wässrig-blau ausfällt oder salzig schmeckt, ist Natrium chlor. D6 (Nr. 8) angezeigt.

Wichtiger Hinweis

Während der Stillzeit verzichtet die Mutter auf Natrium sulf. D6 (Nr. 10). Es bringt die Milch zum Versiegen und wird nur angewendet, wenn die Frau wirklich zu viel Milch hat und wenn abgestillt werden soll.

6. Biochemie für das Kind

Während der Schwangerschaft und nach der Geburt sollte das Kind gegebenenfalls mit den folgenden biochemischen Mitteln gestärkt werden:

- zur Förderung der Knochenentwicklung: Calcium fluor. D12 (Nr. 1) und Calcium carb. D6 (Nr. 22), 3 x tgl. je 1–2 Tab.;
- für Knochen und Zähne, zur Anregung der Zellteilung, zur Kräftigung des Bindegewebes: Natrium chlor. D 6 (Nr. 8) und Silicea D12 (Nr. 11), 3 x tgl. je 1–2 Tab.

Zahlreiche Symptome und Behandlungshinweise finden Sie auch in den Kapiteln III. Kinderheilkunde und IX. Krankheiten von A–Z.

III. Kinderheilkunde

1. Einführung

Die Biochemie spielt in der Kinderheilkunde eine wichtige Rolle. Beratung und Aufklärung über eine erfolgreiche und unschädliche Behandlungsform können aus meiner Sicht nicht früh genug beginnen. Zu meinen vornehmsten Aufgaben in der Praxis gehört es, Säuglinge und Kinder biochemisch zu begleiten. Ich möchte Ihnen helfen, ihr Abwehrsystem zu stärken, um den starken Belastungen und Herausforderungen des Lebens und der Umwelt gewachsen zu sein. Allerdings will ich hier keine Anweisungen zu Behandlungen von Krankheiten und Leiden geben. Krankenbehandlung überlässt man dem erfahrenen, naturheilkundlich behandelnden Heilpraktiker oder Arzt. Ich sehe meine Aufgabe darin, Hinweise zu geben, um die Kinder in ihrer Gesamtheit zu erkennen und das geschwächte, körpereigene Abwehrsystem mit biochemischen Mitteln entsprechend zu kräftigen und zu stärken. Gesunde Ernährung, Wasser, Licht, Luft, Bewegung, Freude, Ruhe, Schlaf und die Förderung der Talente gehören ebenso dazu und sollten auf keinen Fall unberücksichtigt bleiben, damit das Kind sich gut entwickelt.

Die beiden Hände

Es sagte einmal die kleine Hand zur großen Hand:
Du große Hand, ich brauche dich, weil ich bei dir geborgen bin.
Ich spüre deine Hand, wenn ich wach werde, und du bei mir bist,
wenn ich Hunger habe, und du mich fütterst, wenn du mir hilfst,
etwas zu greifen und aufzubauen, wenn ich mit dir meine ersten
Schritte versuche, wenn ich zu dir kommen kann, weil ich Angst habe.
Ich bitte dich, bleibe in meiner Nähe und halte mich.

Es sagte die große Hand zur kleinen Hand:
Du kleine Hand, ich brauche dich, weil ich von dir ergriffen bin,
das spüre ich, weil ich viele Handgriffe für dich tun darf, weil ich
mit dir spielen, lachen und herumtollen kann, weil ich mit dir kleine
wundersame Dinge entdecke, weil ich deine Wärme spüre und
dich lieb habe, weil ich mit dir zusammen wieder bitten und danken kann.
Ich bitte dich, bleibe in meiner Nähe und halte mich.

Gerhard Kiefel

2. Symptome von A–Z

Unter den folgenden Stichpunkten finden Sie wichtige Symptome und Kinderkrankheiten sowie die jeweils angezeigte Behandlung mit Schüßler-Mineralsalztabletten. Natürlich können auch alle biochemischen Salben über die Haut unterstützend mit eingesetzt werden.

Absonderungen

Absonderungen geben uns wichtige Hinweise auf das zu wählende Mineralsalz. Wir betrachten dabei immer die Zunge, den Auswurf, die Haut, die Schleimhäute, die Kopfhaut, die Augen, die Nase, das Gesicht, die Ausdünstungen, den Urin und den Stuhl. Die Wahl der Mineralsalze richtet sich nach Konsistenz und Farbe der Absonderungen.

Appetitlosigkeit

Mangelnde Esslust der Kinder ist keine Seltenheit. Sehr häufig kommt Sauerstoffmangel als alleinige Ursache in Frage. Geben Sie daher stdl. 1 Tab. des Salzes Ferrum phos. (Nr. 3). Gelegentlich werden auch Madenwürmer festgestellt (siehe „Würmer"). Bitte beobachten Sie genau den Stuhlgang und erwählen Sie dann nach den Absonderungen das jeweilige Mittel.

Erscheinungsbild der Absonderungen	Mineralsalz
weiße oder weißgraue Absonderungen, gewölbte Bläschen; eingetrocknete, mehlartige Absonderungen; weißgraue, kleienartige Schuppen	Nr. 4 Kalium chlor. D6 zum Aufsaugen alter Exsudate (z. B. Ohrerguss, Nebenhöhlen, Tennisarm)
weiß, wie rohes Eiweiß; eingetrocknet: weißgelbe Krusten	Nr. 2 Calcium phos. D6 zum Aufsaugen weiß-gelber alter Krusten wichtig (z. B. nach Kinderkrankheiten zur Erholung)
hellwässrig, hellschleimig, blasig, oft scharf- und wundmachend, übelriechend; eingetrocknete, weiße Schuppen (z. B. auf der Kopfhaut)	Nr. 8 Natrium chlor. D6
gelbschleimig und mild; reichliche Oberhautabschuppung auf klebrigem Grund	Nr. 6 Kalium sulf. D6
eitrig; eingetrocknete Eiterkrusten	Nr. 11 Silicea D12 (zur Beförderung einer nicht mehr zu verhindernden Eiterung recht häufig geben)
eitrig, blutig-eitrig, dick, gelb bis grün	Nr. 12 Calcium sulf. D6 (nach Öffnung eines Eiterherdes ist es – mit Silicea (Nr. 11) im Wechsel – unersetzlich, ganz besonders nach Eiterfisteln)
schmierig, stinkend, jauchig-blutig, scharf ätzend; eingetrocknete, stinkende schmierige Schuppen oder Krusten	Nr. 5 Kalium phos. D6

Appetitlosigkeit entsteht auch dann, wenn die Säuren, die von den Magendrüsen erzeugt werden, nicht richtig zusammengesetzt sind, oder ein Mangel an Säuren besteht. Hier würden wir das zu den Drüsen in Beziehung stehende Mittel Natrium phos. (Nr. 9) benötigen: 3 x tgl. 1–2 Tab. lutschen lassen.

Eventuell kann es nötig werden, beide Mittel zu verwenden. Dann geben Sie Ferrum phos. (Nr. 3) vor jedem Essen und Natrium phos. (Nr. 9) nach jedem Essen.

Führt dies nicht zum Ergebnis, sollten Sie Ihren Kinderarzt oder Heilpraktiker aufsuchen und sich beraten lassen.

Bettnässen der Kinder

Bettnässen bei Kindern ist zurückzuführen auf ein Versagen der Empfindung in der Harnblasenschleimhaut (Unterkühlung). Auf keinen Fall darf das Kind bestraft werden. Das Kind liebevoll annehmen und vor dem Zubettgehen nochmals zum Urinlassen bewegen; nach ein paar Stunden wieder zum Urinlassen wecken. Ratsam sind auch warme Fußbäder vor dem Schlafengehen.

Als Hauptmittel ist entweder 4–5 x tgl. 1 Tab. Natrium sulf. (Nr. 10) oder – wenn Nervosität im Vordergrund steht – 4–5 x tgl. 1 Tab. Kalium phos. (Nr. 5) einzunehmen.

Tritt das Bettnässen infolge von Erkältung auf, sind Ferrum phos. (Nr. 3) und Natrium sulf. (Nr. 10) zu empfehlen (jew. 4–5 x tgl. 1 Tab.; Salze Nr. 3 und Nr. 10 im Wechsel; die Hauptmittel sind dann nicht im Einsatz).

Bettnässen als Folge von Würmern: siehe „Würmer“.

Beulen

Bei Beulen durch Stoß, Schlag o.ä. sollte sofort Ferrum phos. (Nr. 3) eingenommen werden (häufige Gabe!). Es ist das Unfallmittel der Biochemie. Als Folgemittel Kalium chlor. (Nr. 4) 4 x tgl. 1–2 Tab. einsetzen. In schweren Fällen ärztliche Hilfe einholen.

Bei Entstehung eines Blutergusses ist das Hauptmittel Silicea (Nr. 11); im Genesungsstadium sind monatelang Calcium fluor. (Nr. 1) und Calcium phos. (Nr. 2) im täglichen Wechsel zu geben.

Blähungen

Ungenügende und schlechte Verdauung bewirkt eine starke Gasentwicklung. Diese Gase suchen einen Ausweg. Blähungen werden auch durch schwer verdauliche Speisen und Süßigkeiten erzeugt. Besonders leicht neigen nervöse Kinder dazu, über den Darm (wird auch als „Bauchhirn“ bezeichnet) zu reagieren.

Hauptmittel ist hier Magnesium phos. (Nr. 7) – in häufigen Gaben als „Heiße 7“ in heißem Wasser aufgelöst (5–10 Tab.). Evtl. ¼-stdl. wiederholen, bis sich die Kolik aufgelöst hat.

Bei Darmgeräuschen und versetzten Blähungen gibt man Natrium sulf. (Nr. 10) (in der heißen Variante, wie die „Heiße 7“), bei gleichzeitigem saurem Aufstoßen Natrium phos. (Nr. 9) (ebenfalls in der heißen Variante). Eventuell die Mittel im Wechsel geben. Falls es das Kind zulässt, mit Salbe Nr. 7 eine leichte Bauchmassage durchführen.

Wärmeanwendungen mit Kirschkernkissen (nicht in der Mikrowelle erhitzen!) oder feuchtwarmen Tüchern werden oft gut von den Kindern angenommen.

Blasenkatarrh (Cystitis)

Urin spärlich, schleimig, rot, zuweilen blutig und selbst eitrig. Unerträglicher Harndrang. Schmerzen und Brennen beim Wasserlassen. Schmerz in der Blasengegend.

Harn kommt oft nur tropfenweise. Der Blasenkatarrh kann akut und chronisch auftreten. Bei der akuten Form ist Fieber möglich.

Ursache: Erkältung, eventuell Medikamente. Eine Entzündung benachbarter Organe kann auf die Blase übertreten.

Wichtig: Meiden Sie für die Kinder alle scharfen Speisen und jeglichen Fleischgenuss. Bettruhe ist zu verordnen. Die Stuhlentleerung muss regelmäßig erfolgen.

Erscheinungsbild des Urins	Mineralsalz
Urin braun bis rotbraun; Fieber; stetiger Urindrang, dabei Schmerzen und Brennen	Nr. 3 Ferrum phos. D12
Urin dunkelrotbraun, evtl. auch gelblich trübe, eitrig	Nr. 9 Natrium phos. D6 als Hauptmittel, besonders bei Harnsäurenaturen, verhindert die Bildung von Blasensteinen
weißer Schleim geht mit dem Urin ab	Nr. 4 Kalium chlor. D6 bei chronischem Blasenkatarrh
dicker weißer Schleim mit Brennen	Nr. 8 Natrium chlor. D6, gut bewährt im ¼-stdl. Wechsel mit Nr. 3 Ferrum phos. D12
krampfhafte Harnverhaltung	Nr. 7 Magnesium phos. D6
unfreiwilliges Harnen wegen Blasenlähmung, allgemeine Nervosität	Nr. 5 Kalium phos. D6

Brechdurchfall

Erbrechen und trüber, wässriger Durchfall bringen das Kind bald in einen sehr geschwächten Zustand. Der Leib ist aufgetrieben. Die kühle Haut wirkt welk und schlaff. Ärztliche Hilfe einholen!

- Natrium chlor. D6 (Nr. 8): bei wässrig-schleimigem Stuhl, wundmachend. Häufige Gabe – unter Umständen alle 10 Min. 1 Tab.
- Natrium sulf. D6 (Nr. 10): Hauptmittel bei grünlich-wässrigem Stuhl. S.o.
- Kalium sulf. D6 (Nr. 6): wenn die Stühle faulig stinken. Häufige Gabe alle ½ Std. 1 Tab.
- Natrium phos. D6 (Nr. 9): bei vorherrschender Säure. Mehrmals 1 Tab.
- Magnesium phos. D6 (Nr. 7): mit dem sonst passenden Mittel im Wechsel, wenn gleichzeitig Blähungskolik besteht mit Anziehen der Beine an den Leib. Häufige Gabe oder als „Heiße 7" reichen.
- Ferrum phos. D12 (Nr. 3) sollte stets sofort gegeben werden, wenn Milch erbrochen wird oder wenn unverdaute Entleerungen mit Fieber auftreten. Häufige Gabe oder als „Heiße 3" reichen.

Bronchialkatarrh, Luftröhrenkatarrh

Geben Sie Ferrum phos. D 12 (Nr. 3) am Anfang eines Katarrhs oder bei chronischem Katarrh, bei erneutem heftigem Auftreten, wenn der Husten trocken, krampfartig und schmerzhaft ist. Der Katarrh ist verbunden mit Hitze, Fieber und Kurzatmigkeit.

Das Salz sollte stets im Wechsel mit einem der folgenden Mittel genommen werden:

- Kalium chlor. D 6 (Nr. 4): bei schwer löslichem, weißgrauem, weißem oder weißschleimigem Auswurf, krampfartigen Anfällen.
- Calcium phos. D 6 (Nr. 2): bei eiweißartigem Auswurf, Blutarmut bei dem Kranken.
- Natrium chlor. D 6 (Nr. 8): bei glasigem, wässrigem, blasigem Auswurf, der sich oft schwer löst und salzig schmeckt; bei Husten, der den ganzen Winter anhält; bei Stichen in der Lebergegend während des Hustens.
- Silicea D 12 (Nr. 11): bei eitrigem Auswurf. Kaltes Trinken verschlimmert den Husten. Morgens erst zäher Auswurf. Beklemmung.
- Kalium sulf. D 6 (Nr. 6): bei rauem Husten, gelbschleimigem Auswurf. Verschlimmerung in geschlossenen Räumen, Besserung an frischer Luft.
- Natrium sulf. D 6 (Nr. 10): bei gelblich-grünem Auswurf, Verschlimmerung bei nasskaltem Wetter.

Bei Kindern wird man, wenn der Husten „lose" wird, mit Ferrum phos. (Nr. 3) und Kalium chlor. (Nr. 4) oft alleine die Genesung herbeiführen können.

Wichtig ist die Unterstützung durch die Ernährung: Alle Schleimbildner wie tierisches Eiweiß und Mehlprodukte sollten gemieden werden. Ausnahme: Das fiebrige Kind darf, so lange Fieber besteht, eine Hühnerbrühe zu sich nehmen und bei Wunsch auch Milchreis essen (Milch in Demeter-Qualität und selbst gekocht). Wärmende Gewürze wie Zimt, Kardamon und Nelken sind erlaubt. Sie verhindern die Schleimbildung der Milch. Meiden Sie Rohkost und rohes Obst wegen der Gärungsgefahr, trinken Sie viel Warmes (keinen Apfelsaft oder Orangensaft).

Betreiben Sie gute Nieren- und Darmpflege, sorgen Sie stets für warme Füße. Falls Sie die Möglichkeit haben, Gänsefett (naturbelassen) zu bekommen: Machen Sie damit am Abend einen Brustwickel oder reiben Sie dem Kind auch tagsüber das handwarme Fett ein. Ein ganz besonders hervorragender Schleimlöser! Verwenden Sie auch die entsprechende Salbenanwendung.

Erbrechen

- Ferrum phos. D 12 (Nr. 3) ist das Hauptmittel bei Erbrechen. Häufige Gabe!
- Natrium phos. D 6 (Nr. 9): im Wechsel mit Ferrum phos. D 12 (Nr. 3) bei saurem Erbrechen, auch bei Erbrechen nach dem Stillen und in der Schwangerschaft.
- Natrium chlor. D 6 (Nr. 8): bei wässriger Flüssigkeit; durchsichtigem, langziehendem Schleim; Schaum (wässrig).
- Natrium phos. D 6 (Nr. 9): bei saurer Flüssigkeit, käsigen Massen, geronnener Milch bei Kindern, saurem Schaum; bei Seekrankheit.
- Natrium sulf. D 6 (Nr. 10): bei bitterem Erbrechen oder Erbrechen mit

bitterem Nachgeschmack, Galle-Erbrechen; grünlich-salzigem Erbrechen; Erbrechen mit Kolik; bei saurem Erbrechen, wenn Natrium chlor. D6 (Nr. 8) bzw. Natrium phos. D6 (Nr. 9) nicht greift.

- Kalium chlor. D6 (Nr. 4): bei Auswürgen weißen Schleimes, dick und undurchsichtig, fadenziehend.
- Calcium phos. D6 (Nr. 2): bei Erbrechen nach kalten Getränken oder Eis; bei beständigem Erbrechen der Kinder, vor allem auch während des Zahnens; bei Schwangerschaftserbrechen (Hauptmittel).

Erkältung

Wer an immer wiederkehrenden Erkältungen leidet, gehört ganz bestimmt zu den Harnsäurenaturen. Um die Anlage dazu zu beseitigen, wird in erster Linie Natrium phos. D6 (Nr. 9) und Silicea D12 (Nr. 11) zu berücksichtigen sein.

Bei einer ausgebrochenen Erkältung kann man nichts Besseres tun, als alle 10 Min. 1 Tab. Ferrum phos. D12 (Nr. 3) zu lutschen. Je nach Konstitution können auch Natrium phos. D6 (Nr. 9) und Silicea D12 (Nr. 11), jeweils im Wechsel gegeben, in Frage kommen.

Bei manchen „ewig" Erkälteten ist Kalium phos. D6 (Nr. 5) dem Ferrum phos. D12 (Nr. 3) vorzuziehen.

Fieber

Fieber ist ein Zustand, der zur Heilung dient und notwendig („um die Not zu wenden") ist. Wir dürfen nicht blindlings jedes Fieber unterdrücken. Unser Bestreben sollte sein, es in richtigen Grenzen zu halten:

- bei Fieber unter 38,5 Grad: Ferrum phos. D12 (Nr. 3) alle 10 Min. 1 Tab.
- bei Fieber über 38,5 Grad: Kalium phos. D6 (Nr. 5) alle 10 Min. 1 Tab.

Wenn das Fieber sinkt, gehen Sie nicht auf Ferrum phos. D12 (Nr. 3) zurück, sondern bleiben bei Kalium phos. D6 (Nr. 5). Verlängern Sie die Abstände und geben Sie es noch tagelang weiter. (Salz Nr. 5 wirkt fäulnisverhütend, es ist das Antibiotikum der Biochemie.)

- Bei Fieber mit grau-weißem Belag der Zunge ist Kalium chlor. D6 (Nr. 4) alle 10 Min. wechselnd mit Ferrum phos. D12 (Nr. 3) zu geben. Anschließend Natrium chlor. D6 (Nr. 8) 6 x tgl. 1 Tab. im Wechsel mit Calcium phos. D6 (Nr. 2) 3 x 1 Tab. tgl. (Aufbau, Rekonvaleszenz, Bluterneuerung).
- Bei Zahnungsfieber ist stdl. 1 Tab. Ferrum phos. D12 (Nr. 3) im Wechsel mit Silicea D12 (Nr. 11) angezeigt.

Fingernägelkauen

Fingernägelkauer nehmen 3 x tgl. 2 Tab. Calcium phos. (Nr. 2) über einen längeren Zeitraum.

Anregung: Überlegen Sie auch einmal, ob das Kind eine unterschwellige Aggression haben könnte? Gehen Sie mit diesem Erkennen achtsam um.

Fußschweiß

Ursache ist oft eine Überladung des Blutes mit Harnsäure. Fußschweiß darf unter keinen Umständen gewaltsam (durch kalte Bäder, Salben, Puder, Sprays usw.) unterdrückt werden. Die Erfahrung zeigt, dass üble Nachwirkungen folgen können.

- Silicea D12 (Nr. 11) kann unterdrückten Fußschweiß wieder hervorrufen und auch übermäßigen Fußschweiß in geordneten Grenzen halten.

- Natrium phos. D6 (Nr. 9): bei ausgesprochenen Harnsäurenaturen, um die Harnsäure in Lösung zu halten und auf natürlichem Wege auszuscheiden.
- Kalium phos. D6 (Nr. 5): wenn der Fußschweiß sehr unangenehm riecht; bei wundmachendem Fußschweiß, wenn Silicea nicht greifen sollte.

Die Mineralsalze sollten über einen längeren Zeitraum mit täglich höchstens 2 x 2 Tab. genommen werden. Sie vermindern auch übermäßige Schweißabsonderungen an anderen Körperstellen. Ferner sei tägliches Baden der Füße in körperwarmem Wasser vor dem Schlafengehen empfohlen. Wechseln Sie täglich die Strümpfe aus reiner Baumwolle oder Seide; Schuhe mit Gummisohlen sollten nicht angezogen werden. Am besten sind Lederschuhe zum Wechseln.

Halsentzündung

Halsschmerzen, Fieber, trockenes Gefühl im Hals, Rötung, Schwellung des Rachens. Erschwertes Schlucken. In vielen Fällen werden Kinder, die zur Übersäuerung neigen, davon befallen.

- Ferrum phos. D12 (Nr. 3) sollte sofort am Anfang alle 15 Min. gegeben werden und führt häufig allein zum Erfolg. Die Mandeln sind rot und entzündet, beim Schlucken entstehen Schmerzen. Besonders bei weißem, schleimigem Auswurf empfiehlt es sich im Wechsel mit Kalium chlor. D6 (Nr. 4).
- Kalium chlor. D6 (Nr. 4): wenn sich weißgrauer Belag auf den Mandeln bildet; auch bei chronischem Rachenkatarrh mit weißem, zähem Schleim in den hinteren Nasenöffnungen.
- Natrium phos. D6 (Nr. 9): wenn die Mandeln von Anfang an geschwollen und entzündet sind; mit Ferrum phos. D12 (Nr. 3) im Wechsel.
- Kalium phos. D6 (Nr. 5): bei stark vergrößerten und schmerzhaften Mandeln, bei brandiger Mandelentzündung.
- Silicea D12 (Nr. 11): sobald sich ein Abszess auf den Mandeln bildet; nach erfolgtem Durchbruch Calcium sulf. D6 (Nr. 12) geben.
- Natrium phos. D 6 (Nr. 9) und Silicea D12 (Nr. 11): für Kinder, die immer wieder zu Halsentzündungen neigen.

Wichtiger Hinweis bei Halsentzündungen: Bitte lassen Sie keine heiße Zitrone trinken, denn diese zieht die Schleimhäute zusammen; die Erkältung rutscht dann tiefer, unter Umständen bis in die Lunge. Vitamin C aus Sanddorn oder Acerolakirsche kann jederzeit gegeben werden. Ein Halswickel mit leichtem warmem Obstessigwasser, warmem Quark, warmen Kartoffeln ist jederzeit machbar (Alter des Kindes beachten). Halstücher sollten aus reiner Wolle, Baumwolle oder Seide sein, die Farben Grün oder Blau sind zu bevorzugen. Bitte keine Tücher aus Synthetik verwenden; diese laden sich elektrostatisch auf und ziehen damit die Bakterien an.

Husten

Husten kann bei verschiedensten Schleimhauterkrankungen auftreten.

Deshalb ist die Ursache herauszufinden. Ist das betroffene Organ geheilt, wird auch der Husten verschwinden.

- Ferrum phos. D12 (Nr. 3): wenn Husten schmerzhaft und trocken, kurz und scharf; Husten mit Speiseerbrechen. Es ist das Mittel am Anfang der katarrhalischen Erscheinungen, solange noch kein Auswurf vorhanden ist.
- Salz Nr. 3 wirkt oft sehr gut mit Natrium chlor. (Nr. 8) im Wechsel bei trockenem Husten, vor allem dann, wenn der Hustenreiz sich nach dem Hinlegen am Abend steigert. Häufige Ursache dafür: Das Zäpfchen ist verlängert und übt einen Kitzelreiz beim Hinlegen auf die Rachenschleimhaut aus.
- Wenn beim Husten (schlimmer in der Ruhelage nachts) durch Ferrum phos. (Nr. 3) und Natrium chlor. (Nr. 8) keine Linderung eintritt, ist Magnesium phos. (Nr. 7) einzusetzen; auch wenn zäher Schleim aus dem Magen hochgewürgt wird. Hervorragend geeignet bei Krampfhusten (als „Heiße 7“).
- Kalium chlor. D6 (Nr. 4): wenn Auswurf weiß oder weißgrau und undurchsichtig; zäh und fadenziehend.
- Kalium sulf. D6 (Nr. 6): bei gelbschleimigem Auswurf, wenn Kalium chlor. (Nr. 4) nicht genügt. Bei Besserung des Hustens in freier Luft und bei Verschlechterung in Räumen und am Abend. Starkes Rasseln auf der Brust, ohne Husten.
- Calcium phos. D6 (Nr. 2): wenn der Auswurf wie ungekochtes Eiweiß aussieht. Setzen wir es als Zwischenmittel ein, ist es oft sehr wertvoll.

Hyperaktivität

Hauptmittel bei Hyperaktivität ist Kalium phos. D6 (Nr. 5) – vormittags bis mittags (nicht nach 15 Uhr, da es munter machen kann) 2–3 x 2 Tab. lutschen lassen. Eine heiße Darreichungsform ist jederzeit möglich („Heiße 5“!). Die Anzahl der Mineraltabletten kann dann je nach Alter auf bis zu 5 Tab. erhöht werden.

Im Wechsel mit Salz Nr. 5 sollte Magnesium phos. D6 (Nr. 7) nachmittags gegen 17 Uhr und ca. ½ Std. vor dem Schlafengehen als „Heiße 7“ gegeben werden. Über mehrere Monate konsequent anwenden.

Wichtige Hinweise: Vor dem Schlafengehen hilft ein Salzfußbad oder 2 x pro Woche ein Basenbad (s. Anhang A). Nehmen Sie jeden Abend – als Einschlafritual – eine Bauchmassage mit Salbe Nr. 7 vor. Reiben Sie jeden Morgen das Brustbein, den Nacken, die Schultern und die Knieinnenseiten mit Salbe Nr. 5 ein.

Achten Sie auf tierisch eiweißfreie Ernährung. Vermeiden Sie Rohkost, rohes Obst und Salate nach 15 Uhr – zudem Getränke, die phosphathaltig sind, Säfte, Süßigkeiten, alles was mit Konservierungsstoffen oder Farbstoffen versehen ist.

Sorgen Sie für genügend Bewegung – z.B. Trampolinhüpfen, Sport usw. Beobachten Sie den Computer- und Fernsehkonsum.

Geben Sie den Kindern genügend Achtsamkeit, fördern Sie Talente, übertragen Sie Aufgaben!

Impfung

Zur Verhütung von Impffolgen gebe man 3 Wochen vor der Impfung Silicea D 12 (Nr. 11) und Kalium chlor. D 6 (Nr. 4): Silicea nüchtern und vor dem Schlafengehen, Kalium chlor. 4 x tgl. je 1 Tab.

Nach erfolgter Impfung werden Kalium phos. D 6 (Nr. 5) und Kalium chlor. D 6 (Nr. 4) im 2-std. Wechsel verabreicht. Danach sollten 2 x 2 Tab. tgl. im Wechsel noch 6 Wochen lang weitergegeben werden.

Insektenstiche

Feuchten Sie die Stichstelle sofort an und geben Sie 1 Tab. von Natrium chlor. (Nr. 8) als Brei darauf. Das Salz ist gleichzeitig in häufigen Gaben zu lutschen.

In dieser Anwendung hat sich ebenfalls Kalium chlor. (Nr. 4) bewährt.

Auch eine Salbenanwendung von Salz Nr. 8 oder Nr. 4 kann angewendet werden.

Gehen Sie im Sommer niemals ohne Mineralsalz Nr. 8 aus dem Haus. Die sofortige Gabe dieses Salzes nach einem Stich wirkt ganz hervorragend.

Kolik

- Magnesium phos. D6 (Nr. 7) ist das Hauptmittel bei allen Koliken krampfartiger Natur. Empfehlenswert als „Heiße 7" bei Blähungskoliken kleiner Kinder mit Anziehen der Beinchen an den Leib.
- Natrium sulf. D6 (Nr. 10): bei Blähungskolik mit Verstopfung.
- Kalium phos. D6 (Nr. 5): bei Kolik der Kleinen nach jedem Milchtrinken, bei Kolik mit nachfolgendem Durchfall.

Wichtige Hinweise bei Koliken bzw. Bauchschmerzen: Legen Sie Ihrem Kind ein Kirschkernkissen auf (bitte nicht in der Mikrowelle aufwärmen!). Massieren Sie leicht den Bauch mit Salbe Nr. 7. Die stillende Mutter achtet auf ihr Essen und vermeidet alles, was beim Säugling Koliken verursachen könnte. Hier ist besonders an die Vermeidung von Rohkost, rohem Obst, Salaten, blähendem Gemüse, tierischem Eiweiß, Apfelsaft, Orangensaft, Kaffee, schwarzem Tee, frischem Brot, Gebäck, Zucker und Süßigkeiten zu denken. Falls die stillende Mutter die Salze einnehmen möchte, so darf sie auf keinen Fall Natrium sulf. (Nr. 10) lutschen, denn dieses würde die Milch zum Versiegen bringen – es sei denn, sie wünscht abzustillen.

Kopfschmerzen

Die allgemein bekannten Schmerzen können in ihren Ursachen sehr verschieden sein. Um nur einige zu nennen: Blutandrang zum Kopf und Blutleere im Gehirn, Infektionskrankheiten, Magenkatarrh, Verstopfung usw.

Falls die Ursache bekannt ist, hat eine Behandlung des Grundleidens zu erfolgen.

- Ferrum phos. D12 (Nr. 3): bei Kopfschmerzen mit Blutandrang, rotem Gesicht (Kinderkopfschmerz), Kopfschmerz über den Augen, vom Vorderkopf nach hinten ziehend; bei Kopfschmerz mit Verstopfung.
- Kalium phos. D6 (Nr. 5): bei Kopfschmerz aufgrund von Blutarmut im Gehirn, also bei blassem Gesicht, besonders bei empfindlichen, reizbaren, schwächlichen Kindern; bei Kopfschmerz von geistiger oder körperlicher Anstrengung und Über-

müdung, nach Ärger und Aufregung; bei rein nervösem Kopfschmerz oft mit Ferrum phos. (Nr. 3) im Wechsel nehmen!

- Magnesium phos. D6 (Nr. 7): bei schießenden, bohrenden, stechenden, pausenmachenden Schmerzen, oft ganz plötzlich einsetzend; bei Kopfschmerz mit Funken- oder Doppelsehen (Kopfschmerz von Augenleiden), Hinterhauptskopfschmerz bei geistiger Arbeit und vom Schulbesuch; Druck und Wärme bessern diesen Schmerz.
- Calcium phos. D6 (Nr. 2): an erster Stelle bei Kopfschmerz blutarmer, überanstrengter Schulkinder.
- Kalium sulf. D6 (Nr. 6): bei Kopfschmerzen, die sich in freier, frischer Luft bessern und gegen Abend und im geschlossenen Zimmer verschlimmern.

Kopfschmerzen lassen sich nur erfolgreich behandeln, wenn die Ursache hierfür sorgfältig herausgefunden wird. Es bedarf außerdem einer sehr gründlichen Beobachtung. Der Kopfschmerz sollte fortwährend behandelt werden mit etwa 2 Tab. tgl. Bei starken Schmerzen können alle 10 Min. bis zu 2 Tab. gegeben werden – anzuraten ist auch die „heiße Version“ mit dem erwählten Mineralsalz. Bewusste Ruhe und Entspannung sind besonders wichtig für das Kopfschmerz-geplagte Kind.

Wichtiger Hinweis bei Kopfschmerzen: Wassermangel führt zu Kopfschmerzen, deshalb ist unbedingt auf eine ausreichende Trinkmenge zu achten. Bewegungsmangel kann ebenfalls Kopfschmerzen auslösen.

Beachten Sie auch die Ernährung: Besonders Phosphate, Konservierungsstoffe und dergleichen können Kopfscherzen bis hin zur Migräne auslösen.

Krämpfe

Darunter verstehen wir ein unwillkürliches Zusammenziehen der Muskel. Als Ursachen kommen in Frage: Überanstrengung einzelner Muskelpartien, Würmer, nervöse Zustände; auch Gehirn- und Rückenmarksleiden können Krämpfe auslösen.

Alle Krämpfe wie Zuckungen, Augenlid-, Kinnbacken-, Magen-, Waden-, Zwerchfell- und Schließmuskelkrämpfe, um nur einige zu nennen, verlangen:

- Magnesium phos. D6 (Nr. 7) als Hauptmittel: mehrmals tgl. als „Heiße 7“ geben; bei gleichzeitigem Fieber (z. B. bei Zahnkrämpfen) zusätzlich Ferrum phos. D12 (Nr. 3).
- Calcium phos. D6 (Nr. 2): bei Kindern, die blutarm sind – mit Kribbeln und Taubheitsgefühl; auch bei Zahnkrämpfen der Kinder im Wechsel mit Magnesium phos. (Nr. 7).
- Kalium phos. D6 (Nr. 5): wenn das Gesicht blass ist, Körper und Glieder kalt sind und Herzklopfen nach den Krämpfen auftreten. Die Kinder sind dann ängstlich, zaghaft und weinerlich. Bei lange bestehender Neigung zu Krämpfen steht dieses Mittel an erster Stelle. Oft ist die wechselweise Anwendung von Salz Nr. 5 und Nr. 7 empfehlenswert.
- Silicea D12 (Nr. 11): bei Krämpfen, die ganz besonders nachts auftreten. Geben Sie es Ihrem Kind alle 2 Std. am Tag.

Lungenverschleimung der Säuglinge

Eine Lungenverschleimung bei Säuglingen hat ihre Ursache in der Ausdehnung eines Katarrhs der oberen Luftwege auf die Lungen.

- Ferrum phos. D12 (Nr. 3) und Kalium chlor. D6 (Nr. 4) im Wechsel verabreichen.
- Magnesium phos. D6 (Nr. 7) bei krampfartigen Hustenanfällen.

Wichtiger Hinweis: Der kleine Patient sollte stets gut warm gehalten werden. Zugluft ist zu vermeiden.

Masern

- Geben Sie Ferrum phos. D12 (Nr. 3) und Kaliumchlor. D6 (Nr. 4) im stdl. Wechsel. Bei höherem Fieber alle 15 Min. 1 Tab.
- Kalium phos. D6 (Nr. 5) alle 15 Min. im Wechsel mit Natrium chlor. D6 (Nr. 8) in stdl. Gaben, wenn das Fieber über 38,5 Grad steigt, je 1 Tab.
- Kalium sulf. D6 (Nr. 6): im Abschuppungsstadium der Haut alle 2 Std. 1 Tab.
- Zur Nachbehandlung 2 x tgl. Calcium phos. D6 (Nr. 2). Geben Sie es Ihrem Kind auch zu Beginn, wenn der Hautausschlag nicht herauskommen will. 2 x 1–2 Tab. tägl.
- Ferrum phos. D12 (Nr. 3): für die gesunden Kinder zur Vorbeugung tgl. 6 Tab.

Wichtiger Hinweis: Bettruhe ist einzuhalten, bis die Abschuppung bzw. die katarrhalischen Erscheinungen weitgehend behoben sind. Frische Luft ist wichtig; jedoch keine Zugluft! Verdunkeln Sie die Fenster, wenn die Kinder lichtscheu sind. Im Fieberstadium sollte viel getrunken werden; bieten Sie zur Durststillung verdünnte dunkle Säfte oder Kräutertees an. Bis zur Gesundung bekommen die Kinder kein Fleisch und keine Fleischbrühe. Ansonsten sollten Sie die Kinder nach ihren Essenswünschen fragen.

Mittelohrentzündung

Bei den ersten Entzündungszeichen (ohne Absonderung) sind Ferrum phos. D12 (Nr. 3) und Kalium chlor. D6 (Nr. 4) zu geben – beide Mittel im Wechsel alle 15 Min. Mit dieser Behandlung, setzt sie früh genug ein, wird der Verlauf günstig beeinflusst. Jeweils 1 Tab. alle ¼ bis ½ Std.

Sobald das Ohr läuft, sind folgende Mittel zu wählen:

- Kalium sulf. D6 (Nr. 6) bei gelbschleimigem Ausfluss.
- Natrium phos. D6 (Nr. 9) bei honiggelbem, dünneitrigem Ausfluss.
- Silicea D12 (Nr. 11) bei dickeitrigen und gelben Absonderungen.
- Kalium phos. D6 (Nr. 5) bei übelriechendem, wundmachendem Ausfluss.

Mumps

Mumps ist eine Entzündung der Ohrspeicheldrüse. Zu den möglichen Komplikationen gehören eine Hodenentzündung oder eine Entzündung der großen Schamlippen. Mögliche Ursachen von Mumps sind eine Erkältung oder Infektionskrankheiten wie z. B. Masern.

- Kalium chlor. D6 (Nr. 4) bei Schwellung ohne Fieber; alle 15 Min. 1 Tab.
- Ferrum phos. D12 (Nr. 3) bei Fieber im Wechsel mit Kalium chlor. D6

(Nr. 4) alle 15 Min. 1 Tab.; ebenfalls bei Schwellung der Hoden.

- Natrium phos. D 6 (Nr. 9) und Silicea D 12 (Nr. 11), falls es zu einer Eiterung kommt.
- Kalium phos. D 6 (Nr. 5) bei Mundgeruch, Speichelfluss; wenn Natrium chlor. D 6 (Nr. 8) nicht genügt und bei stinkendem schmutzigem Eiter; bei Eintritt des Ziegenpeters nach schweren Infektionskrankheiten von Anfang an bei hohem Fieber.
- Calcium fluor. D 12 (Nr. 1) sollte gegen etwaige Verhärtungen verabreicht werden.

Wichtiger Hinweis: Machen Sie keine feuchten Umschläge, sondern sorgen Sie für trockene Wärme durch Einpacken der Geschwulst in wollene Tücher. Spülen Sie den Mund mit Kamillentee aus. Eine gründliche Darmentleerung ist wichtig. Empfehlenswert sind flüssige, weiche Nahrung, Obstmus, rote verdünnte Fruchtsäfte, Kräutertees; tierisches Eiweiß während der Krankheit ist zu meiden.

Im akuten Zustand sollte man das Mineralsalz alle 10–15 Min. – evtl. im Wechsel mit anderen Salzen – unter der Zunge zergehen lassen.

Nasenpolypen

- Calcium phos. D6 (Nr. 2) ist bei Wucherungen der Polypen das Hauptmittel.
- Kalium sulf. D6 (Nr. 6) kann oft von sehr guter Wirkung sein, wenn die Wucherungen sich auf Grund eines chronischen Rachenkatarrhs entwickelt haben.
- Natrium phos. D6 (Nr. 9) und Silicea D12 (Nr. 11) sind bei Säurenaturen zu geben.

Röteln

Eine Kinderkrankheit, deren Hautausschlag ähnlich dem der Masern ist. Fieber und Rachenentzündung können vorhanden sein. Der Verlauf ist mild.

Ferrum phos. D12 (Nr. 3) genügt meist alleine. Wenn nicht, so sehen Sie unter „Masern“ nach.

Schnupfen

Kinder, besonders Säuglinge und Kleinkinder, sind schlimm geplagt, wenn sie einen Schnupfen erleiden. Denn Kinder können bis zu einem gewissen Alter noch nicht schneuzen. Das Hauptproblem dabei ist, dass das 1. Stadium der Entzündung der Nasenschleimhäute meist übergangen wird oder so kurz ist, dass es quasi nicht in Erscheinung tritt. Damit kommt Ferrum phos. D12 (Nr. 3) nicht zum Einsatz. Die Rhinitis geht gleich in das 2. Stadium über. Das bedeutet, dass das Sekret zäh und dickflüssig wird.

Die Folge: verstopfte Nase, Luftmangel, Austrocknen der Mund- und Rachenschleimhäute aufgrund der Atmung durch den Mund; Schlaflosigkeit – auch der Eltern, da das Kind oft nachts schreit.

Hauptmittel für dieses Stadium ist Kalium chlor. D6 (Nr. 4). Folgende Dosierung hat sich bewährt: bei Säuglingen und Kleinkindern 10 Tab. in 100 ml Tee auflösen, so dass mit jedem Schluck Tee auch das Heilmittel zugeführt wird; außerdem 10 Tab. in das Milchfläschchen geben. Können Kinder bereits Tabletten lutschen, gibt man ca. stdl. 1–3 Tab. je nach Alter des Kindes.

In den Räumen, in denen sich das Kind aufhält, vor allem abends im Kinderzimmer, stelle man kochendes Salzwasser auf (außer Reichweite der Kinder wegen Verbrühungsgefahr). Die mit Salzmolekülen angereicherte Luft befeuchtet von außen her die Schleimhäute, so dass die Schleimproduktion reduziert wird.

In der Regel ist der Schnupfen nach etwa 2–3 Tagen vorbei.

- Ferrum phos. D 12 (Nr. 3) ist bei den ersten Anzeichen von Schnupfen sofort häufig zu geben.
- Natrium chlor. D 6 (Nr. 8): bei ausgesprochenem Fließschnupfen. Dieser macht leicht wund. Er beginnt mit häufigem Niesen, das beim Auskleiden und Aufstehen schlimmer wird. Geruchs- und Geschmacksverlust werden beklagt; Frostgefühl läuft auf dem Rücken auf und ab.
- Kalium phos. D 6 (Nr. 5): bei Niesen und Schnupfen, sobald man an die frische Luft kommt.
- Kalium chlor. D 6 (Nr. 4): wenn die Absonderungen weiß bis weißgrau und oft so zäh sind, dass sie sich schwer entfernen lassen. Weiterhin sind zu beobachten: trockene Nase; Krusten an der Nase; der Schnupfen steigt in Rachen, Hals und Luftröhre hinab.
- Kalium sulf. D 6 (Nr. 6): bei gelbschleimiger Absonderung, besonders am Schluss des akuten Schnupfens; verstopfter Nase und zugleich gelblichen Absonderungen; Geruchs- und Geschmacksverlust. Zusammen mit Ferrum phos. (Nr. 3) erleichtern wir die Atmung; dadurch fühlt sie sich freier an.
- Calcium phos. D 6 (Nr. 2): bei eiweißartigem, mildem Ausfluss; kalter Nasenspitze; geschwollener Nase und geschwürigen Nasenlöchern.
- Magnesium phos. D 6 (Nr. 7): bei Nieskrampf, Geschmacksverlust.

Schwäche

Bei allgemeinen Schwächezuständen empfehle ich Calcium phos. D 6 (Nr. 2) im Wechsel mit Natrium chlor. D 6 (Nr. 8) (nicht nach 16 Uhr – macht sonst ihr Kind munter) – mehrmals tgl. 1 Gabe.

Tritt nervliche Schwäche auf, sollte mehrmals tgl. 1 Gabe Kalium phos. (Nr. 5) verabreicht werden – allerdings nicht nach 15 Uhr, da es munter macht!

Sonnenstich

Hauptmittel bei Sonnenstichen ist Kalium phos. D 6 (Nr. 5). Bei Benommenheit ist es im Wechsel mit Natrium chlor. D 6 (Nr. 8) zu geben.

Soor

Hauptmittel in den meisten Fällen sind Kalium chlor. D 6 (Nr. 4) und Kalium phos. D 5 (Nr. 5).

Stirnhöhlenkatarrh

Kalium chlor. D 6 (Nr. 4) wird das erste Mittel der Wahl sein. Im übrigen sollte man sich nach den Absonderungen richten.

Warzen

- Kalium chlor. D 6 (Nr. 4) und Natrium sulf. D 6 (Nr. 10) sind die wichtigen Mittel bei Warzen. Bitte beide auch äußerlich als Breiauflage anwenden!
- Natrium chlor. D 6 (Nr. 8): besonders bei Warzen in den Handinnenflächen; auch äußerliche Anwendung als Breiauflage.
- Calcium fluor. D 12 (Nr. 1): wenn

die vorstehenden Mittel nicht genügend Erfolg bringen. Auch äußerlich als Breiauflage anwenden.

Windpocken

- Gleich zu Beginn der Erkrankung ist Ferrum phos. D12 (Nr. 3) im Wechsel mit Kalium chlor. D6 (Nr. 4) zu verabreichen.
- Kalium phos. D6 (Nr. 5): In allen etwas schwereren Fällen ist es das Hauptmittel. Salz Nr. 5 ist sofort zu geben, wenn das Fieber über 38,5 Grad steigt. Bei Erschöpfungszuständen, Betäubung, fauligem Geruch. Während der gesamten Dauer der Krankheit durchgehend geben!
- Natrium phos. D6 (Nr. 9): im Eiterstadium der Pusteln. Bei langwieriger Eiterung kann auch Silicea D12 (Nr. 11) zum Einsatz kommen.
- Kalium sulf. D6 (Nr. 6): im Abschuppungsstadium.

Wichtiger Hinweis bei Windpocken: Vermeiden Sie Fleisch und Obstsäfte.

Die Salze werden im akuten Zustand alle 10–15 Min., jew. 1 Tab. – evtl. auch im Wechsel mit anderen Mitteln – gelutscht.

Würmer

- Spulwurm: Er ist den Regenwürmern ähnlich und ruft bei Kindern oft Krämpfe hervor. Ein möglicher Hinweis hierauf: nächtliches Zähneknirschen. Die Behandlung erfolgt mit Natrium phos. D6 (Nr. 9) – mehrmals tgl. je 1–2 Tab.
- Spring- oder Madenwürmer: Diese sehr kleinen fadenförmigen Würmer können starkes Jucken am After und an den Geschlechtsteilen hervorrufen. Hier ist Natrium chlor. D 6 (Nr. 8) als Tab. zu verabreichen; es sollte auch äußerlich als Salbe in den After eingeführt werden.
- Calium phos. D6 (Nr. 2) und Silicea D12 (Nr. 11) können von Erfolg begleitet sein, wenn sie konstitutionell angezeigt sind.

Mineralsalze sind keine Mittel, welche die Würmer plötzlich abtreiben können. Sie wirken über die Umwandlung des Nährbodens der Schmarotzer im Darm, damit diese ihren „Wirt“ verlassen.

Zahn-Erhaltung

Die vier wichtigsten Zahnerhaltungsmittel sind die Salze Nr. 1, Nr. 2, Nr. 7 und Nr. 11. Sie sind während der gesamten Zahnungsphase bis zum Abschluss der Zahnbildung einzunehmen.

- Calcium fluor. D12 (Nr. 1), 2 x tgl. am Vormittag 1 Tab. lutschen lassen.
- Calcium phos. D6 (Nr. 2) und Silicea D12 (Nr. 11) im tgl. Wechsel mit Calicum phos. D6 (Nr. 2) und Magnesium phos. D6 (Nr. 7) je 3 x 1 Tab. tgl.

Reichen Sie dem Kind zwischendurch auch einige Male Natrium phos. D 6 (Nr. 9), um schädlicher Säurebildung schon im Munde entgegen zu wirken. Alle 3 Tage 2 x 1 Tab.

Zahnschmerzen

- Calcium phos. D6 (Nr. 2): wenn die Schmerzen als reißend und bohrend zu bezeichnen sind; Verschlimmerung nachts und durch warme oder kalte Getränke oder Speisen; auch bei Zahnschmerzen während der Schwangerschaft, bei brüchigen hohlen Zähnen.

- Magnesium phos. D6 (Nr. 7): bei blitzartig schießenden, pausierenden, die Stelle wechselnden Schmerzen; Besserung des Schmerzes durch festen Druck und warme Speisen und Getränke, Verschlimmerung durch leise Berührung und Kälte; bei nervösem Zahnschmerz.
- Ferrum phos. D12 (Nr. 3): bei Schmerzen mit Backenhitze und heißem geschwollenem Zahnfleisch; Kaltes bessert, Warmes verschlimmert; Erkältungszahnschmerz.

3. *Flüssigkeitsbedarf und Teemischungen*

Flüssigkeitsbedarf von Kindern

Bei Kindern darf die ausreichende Flüssigkeitszufuhr nicht unterschätzt werden. Der Flüssigkeitsbedarf ist wesentlich höher als bei Erwachsenen.

Folglich besteht die Gefahr, dass durch zu viel Limonade, Cola, Milch- und Mixgetränke eine Menge Energie geliefert wird und damit Störungen in den Essensgewohnheiten auftreten. Als Durstlöscher sind am besten abgekochtes Quellwasser, dünne Obstsäfte oder Kräutertees geeignet.

Alter in Jahren	Flüssigkeitsmenge pro Tag in ml
1	400–600
2–3	500–750
4–5	550–850
6–7	600–900
8–9	650–1000
10–11	700–1100
12–14	850–1300

Angaben nach Droese, Stolley, Kersting / Forschungsinstitut für Kinderernährung

Teemischungen

Für Kinder empfehle ich die nachfolgend dargestellten Teemischungen. Dabei benötigen Sie pro Becher (ca. 250 ml) 1–2 Teelöffel der jeweiligen Mischung.

Die getrockneten Kräuter werden lose in eine Kanne oder ein Teesieb gegeben und mit kochend heißem Wasser übergossen. Danach lässt man die Kräuter fünf bis maximal zehn Minuten ziehen und gießt danach ab. Je länger der Tee gezogen hat, desto konzentrierter und ungeeigneter wird er für Kinder. Die Farbe des Tees sollte hell und ansprechend sein. Er ist dann auch mild und wird gut vertragen. Generell lassen sich die Teemischungen mit Ahornsirup, braunem Rohrzucker, Ursüße oder Fruchtsäften süßen.

Frühstückstees

Für einen guten Start in den Tag:

Zitronenmelissenblätter	25 g
Hagebutten	25 g
Ringelblumenblüten	20 g
Johanniskraut	20 g
Brenneselkraut	15 g
Himbeerblätter	15 g

oder

Rotbuschblätter	25 g
Zitronenmelissenblätter	20 g
Johanniskraut	20 g
Pfefferminzblätter	15 g

Gute-Nacht-Tee

Sorgt für einen guten, erholsamen Schlaf:

Zitronenmelissenblätter	40 g
Apfelschalen	40 g
Kamillenblüten	35 g
Anisfrüchte	35 g
Brombeerblätter	30 g
Pfefferminzblätter	20 g

Vier-Jahreszeiten-Tee

Die einzelnen Heilpflanzen symbolisieren Frühling, Sommer, Herbst und Winter. Der Tee reinigt den Körper, stärkt die Abwehrkräfte und gleicht emotionale Spannungen aus.

Brenneselkraut	25 g
Zitronenmelissenblätter	25 g
Johanniskraut	25 g
Hagebutten	25 g

Säuglingstees

Milde und gut verträgliche Teemischungen, die die Organfunktionen stärken (bitte keine Obstsäfte zusetzen!):

Melissenblätter	30 g
Fenchelfrüchte	25 g
Kamillenblüten	25 g
Anisfrüchte	20 g

oder

Fenchelfrüchte	30 g
Anisfrüchte	30 g
Kümmelfrüchte	20 g

oder

Rotbuschblätter	30 g
Orangenblüten	20 g

IV. Entwicklung und Pubertät

1. Krisenhafte Zeit des Wandels

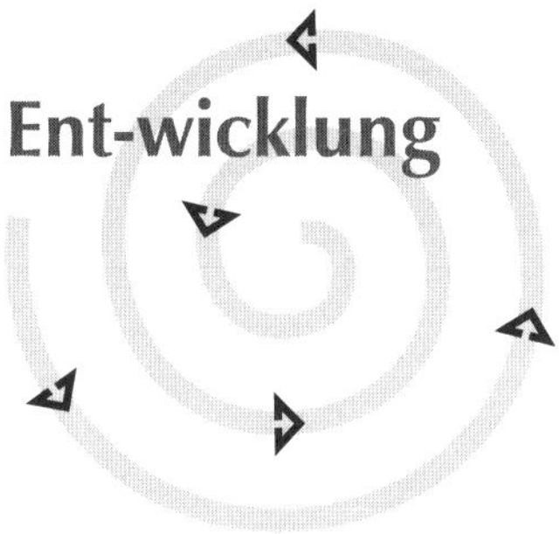

Sowohl das Leben als auch die Natur unterliegen einem ständigem Wandel – man denke etwa an den Wechsel der Jahreszeiten, an Ebbe und Flut, Tag und Nacht, heiß und kalt, hell und dunkel.

Der Mensch unterliegt vom Augenblick der Zeugung an bis zu seinem Tod einem andauernden Wandel. Es gibt Zeiten und Phasen, wo dieser extrem beschleunigt abläuft und der Mensch die Anpassungsfähigkeit seines Organismus bis an die Grenzen beansprucht:

- die Geburt,
- der Eintritt in den Kindergarten mit 3 Jahren,
- der Eintritt in die Schule mit 6 Jahren,
- die Pubertät mit dem Übergang zum Erwachsenwerden,
- krisenhaftes Geschehen in der Lebensmitte („Midlife-Crisis"),
- das Ende der Berufstätigkeit,
- der Tod.

Diese Lebensabschnitte konfrontieren den Menschen oft mit erheblichen Schwierigkeiten und Hindernissen. Ein Entwicklungsschritt wird dadurch dringend notwendig. Verweigern wir diesen Schritt auf unserem Lebensweg, so ist eine innere Disharmonie bis hin zur Erkrankung eine mögliche Folge. Gelingt es uns, diesen Schritt zu gehen, so haben wir eine große Chance für unser äußeres und inneres Wachstum in der eigenen Menschwerdung. Dadurch wird eine Wandlung möglich. Es ist, wie wenn eine alte, zu klein gewordene Kleidung abgelegt wird. Eine Vorliebe für neue

Wächst ein Kind mit Kritik auf,
lernt es zu verurteilen.
Wächst ein Kind mit Hass auf,
lernt es zu kämpfen.
Wächst ein Kind mit Schmach auf,
lernt es, sich schuldig zu fühlen.
Wächst ein Kind mit Spott auf,
lernt es, scheu zu sein.
Wächst ein Kind mit Toleranz auf,
lernt es, geduldig zu sein.
Wächst ein Kind mit Ermutigungen
auf, lernt es, dankbar zu sein.
Wächst ein Kind mit Lob auf, lernt
es, selbstsicher zu sein.
Wächst ein Kind mit Aufrichtigkeit
auf, lernt es, gerecht zu sein.
Wächst ein Kind mit Sicherheit auf,
lernt es, zuversichtlich zu sein.
Wächst ein Kind mit Anerkennung auf, lernt es, sich selbst zu
schätzen.
Wächst ein Kind mit Güte und
Freundlichkeit auf, lernt es, die
Welt zu lieben.

Ruth Baer

Farben oder ein anderer Geschmack werden entwickelt, plötzlich wird eine andere Stilrichtung bevorzugt. Während dieser „Häutung" wird man jedoch extrem verletzlich und schutzlos.

Grundprinzipien im Kindes- und Jugendalter

Alle Erscheinungen des Kosmos und alle Lebensäußerungen laufen in einer wechselseitigen Spannung ab. Sie bedingen sich gegenseitig, verwandeln sich ineinander, begrenzen sich aber auch gegenseitig und sind so in dauernder Bewegung. Dieses Lebensprinzip wird auch als „Yin" und „Yang" bezeichnet. Alle Dinge und Erscheinungen verfügen über diese beiden Aspekte, die sich in der Polarität äußern (s. Schaubild).

Es wird angestrebt, dieses dynamische Gleichgewicht zu erhalten. Die Zeit der Pubertät bedeutet: Die Geschlechtlichkeit wird bewusst, und die Auseinandersetzung mit dem eigenen und dem anderen Geschlecht beginnt. Jetzt ziehen sich Eltern oft aus Unsicherheit zurück. Sie wissen nicht, wie sie mit Kindern/Jugendlichen umgehen sollen. Diese Unbeholfenheit und ihre Ängste um die Zukunft der Jugendlichen führen oft zu Streitigkeiten. Heranwachsende können nicht verstehen, warum Eltern plötzlich so streng sind oder gar kein Verständnis mehr haben. Aus der Sicht der Jugendlichen wirkt dies wie Gleichgültigkeit. Es wäre dann wichtig, im Gespräch das gegenseitige Verhalten zu erklären.

Entwicklung meint nicht nur, dass sich Geschlechtsmerkmale ausbilden, sondern ist vielmehr auch eine Phase sozialer und seelischer Unausgeglichenheit. Sie zeigt sich oftmals durch Aggression, Gefühlszerrissenheit und Unausgeglichenheit (Yang).

Es gibt aber auch Zeiten des totalen inneren und äußeren Rückzugs, Lustlosigkeit, Null-Bock-Phasen, Antriebslosigkeit, des Lange-schlafen-Wollens (Yin).

Die Pubertät ist gekennzeichnet durch eine mehr oder weniger große Protesthaltung gegen die Erwachsenenwelt und Schwierigkeiten im Umgang mit Freunden, Lehrern und Geschwis-

Yang

ursprünglich: **„die Sonnenseite des Berges"**
d. h. hell, trocken, warm, Wachstum

Tag, Sonne, männlich

auf den Menschen bezogen:
außen, hinten, oben

die Körperfunktionen
Einatmung
Aktivität
aggressiv
das Bewusste
hart
Wachstum, Jugend

Yin

ursprünglich: **„die Schattenseite des Berges"**
d. h. dunkel, feucht, kalt, Stillstand, Rückzug

Nacht, Mond, weiblich

auf den Menschen bezogen:
innen, vorn, unten

die Körpersubstanz
Ausatmung
Ruhe, Regeneration
nachgiebig
das Unbewusste
weich
Rückzug, Alter

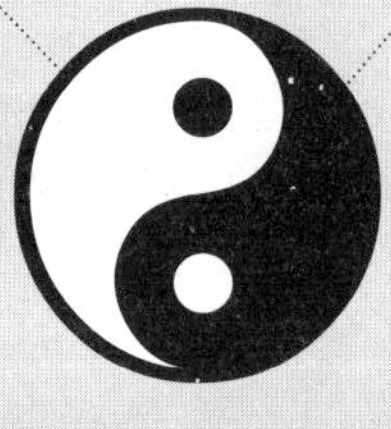

Die Polarität von Yin und Yang

Rituale zum Eintritt ins Erwachsenenalter

Großes Fest

Anlässlich der ersten Monatsblutung könnten die Eltern ein großes Fest für die Tochter geben, zu dem alle wichtigen Freunde und Bekannten eingeladen werden. Durch die Monatsblutung wird das Mädchen der Mutter gleichwertig und kann bei verschiedenen Gelegenheiten die Mutter vertreten. Eltern können ab diesem Zeitpunkt von der Elternrolle mehr zurücktreten. Dafür wird die Tochter erwachsener. Auch für die Jungen könnte man ein gleichwertiges Fest abhalten. Wie wäre es mit der „ersten Rasur"?

Baumritual

Zur Feier der Pubertät wird ein junger Baum gepflanzt, der mit dem Jugendlichen wächst und in seinen Lebensphasen zum Spiegel für ihn wird. Besonders geeignet ist die Walnuss, die lange braucht, bis sie Früchte trägt.

Luftballonritual

Auf einen Gasluftballon schreibt der Jugendliche seine Wünsche für den neuen Lebensabschnitt, und die Eltern schenken dem Luftballon symbolisch die Freiheit.

tern. Wichtig ist, dass man Heranwachsende bei der Durchwanderung dieser stürmischen Lebenszeit achtsam begleitet, damit ein guter Zugang zu sich selbst und zum anderen Geschlecht gefunden werden kann.

Die körperliche Entwicklung in der Pubertät führt zusammen mit einer guten „seelischen" Förderung zu einer sozial eigenständigen Persönlichkeit.

Kreis der Wandlungsphasen

Hatte der Jugendliche im bisherigen Leben nicht die Chance, die „Mitte", innere Stabilität und Erdung zu entwickeln, droht in dieser Zeit ein Verlust der inneren Sicherheit. Physikalisch gesprochen droht die Fliehkraft größer als die Anziehungskraft der Mitte-Erde zu werden, und der Jugendliche fliegt aus der Kurve seiner Lebensbahn.

Pubertätsrituale

Früher existierte auch bei uns eine Reihe von Ritualen für die Übergangszeit der Pubertät. Die Handwerksburschen mussten, ob sie wollten oder nicht, nach Abschluss ihrer Lehre in die Fremde ziehen. Auch wenn sie in diesen Wanderjahren häufig Not litten, wurden sie doch in gewisser Hinsicht unabhängig und welterfahren. (Der Zimmermann ist heute noch auf Wanderschaft!)

Als Au-pair-Mädchen ins Ausland zu gehen erfüllte lange Zeit ein ähnliches Bedürfnis nach Erfahrung und Weltoffenheit. Plötzlich in fremder Umgebung, auf sich alleine gestellt, mussten die jungen Mädchen erst einmal die neue Sprache lernen.

Auch das Militär in früheren Zeiten gab den jungen Burschen die Chance nachzureifen. Aus Prinzip wurde man in weit entfernte Kasernen verfrachtet und musste sich in der wenig zimperlichen Männerwelt ohne elterlichen Beistand zurechtfinden.

Im Prinzip stellen heute die Erstkommunion, die Firmung und die Konfirmation die typischen Einweihungsrituale in die Erwachsenenwelt der christlichen Gesellschaft dar. Ab dieser Einweihung ist der Jugendliche ein vollwertiges Mitglied der Kirchengemeinde.

Nachdem Eltern alte Rituale nicht mehr pflegen bzw. sie ganz aus dem heutigen Wissen verschwunden sind, holen sich viele Jugendliche den „Kick" von außen. Schließlich wollen sie ihrer Umwelt und vor allem sich selbst beweisen, dass sie nicht mehr das kleine Kind sind, dass sie sich etwas „trauen", mutig, „cool" sind.

So testet der Jugendliche seine Grenzen aus – in kleinen wie in großen Dingen, was völlig normal ist! Dazu gehören der Sprung vom 10-Meter-Brett im Schwimmbad oder das Bungee-Springen. Auch die Mädchen wollen nicht hintan stehen und probieren schon mal den Lippenstift ihrer Schwester aus; sie sehen so, wie „Frau" sich anfühlt.

Doch leider besteht die Gefahr, von dem „Kick" noch mehr zu wollen. So rutschen viele Jugendliche in die Sucht ab. Seien es Alkohol oder Drogen, Zigaretten oder Essen (Magersucht!), Fernsehen oder Computer. Der Jugendliche fühlt sich nur noch lebendig, wenn er sich dem Risiko und den Gefahren aussetzt.

Die erste Periode birgt noch eine Reihe von Geheimnissen. Neben ihrer eigentlichen gynäkologischen Bedeutung ist sie sicher eine Zeit der Reinigung für den Organismus und fördert somit Regeneration und Erholung.

Da in dieser Zeit oft auch Beschwerden auftreten, werden die Mädchen in die Ruhe und Erholung gezwungen. (Würde das Mädchen sich freiwillig Ruhe und Erholung geben, müsste der Körper sich diese nicht erzwingen.)

Der Stimmbruch gehört zu den harmlosen „Brüchen" und verrät, dass mit Stimmung und Stimme etwas nicht mehr stimmt, die Stimmbänder müssen neu gestimmt und einige Lagen tiefer gelegt werden. Als Spiegel der Stimmungslage schwankt die Stimmlage hin und her zwischen dem gewohnten und dem neuen Niveau. So stimmt die alte Höhe nicht mehr, und die neue krächzende Tiefe ist es auch noch nicht ganz. Die tiefe Stimme verrät bereits die Erdung, die nun fällig ist; die peinlichen „Kiekser" verraten dazwischen immer wieder Rückfälle in den Kinderhimmel, der nun verlassen werden muss. Zu lernen haben alle, dass mit der neuen Stimme eine neue Stimmung ins Leben gehört.

Pubertätsakne

Die Pickel auf Gesicht, Dekolleté und Rücken vollbringen, was eigentlich Aufgabe der Jugendlichen wäre: Sie überwinden die eigenen Grenzen, öffnen sich und drücken damit Offenheit aus, die noch fehlt. Man drückt die Pickel aus und wird dadurch gezwungen, die (Haut-) Grenze zu öffnen. Anschließend, mit der Pflege der Haut, erhält der Jungendliche die Zuwendung, die er braucht.

Pubertätsmagersucht

Der Name verrät, dass sich diese Krankheit in der Pubertät abspielt, eher bei Mädchen als bei Jungen. Die Werbung vermittelt uns ein vom Schlankheitswahn bestimmtes Idealbild der Frau. Magersüchtige eifern diesem Ideal am konsequentesten nach und verhindern ihr Frau-Werden nicht nur seelisch, sondern auch körperlich. Bilden sich weibliche Formen aus, hungern sie dagegen an. Die auftretende Periode wird konsequent und meist mit Erfolg weggehungert. Mädchen wollen unbewusst nicht Frau werden, sondern vielmehr Mädchen bleiben. Sie wollen sich nicht auf diesen Entwicklungsschritt einlassen.

Es bleibt nur die Aussöhnung mit der weiblichen Bestimmung und damit der Weg zurück ins Leben.

Bulimie (Fress-Brech-Sucht)

Dieses Krankheitsbild ist der Gegenpol zur Magersucht und aufs Engste mit ihr verbunden. Beide Krankheiten werden als Suchtkrankheiten bezeichnet. Das Verschlingen großer Mengen Nahrung erfolgt wie im Rausch und verschafft weder Genuss noch Befriedigung. Je intensiver die Fressorgie, desto schlimmer die anschließenden Schuldgefühle und desto heftiger das als Reinigung erlebte Erbrechen.

Auch Fresssüchtige müssen sich mit all dem aussöhnen, was sie so „zum Kotzen" finden.

2. Biochemie nach Dr. Schüßler

Mit der Pubertät beginnt eine neue körperliche und seelisch-geistige Entwicklung, die tief in organische Prozesse eingreift. So ist ganz natürlich, dass es zu einer Beeinträchtigung des Wohlbefindens kommen kann, bevor Körper und Seele ein neues Gleichgewicht gefunden haben. Viele Jugendliche leiden in dieser Zeit erheblich an den körperlichen und seelischen Umbrüchen.

Der Tabelle kann entnommen werden, wie Jugendliche sich in der Zeit der Pubertät mit einfachen Mitteln Linderung verschaffen können (s. auch Kap. IX. Krankheiten von A–Z).

Symptome	Schüßlersalze	Anwendung
Ausfluss Fluor genitalis (Weißfluss) (v. a. zur Zeit des Eisprungs)	Nr. 4 Kalium chlor.	stdl. 1 Tab. lutschen – bei starker Absonderung alle 10 Min.
Ausfluss Farbe gelblich	Nr. 6 Kalium sulf.	stdl. 1 Tab. lutschen – bei starkem Ausfluss alle 10 Min.1 Tab.
Bulimie und Magersucht	Beide Krankheiten müssen von Therapeuten behandelt werden. Biochemische Funktionsmittel können als zusätzliche Hilfe unterstützend eingesetzt werden (s. Kap. VI. 3. Erkrankungen des Nervensystems).	

Denk- und Lernfähigkeit eingeschränkt	Nr. 1 Calcium fluor.	morgens und vormittags je 2 Tab. lutschen – über einen längeren Zeitraum
Energiemangel (Salze werden zur Steigerung der Leistungsfähigkeit eingenommen)	Nr. 3 Ferrum phos.	vor- und nachmittags je 2–4 Tab. lutschen
	Nr. 5 Kalium phos.	morgens und mittags je 2 Tab. lutschen
	Nr. 8 Natrium chlor.	bis 16 Uhr 2 x 2 Tab. lutschen
Hautgrieß	Nr. 4 Kalium chlor.	über Monate mehrmals tgl. 2 Tab. lutschen
	Äußerliche Salbenanwendung mit Salbe Nr. 4	
Immunsystem geschwächt (Salze stärken das Immunsystem)	Nr. 2 Calcium phos.	morgens als „Heiße 2" mit 5 Tab.
	Nr. 3 Ferrum phos.	vor- und nachmittags je 2 Tab. lutschen
	Nr. 6 Kalium sulf.	abends als „Heiße 6" mit 5 Tab.
	Nr. 7 Magnesium phos.	vor dem Schlafengehen als „Heiße 7" mit 5–10 Tab.
	Nr. 9 Natrium phos.	vor- oder nachmittags je 2 Tab. lutschen
Kopfschmerz durch Überanstrengung (Schulkopfschmerz)	Nr. 2 Calcium phos.	als „Heiße 2" mit 5–10 Tab.; sooft wiederholen, bis Kopfschmerzen vorbei sind
Lernschwierigkeiten	Nr. 3 Ferrum phos.	vor- und nachmittags je 2–4 Tab. lutschen
	Nr. 5 Kalium phos.	morgens und mittags je 2 Tab. lutschen
	Nr. 6 Kalium sulf.	abends als „Heiße 6" mit 5–10 Tab.
	Nr. 8 Natrium chlor.	bis 16 Uhr 2 x 2 Tab. lutschen
	Salbe Nr. 7	abends zur Bauchmassage
Mundgeruch (weist auf Schwächeperioden hin)	Nr. 5 Kalium phos.	mehrmals tgl. 1 Tab.
Prämenstruelles Syndrom (PMS)	Nr. 7 Magnesium phos.	als „Heiße 7" bei Schokoladenheißhunger und zur Reduzierung der Spannung
Pubertätsakne	Nr. 3 Ferrum phos.	bei Entzündungsherd um den Pickel mehrmals tgl. 2 Tab.

	Nr. 4 Kalium chlor.	zur Einwirkung auf die Drüsen mehrmals tgl. 2 Tab.
	Nr. 9 Natrium phos.	zur Neutralisation der Säuren mehrmals tgl. 2 Tab.
	Nr. 11 Silicea	für Bindegewebe und Haut; zur Bindung der Säuren abends als „Heiße 11" mit 5 Tab. (geht mit Nr. 9 Hand in Hand)
	Salbenanwendung je nach Erscheinungsbild	
Regelschmerzen	Nr. 7 Magnesium phos.	als „Heiße 7" sooft wie notwendig; am besten 3 Tage vor der Periode damit beginnen: 3 x tgl. als „Heiße 7"
Schamröte	Nr. 7 Magnesium phos.	als „Heiße 7" oder immer wieder lutschen
Seitenstechen (weist auf eine Überforderung des Energiehaushaltes, speziell der Milz hin)	Nr. 5 Kalium phos.	alle ½ bis volle Std. 1 Tab. lutschen. Bitte auch Tage danach immer wieder 1 Tab. lutschen, damit sich die Speicher wieder auffüllen können.
Suchtmitteleinnahme (z. B. Rauchen, Süßigkeiten usw.; Salze zur Entwöhnung)	Nr. 7 Magnesium phos.	als „Heiße 7" mit 5–10 Tab. mehrmals tgl. oder bei Verlangen nach dem Suchtmittel 2 Tab. lutschen
Überanstrengung durch geistige Arbeit	Nr. 11 Silicea	mehrmals tgl. 2 Tab. lutschen
Übererregung – Hysterie	Nr. 3 Ferrum phos.	vor- und nachmittags je 2–4 Tab. lutschen
	Nr. 5 Kalium phos.	morgens und mittags je 2 Tab. lutschen
	Nr. 7 Magnesium phos.	spätnachmittags und abends als „Heiße 7" mit 5–10 Tab.

V. Wechseljahre

1. Einführung

Ein biographischer Wendepunkt – nicht nur für die Frau

Probleme, die in den Wechseljahren auftauchen, sind durch unsere Gesellschaft sowie unsere Lebens- und Denkweise geprägt und kulturell bedingt durch die enorme Abwertung des Alters, bei besonderer Minderbewertung der Frau.

Die Wechseljahre markieren einen deutlichen Einschnitt im Lebenslauf einer jeden Frau. Der durch körperliche und seelische Veränderungen erzwungene Schritt in eine neue Lebensphase stellt uns – meist unvorbereitet – vor eine völlig neue Situation.

Wir müssen lernen, damit zurechtzukommen. Jugend, Gesundheit, Vitalität – bisher als etwas Selbstverständliches erlebt – beginnen zu schwinden, und damit oft auch ein Teil der Lebensfreude. Jede Entwicklung bedeutet aber nicht nur Verlust, sie bringt auch Positives und Neues. Doch das tritt nicht von alleine in Erscheinung. Es begegnet uns zunächst in Form einer Möglichkeit, die wahrgenommen und verwirklicht werden will. Aus dieser Sicht können Wechseljahre wie eine zweite Geburt erscheinen, als eine Aufforderung, neue Erfahrungen zu machen, neue Fähigkeiten zu entwickeln und neue Chancen zu ergreifen.

Am Alten festhalten – oder die neue Chance ergreifen?

Viele Lebenskrisen entstehen durch das Festhalten an einer alten, gewohnten und lieb gewonnenen Situation, aus dem Widerstand gegen unvermeidbare Veränderungen. Gerade in solchen Situationen, in denen man durch äußere Einflüsse familiärer oder beruflicher Art oder durch gesundheitliche Probleme scheinbar aus der Bahn geworfen wird, kann ein Bewusstsein für die eigene Biographie, ihre Besonderheiten und Gesetzmäßigkeiten reifen.

Haben Krisen einen Sinn? Gerade in den mittleren Jahren kann man schon auf eine ganze Reihe persönlicher Erlebnisse zurückblicken. Man hat Einiges erreicht, aber nicht immer verlief alles reibungslos. Krisen und Fehlschläge mussten überstanden und bewältigt werden. Im Rückblick fügt sich die Vielzahl dieser Erfahrungen zu einem Ganzen, und man kann eine Art „roten Faden" oder auch mehrere „Fäden" im eigenen Lebensweg entdecken. Hinter den äußeren Ereignissen erscheinen immer deutlicher die inneren Zusammenhänge, die dem eigenen Dasein eine besondere, unverwechselbare Prägung geben. Mancher wird sich vielleicht fragen, ob nicht ein ganz anderer Mensch aus ihm geworden wäre, wenn nicht dieses oder jenes vielleicht unwillkommene Ereignis eingetreten wäre, von dem ein entscheidender Einfluss auf die Entwicklung und Reifung der eigenen Persönlichkeit ausgegangen ist.

Gesetzmäßigkeiten in der eigenen Biographie

Gerade im Zusammenhang mit Lebenskrisen oder auch Krankheiten kann es aufschlussreich sein, wenn man den Zeitpunkt ihres Auftretens in einen übergeordneten Zusammenhang zu stellen versucht. Das Leben verläuft nämlich in Rhythmen, deren Wechsel oft mit einer Krisensituation einhergeht. Wer die Wirksamkeit solcher Gesetzmäßigkeiten in seinem Leben erkannt hat, kann bewusst an seiner Biographie arbeiten, indem er von außen gegebene Veränderungen als Herausforderung begreift, neue Wege zu beschreiten. Dadurch kann der oft schmerzhafte Prozess der innerlichen Loslösung in eine positive Kraft verwandelt werden.

Rhythmen in der Biographie: Das Leben verläuft nicht kontinuierlich

Körperliche Veränderungen, wie Zahnwechsel, Pubertät, aber auch die Wechseljahre, die in einem ganz bestimmten Alter einsetzen, lassen solche Einschnitte im Leben erkennen, die den Beginn und das Ende bestimmter Rhythmen und Entwicklungsschritte markieren. Diese Übergänge in eine neue Lebensphase gehen durchaus nicht immer glatt und unbemerkt vonstatten, sondern sind oft von körperlichen Veränderungen und starken seelischen Turbulenzen begleitet.

Sieben Jahre – ein markanter Rhythmus im menschlichen Leben: Für uns ist der 7-Jahres-Rhythmus von besonderer Bedeutung, weil darin der Zusammenhang zwischen biologischen Veränderungen und der Entwicklung seelisch-geistiger Kräfte am deutlichsten hervortritt:

- Zahnwechsel bei eintretender Schulreife,
- Pubertät beim Eintritt ins Jugendlichenalter und
- Abschluss des Knochenwachstums im Erwachsenenalter.

Körperliche und seelisch-geistige Entwicklungen gehen Hand in Hand. Bei einigen dieser Entwicklungsschritte treten mehr die körperlichen Veränderungen, bei anderen eher die seelisch-geistigen in den Vordergrund. Immer treten sie aber gemeinsam auf, sind miteinander verflochten oder sogar voneinander abhängig. So erklärt es sich, dass eine gestörte, gehemmte körperliche Entwicklung unter Umständen eine altersgerechte seelisch-geistige Entwicklung behindern kann.

Entwicklungsbedingte körperliche Beschwerden und Veränderungen sind somit normal und sogar notwendig, um den nächsten Entwicklungsschritt zu ermöglichen und einzuleiten. Schon Kinder wissen dies instinktiv: Sind sie nicht stolz auf ihre Zahnlücken, weil daran für jeden sichtbar wird, dass sie schon in die Schule gehen? Und in der Pubertät kämpfen die Jugendlichen mit Rundungen, Pickeln, Stimmbruch und müssen seelische Stürme überstehen – aber alles in dem Bewusstsein, dass dies notwendige Prozesse sind und dass die Freiheiten des Erwachsenendaseins errungen werden müssen.

Wechseljahre als „Häutungsprozess"

Auch die Wechseljahre sind ein solcher Vorgang, bei dem sich durch körperliche

Veränderungen der nächste Entwicklungsschritt ankündigt und vollzogen werden will.

Das bedeutet keineswegs, dass es sich um einen leichten und schnellen Prozess handelt. Immerhin erstreckt er sich über ungefähr zwei mal sieben Jahre und ist damit der längste aller Entwicklungsschritte – und häufig auch der mühevollste und schwierigste. Etwa zwischen 42 und 49 Jahren finden die Loslösung und der Abschied von der vorangegangenen Phase der biologischen Fruchtbarkeit statt. Darauf folgt bis etwa Mitte fünfzig die Erringung eines neuen Gleichgewichts innerhalb des Organismus. Was von vielen Frauen als unwiederbringlicher Verlust empfunden wird, beinhaltet eigentlich eine neue Art von Freiheit: die Unabhängigkeit vom Fruchtbarkeitszyklus mit all seinen Beeinträchtigungen und Schwankungen im körperlichen und seelischen Wohlbefinden.

Die neu gewonnene Freiheit nutzen

Die Wechseljahre stellen eine Aufbruchsituation dar, eine Chance für die Entwicklung der eigenen Individualität und Persönlichkeit. Nimmt man ihren Beginn mit etwa 42 Jahren an, so ist damit eine Entwicklungsstufe erreicht, auf der die körperliche und seelische Entwicklung abgeschlossen ist oder in den Hintergrund tritt. Ein Neubeginn darf gewagt werden. Nur wenn es nicht gelingt, die persönliche Entwicklung auf geistigem Gebiet fortzusetzen, werden ausschließlich die negativen Seiten der Wechseljahre wahrgenommen: Die langsam beginnenden körperlichen Abbauprozesse treten in den Vordergrund, und das Gefühl seelischer Verarmung kann aufkommen.

Geistig Jungbleiben ist keine Frage des Alters

Die Wechseljahre sind ein natürlicher biologischer Vorgang und eine notwendige Voraussetzung für weitere Lebensstufen. Es ist wichtig, dies auch bei der Beschäftigung mit den unangenehmen Seiten der Wechseljahre im Bewusstsein zu haben. Im Unterschied zur Pubertät, bei der man sich in der aufsteigenden Kräftephase befindet, beginnen die Wechseljahre in der abnehmenden Kräftephase des zweiten Lebensabschnitts. Deshalb werden natürlich beide Wechsel als grundverschieden empfunden und sind von einem völlig anderen Lebensgefühl begleitet. Wir gehen also als reife, selbstbewusste und selbstbestimmte Frauen in die Wechseljahre.

Wechseljahre bedeuten Abschied nehmen: Abschied von der Fruchtbarkeit und der Möglichkeit, Kinder zu gebären, vom jugendlichen Aussehen und von den heranwachsenden Kindern. „Abschied" kommt von „Abscheiden", der Trennung gemischter Substanzen in ihre unterschiedlichen Bestandteile, die nun alle einen höheren Reinheitsgrad aufweisen. So gesehen muss Abschied nicht unbedingt nur mit einem Verlust verbunden sein, sondern kann auch als Durchbruch zu größerer Klarheit verstanden werden – als eine Möglichkeit, mit sich selbst „ins Reine" zu kommen. Doch welche „Abscheide"-Prozesse finden statt, die diese Veränderungen hervorrufen? Was geschieht in den Wechseljahren mit dem eigenen Körper?

In Kulturen, in denen dem Alter höchste Achtung seitens der Gesellschaft entgegengebracht wird und in denen die Frauen durch zunehmende Jahre an Einfluss gewinnen, gibt es so etwas wie Wechseljahrbeschwerden nicht.

Sei allem Abschied voran, als wäre er hinter dir, wie der Winter, der eben geht.
Rainer Maria Rilke

Hormone ermöglichen die innere Wahrnehmung

Hormone sind körpereigene Substanzen, die auf das Engste mit der inneren Wahrnehmung, der Selbstwahrnehmung des Organismus verknüpft sind.

Bei Schreck oder Freude, wenn Gefühle entstehen, bei Aufregung oder Anspannung, bei der Nahrungsaufnahme, die ja auch einen Kontakt mit der Außenwelt bedeutet, bei Sinneseindrücken und ihrer Verarbeitung – überall werden Hormone als Ausdruck der Selbstwahrnehmung und Selbstabgrenzung gebildet. Sie sind lebensnotwendig.

Durch sie wird eine Verbindung zwischen „Wahrnehmungsprozessen" und Körperreaktionen hergestellt. Die körperliche Entwicklung, die seelische Reife und die Fähigkeit des selbstbewussten Denkens sind immer auch mit Hormonausschüttungen verbunden. Hormone sind Stoffe, die vom Körper in bestimmten Drüsen produziert werden und alle lebenswichtigen Tätigkeiten des Organismus beeinflussen und regulieren, den Stoffwechsel, das Wachstum und die Fortpflanzung. Es gibt eine Fülle verschiedener Hormone, die sich gegenseitig regulieren und steuern, jedoch an ganz verschiedenen Stellen innerhalb des Organismus gebildet werden, z. B. im Gehirn, in der Schilddrüse oder Nebenschilddrüse, der Nebenniere, in der Bauchspeicheldrüse, in den Eierstöcken der Frau und den Hoden des Mannes. Aber auch andere Organe wie Nervenzellen, Nierengewebe, Muskelgewebe und embryonales Gewebe sind zur Hormonbildung fähig. Viele Drüsen sondern die von ihnen produzierten Hormone ins Blut ab, mit dem sie an die Zielorgane innerhalb des Körpers gebracht werden. Andere Hormone wirken direkt am Ort ihrer Entstehung oder werden über die Nervenbahnen transportiert. Durch den Verlust einiger Drüsenorgane durch Operation – wie z. B. der Nebenniere oder Hypophyse – träte der Tod ein, würden die von ihnen produzierten Hormone nicht ersetzt werden. Andere Verluste kann der Organismus selbstständig ausgleichen, z. B. die der Eierstöcke oder der Hoden.

Veränderung des Zyklus während der Wechseljahre

Etwa mit Beginn der 40-er Jahre beginnt sich der relativ konstante Rhythmus des weiblichen Zyklus zu lockern. Das Wesen der Wechseljahre besteht in dieser Lockerung und Auflösung des Menstruationsrhythmus, gefolgt von einer Zeit des Chaos und der hormonellen Schwankungen, bevor sich ein neuer Rhythmus einstellt. Dieser äußert sich nicht mehr in zyklischen Menstruationen und verläuft nach außen hin unmerklich. Häufig verkürzt sich zunächst die erste Zyklusphase sowie die Ei-Reifung. Der Eisprung erfolgt früher oder fällt ganz aus. Dadurch tritt auch die Regelblutung eher auf; sie ist oft auch stärker und dauert länger. Es gibt keine einheitliche Form der Veränderung. Bei jeder Frau macht sich der Beginn der Wechseljahre auf individuelle Weise bemerkbar, und auch ihr weiterer Verlauf kann sich ganz unterschiedlich gestalten. Auch der Zeitpunkt ihres Eintretens schwankt zwischen Mitte dreißig und Ende vierzig. Es können deshalb nur grundsätzliche Vorgänge aufgezeigt werden, die bei jeder Frau auf andere Weise und in unterschiedlicher Intensität auftreten.

Während dieser Phase der unregelmäßigen Eisprünge bilden die Eierstöcke ganz unterschiedliche Hormonmengen, teils zu wenig oder gar kein Progesteron (Gelbkörperhormon), teils zu viel, normal viel oder zu wenig Östrogen.

In der folgenden Zeit des „Chaos" ist alles möglich: Dauerblutungen, zu seltene Blutungen, unterschiedlich starke Blutungen, lange Pausen zwischen den Blutungen und auch Phasen mit völlig normalen Menstruationszyklen. Irgendwann gegen Ende der 40-er Jahre hören die Eisprünge ganz auf. Ein bis zwei Jahre später findet dann die letzte Menstruationsblutung statt. Erst wenn die Regel ein Jahr lang ausgeblieben ist, kann man davon ausgehen, dass die Menstruation beendet ist und keine Regelblutung mehr stattfindet. Der Zeitpunkt der letzten Blutung heißt Menopause. In den darauf folgenden Jahren gewinnt der Organismus ein neues hormonelles Gleichgewicht, das durch eine geringe Östrogenbildung bei mehr oder weniger gleich bleibender männlicher Hormonbildung gekennzeichnet ist.

Wenn bei einer Frau zu viel männliche Hormone in den Eierstöcken produziert werden, behindert das eine reguläre Ei-Reifung. Der Eisprung bleibt eventuell aus. Auch eine Über- oder Unterfunktion der Schilddrüse kann den Periodenzyklus stören.

Im Zusammenhang mit den Wechseljahren verändert sich das Verhältnis der Hormone zueinander. Die im Gehirn freigesetzte Menge an Regelungshormonen steigt an, weil die Eierstöcke auf den Regelungsreiz weniger reagieren und stärker stimuliert werden müssen. Häufig wird auch mehr von dem Stresshormon Prolaktin produziert, das die Hormonbildung in den Eierstöcken drosselt. Die männlichen Hormone (Androgene) nehmen dagegen geringfügig ab, aber nicht direkt durch das Einsetzen der Wechseljahre, sondern als allgemeine Folge des Älterwerdens.

Nicht fürchte ich, dass man mich niederträte. Gras, tritt man es nieder, wird ein Weg.

Blaga Dimitrowa

Veränderungen im Hormonhaushalt

Wie schon erwähnt, beeinflussen die Hormone alle wesentlichen Körperfunktionen, und zwar nicht isoliert, sondern in ihrem Zusammenspiel. Man weiß heute, dass z. B. Östrogene im Zusammenhang mit dem Knochenabbau eine entscheidende Rolle spielen. Mit abnehmender Östrogenmenge im Blut kann eine Verstärkung der Knochenabbauenden Vorgänge einhergehen. Die Östrogenabnahme stellt aber nur einen von vielen Risikofaktoren dar, die zu einem Knochenschwund, der so genannten Osteoporose (s. Kap. VI. 4. Osteoporose), führen können. Herz-Kreislauf-Erkrankungen und eine Erhöhung des Cholesterinspiegels können hormonbedingt sein. Östrogene sind bei allen „aufbauenden" Tätigkeiten des Organismus beteiligt. Darin liegt ihre Aufgabe im weiblichen Organismus. Daraus abzuleiten, dass ihr Rückgang nach den Wechseljahren die alleinige Ursache verschiedenster Erkrankungen wie Osteoporose, Herzinfarkt usw. sei, erscheint allerdings sehr fragwürdig.

2. Biochemie nach Dr. Schüßler

Mit den Wechseljahren beginnt eine neue körperliche und seelisch-geistige Entwicklung, die tief in organische Prozesse eingreift. So ist ganz natürlich, dass es zu einer Beeinträchtigung des Wohlbefindens kommen kann, bevor Körper und Seele ein neues Gleichgewicht gefunden haben. Viele Frauen fühlen sich durch diese Veränderung kaum beeinträchtigt, während andere erheblich darunter leiden.

Im Folgenden lesen Sie, wie Sie den Wechseljahren mit einfachen Mitteln vorbeugen und sich selbst Linderung verschaffen können.

Die häufigsten Beschwerden

Verstärkte Regelblutung

Bei verstärkten Regelblutungen empfehlen sich die Salze Calcium fluor. (Nr. 1), Calcium phos. (Nr. 2) und Natrium sulf. (Nr. 10).

Förderung bzw. Regulierung des Hormonhaushaltes

Die folgenden Salze unterstützen die Regulierung des Hormonhaushaltes: Calcium fluor. (Nr. 1), Calcium phos. (Nr. 2), Kalium chlor. (Nr. 4), Kalium phos. (Nr. 5), Magnesium phos. (Nr. 7), Natrium chlor. (Nr. 8), Silicea (Nr. 11).

Depressive Stimmungen

Bei Angstzuständen, Unruhe, Spannungen und Depressionen empfehle ich die folgenden Salze:

- Nr. 2 Calcium phos.: zur Reduzierung der existentiellen Angst;
- Nr. 5 Kalium phos.: zum Aufbau von Energie;
- Nr. 7 Magnesium phos.: zur Verminderung der unterschwelligen Spannung;
- Nr. 8 Natrium chlor.: zum Ausgleich im emotionalen Haushalt;
- Nr. 11 Silicea: zur Stärkung der Nerven;
- Nr. 15 Kalium jod.: zur Unterstützung der Schilddrüse, Entlastung des Gemüts;
- Nr. 22 Calcium carb.: zur Stärkung ganz von innen.

Hitzewallungen

Bei Hitzewallungen helfen:

- Nr. 2 Calcium phos.: bei Angst, Spannung, Energieverlust;
- Nr. 3 Ferrum phos.: zum Abbau der inneren Spannung;

- Nr. 7 Magnesium phos.: zum Abbau der inneren Anspannung;
- Nr. 8 Natrium chlor.: zur Regulierung des Wärmehaushalts;
- Nr. 15 Kalium jod.: zum Abbau der inneren Unruhe.

Osteoporose

Umfangreiche Hintergrundinformationen und Behandlungshinweise zur Osteoporose finden sich in Kapitel VI. 4. Nachfolgend die wichtigsten Salze mit Blick auf Wechseljahrbeschwerden:

- Nr. 1 Calcium fluor.: stärkt Oberfläche und Härte der Knochen;
- Nr. 2 Calcium phos.: zum Aufbau der inneren Struktur der Knochen;
- Nr. 3 Ferrum phos.: zur Durchblutung der Knochen;
- Nr. 5 Kalium phos.: zum Aufbau von Gewebe;
- Nr. 7 Magnesium phos.: zur Entspannung;
- Nr. 9 Natrium phos.: zum Abbau von Säure;
- Nr. 11 Silicea: dient dem Knochenaufbau;
- Nr. 15 Kalium jod.: verringert die innere Unruhe;
- Nr. 22 Calcium carb.: stärkt die härteste Schicht der Knochen.

Bei Knorpelproblemen wäre noch zusätzlich Natrium chlor. (Nr. 8) einzunehmen.

Trockene Schleimhäute

Bei trockenen Schleimhäuten ist Natrium chlor. (Nr. 8) viertel- bis halbstdl. zu lutschen. Getränke, die der Körper verdünnen muss, wie Kaffee, Cola, Tee, Bier, Wein, Säfte usw., sind zu meiden.

Einsatzgebiete der 12 Salze

Nachfolgend wird beschrieben, in welchen Fällen der Einsatz der jeweiligen Salze angezeigt ist.

Nr. 1 Calcium fluoratum D 12

Einzunehmen bei folgenden Anzeichen: innere Unruhe, ängstlich, depressive Verstimmung; Furcht, das Tagespensum nicht zu schaffen; Blasenschwäche: Harnträufeln tagsüber; häufiger oder plötzlicher Harndrang, Bettnässen wegen Erschlaffung des Blasenschließmuskels, Menstruation verstärkt; milchiger Ausfluss, gelegentlich stärkerer Ausfluss von gelbmilchiger Beschaffenheit; Knoten in den Brustdrüsen – steinhart.

Bei Männern: Libido erloschen.

Nr. 2 Calcium phosphoricum D 6

Einzunehmen bei folgenden Anzeichen: ängstlich, furchtsam, schreckhaft, vergesslich, Nachlassen der gedanklichen Schärfe, mürrisch, häufiger Drang zum Urinieren; der Harn enthält Eiweiß (Albuminurie); Dysmenorrhoe, Amenorrhoe bei Anämie; eiweißartiger Fluor (besonders morgens); Gebärmutterverlagerung oder -vorfall.

Bei Frauen und Männern: Libido oft anomal vermehrt oder vermindert.

Nr. 3 Ferrum phosphoricum D 12

Einzunehmen bei folgenden Anzeichen: nervös, überempfindlich; unfähig, Gedanken zu sammeln; ängstlich; Gedächtnisschwäche für Namen und Tatsachen usw.; unwillkürlicher Harnabgang bei geschwächten Menschen – evtl. schon beim Gehen; Reizung der Harnröhre, Menstruation schmerzhaft; Neuralgie der Brustdrüsen, schlimmer bei Berührung; Hitzewallungen der Frauen in den Wechseljahren.

Nr. 4
Kalium chloratum D6

Einzunehmen bei folgenden Anzeichen: träge, antriebslos, entschlussunfähig, bequem, stupid; Neigung zu chronischen Nieren- und Blasenentzündungen, Menstruation zu spät, Absonderung von milchig-weißem Schleim, nicht reizend; chronische und subchronische Entzündung der Brustdrüsen, Anschwellung der Achsellymphknoten.

Nr. 5
Kalium phosphoricum D6

Einzunehmen bei folgenden Anzeichen: Nervenschwäche, geistige Abgespanntheit, Mutlosigkeit, ängstlich, furchtsam ohne Grund, melancholisch oder hypochondrisch, Gedächtnisschwäche; Harnverhalten oder willkürliches Harnverhalten als Symptom einer örtlichen nervlichen Schwäche; Lähmung des Blasenschließmuskels, nervöse Reizblase, starke Regelkrämpfe, Regel zu spät oder zu früh, Zwischenblutungen, chronische und subchronische Entzündungen der Brustdrüsen, Anschwellung der Achsellymphknoten.

Bei Männern: große Erschöpfung nach Samenverlust (Geschlechtsverkehr), nächtlicher Samenverlust; Geschlechtsnervenschwäche infolge übermäßiger geschlechtlicher Aufregung.

Schüßler-Salze im Überblick

Mineralsalztabletten	Einsatz
Nr. 1 Calcium fluor.	Erhaltung der Elastizität
Nr. 2 Calcium phos.	Entspannung der Muskeln, Knochenaufbau
Nr. 3 Ferrum phos.	Durchblutungsförderung
Nr. 4 Kalium chlor.	Drüsenhaushalt
Nr. 5 Kalium phos.	Energie
Nr. 6 Kalium sulf.	Sauerstoffversorgung der Zelle
Nr. 7 Magnesium phos.	Herz, Nerven, Drüsen, Verdauungsapparat, vegetatives Nervensystem
Nr. 8 Natrium chlor.	Flüssigkeitshaushalt, Schleimhäute
Nr. 9 Natrium phos.	Abbau der anfallenden Säuren, Fettstoffhaushalt
Nr. 10 Natrium phos.	Entschlackung
Nr. 11 Silicea	Nerven
Nr. 12 Calcium sulf.	Eiweißabbau

Nr. 6
Kalium sulfuricum D6

Einzunehmen bei folgenden Anzeichen: überempfindlich gegen Geräusche, Gerüche, Licht usw.; weinerlich, ängstlich, traurig, depressiv, Schwarzseher, lufthungrig („Katzenjammer-Mittel"); Weißfluss der Frauen; zu späte, spärliche Menstruation.

Nr. 7
Magnesium phosphoricum D6

Einzunehmen bei folgenden Anzeichen: ängstlich, depressiv, missmutig, ungeduldig, hastig, Geist ermüdet leicht; Knoten in der Brust (s. auch Salze Nr. 1 und Nr. 4; Arzt aufsuchen!); Harnstau infolge von

Verkrampfungen des Blasenschließmuskels, schmerzhafter Harndrang, unaufhörlicher Harndrang, Krampfschmerzen in Verbindung mit der Menstruation; Regel verfrüht, oft um 1 Woche; kolikartige Schmerzen vor der Menstruation, Besserung bei Einsetzen der Menstruation, Schwellungen und Schmerzen der äußeren Genitalien, Scheidenkrampf; harte Knoten in der Brust (s. auch Salze Nr. 1 und Nr. 4; Arzt aufsuchen!).

Bei Männern: starke Steigerung des sexuellen Verlangens.

Nr. 8
Natrium chloratum D 6

Einzunehmen bei folgenden Anzeichen: vegetativ labil, Lebensüberdruss, Angst vor der Zukunft, Stimmungslabilität, Depression gegen Ende der Regelblutung; unfreiwilliger Harnabgang beim Husten, Gehen, Lachen oder bei Schmerzen; Brennen in der Harnröhre; Regel zu spät und zu spärlich, Trockenheit der Scheide, Abneigung gegen Geschlechtsverkehr.

Bei Männern: Libido vermindert (gelegentlich auch gesteigert), unfreiwilliger Samenabgang, nachhaltige Verstimmung nach Geschlechtsverkehr.

Nr. 9
Natrium phosphoricum D 6

Einzunehmen bei folgenden Anzeichen: ungeduldig, nervös, gereizt, streitsüchtig, missmutig, gedrückt, ängstlich, leicht aufbrausend, hart und grob gegen Personen (auch in der Familie), entzündliche Blasen und Nierenleiden; Harn scharf, dunkel, wundmachend – Geruch sauer; gelbrahmiger Ausfluss, Brustdrüsenentzündung.

Bei Männern: sexuelle Erregung bei gleichzeitiger Erektionsschwäche.

Nr. 10
Natrium sulfuricum D 6

Einzunehmen bei folgenden Anzeichen: Lebensüberdruss, Neigung zu Selbstmord; reizbar, niedergeschlagen, trübsinnig, schweigsam, misslaunig, verstimmt; Bettnässen, Blasenentzündung, Menstruation scharf und reichlich.

Nr. 11
Silicea D 12

Einzunehmen bei folgenden Anzeichen: Lebenskraft geschwächt, mangelndes Selbstvertrauen; ängstlich, schreckhaft, nachgiebig, unentschlossen, weinerlich, unzufrieden, kann sich zum Lebensüberdruss steigern; Neigung zu Anschwellung und Verhärtungen von Drüsen; empfindlich gegen Berührung an den Drüsen, brennende Schmerzen in der Harnröhre beim Wasserlassen, Zerschlagenheit nach Geschlechtsverkehr; wässriger, wundmachender, übelriechender Ausfluss; schmerzhafte Brustwarzen.

Bei Männern: schmerzhafte Erektion morgens vor dem Aufstehen; Zerschlagenheit am ganzen Körper nach Geschlechtsverkehr.

Nr. 12
Calcium sulfuricum D 6

Einzunehmen bei folgenden Anzeichen: Menstruation spät, lang anhaltend, verbunden mit Kopfschmerzen und großer Schwäche.

Empfehlungen zur Einnahme

Die Mineralsalztabletten sind ganz regelmäßig und mindestens 3–4 Monate lang einzusetzen. Dann kann die Einnahme versuchsweise unterbrochen werden, sollte aber sofort wieder aufgenommen werden, sobald sich erneut Beschwerden zeigen.

Bei akuten Beschwerden nehmen Sie – bei Wahl mehrerer Mittel: abwechselnd – jede ¼ Std. eine Dosis des jeweiligen Mittels: 2 Tab. oder einige Schlucke in gelöster Form des jeweiligen Minerals („Heiße 7", s. Kap. I. 3. – Akute Erkrankungen).

Tabletten werden immer gelutscht (geschluckt sind sie wertlos). Bei länger anhaltenden Beschwerden bitte Ihren Arzt aufsuchen!

3. Heilkräuter und Tees

Selbstverständlich sollte auch die Kräuterkur über mehrere Monate angewendet werden. Hierzu eignen sich besonders Heilkräuter mit östrogenartiger Wirkung.

Kräuter und Tees

Baldrian (Valeriana officinalis)

Wirkt beruhigend und ausgleichend. Bei Schlaflosigkeit, innerer Unruhe und nervösem Herzklopfen.

Wichtiger Hinweis: Baldriantee darf nicht zu spät getrunken werden, wenn er einen Einfluss auf den Schlaf haben soll. Spätestens abends gegen 19 Uhr. (Langsame Wirkung, sonst schläft man erst gegen Morgen ein.)

- Zubereitung des Tees: 2 Teelöffel Baldrianwurzel mit ¼ l kaltem Wasser übergießen, 10–12 Std. ziehen lassen, umrühren und abseihen, bei Bedarf oder kurmäßig über 6–8 Wochen tgl. 2–3 Tassen trinken. Bei Bedarf süßen (nicht bei Diabetes).

Frauenmantel (Alchemilla vulgaris)

Krampflösend, Gebärmutter-stärkend, bei Antriebsmangel, Reizbarkeit und depressiven Verstimmungen, verminderter sexueller Lust, Trockenheit der Scheide, Harninkontinenz, Stuhlverstopfung.

- Zubereitung des Tees: 2 Teelöffel Frauenmantelblätter mit ¼ l kaltem Wasser kurz aufkochen, 10–15 Min. ziehen lassen, abseihen, bei Bedarf tgl. 1–3 Tassen Tee, ungesüßt.

Herzgespann (Leonurus Cardiaca)

Bei Hitzewallungen, Herzklopfen, nervöser Unruhe, depressiver Verstimmung, Schlaflosigkeit.

- Zubereitung des Tees: 2 Teelöffel Herzgespannkraut mit ¼ l kochendem Wasser übergießen, 10 Min. ziehen lassen, abseihen, bei Bedarf oder kurmäßig 2–4 Wochen tgl. 2–3 Tassen ungesüßt.

Hopfen (Humulus lupulus)

Hopfenzapfen und -blüten sind als sanft wirkendes Beruhigungsmittel bekannt. Baldrian und Hopfen werden oft in Teezubereitungen kombiniert. Östrogenähnliche Wirkung, wirkt deshalb ausgleichend auf Wechseljahrbeschwerden.

Harmonisierende Wirkung, gegen Nervosität, gegen depressive Verstimmungen und angezeigt bei Schlafstörungen.

- Zubereitung des Tees: 2 Teelöffel Hopfenblüten mit ¼ l kochendem Wasser übergießen, 15 Min. ziehen lassen, abseihen, bei Bedarf tgl. 2 Tassen ungesüßt trinken. Als Schlaftrunk: ½ Std. vor dem Schlafengehen 1 Tasse Tee mit 1 Teelöffel Honig (nicht bei Diabetes).

Johanniskraut (Hypericum perforatum)

Gegen Unruhe und depressive Verstimmung.

Bitte beachten: Johanniskraut erhöht die Lichtempfindlichkeit der Haut. Deshalb während der Anwendung die pralle Sonne, Höhensonne oder Solarium meiden.

- Zubereitung des Tees: 1–2 Teelöffel mit ¼ l kaltem Wasser übergießen, kurz aufkochen, 3 Min. ziehen lassen, abseihen und kurmäßig über 4–6 Wochen tgl. 2–3 Tassen Tee, ungesüßt.

Melisse (Melissa officinalis)

Aus den Blättern wird ein Tee zubereitet, der allgemein stärkend, beruhigend und krampflösend wirkt. Er befeuchtet die Schleimhäute. Hilft bei Schlafstörungen, Gereiztheit und Nervosität.

- Zubereitung des Tees: 3 Teelöffel Melissenblätter mit ¼ l kochendem Wasser übergießen, abseihen, kurmäßig über 6–8 Wochen 3 Tassen tgl. trinken. Bei Bedarf mit Honig süßen (nicht bei Diabetes).

Mönchspfeffer (Agnus Castus)

Hilft bei Menstruationsstörungen in der Prämenopause.

Rosmarin (Rosmarinus officinalis)

Wirkt als anregendes Tonikum vor allem auf Kreislauf, Nerven und Galle. Östrogenähnliche Wirkung. Bei Menstruationsstörungen in der Prämenopause, Nervosität, niedrigem Blutdruck, allgemeiner Abgeschlagenheit.

- Zubereitung des Tees: 1 Teelöffel Rosmarinblätter mit ¼ l kaltem Wasser kurz aufkochen, abseihen, bei Bedarf morgens und mittags je 1 Tasse Tee ungesüßt trinken.

Salbei (Salvia officinalis)

Bei Hitzewallungen mit nächtlichen Schweißausbrüchen.

- Zubereitung des Tees: 3 (bei empfindlichem Magen 2) gehäufte Teelöffel Salbeiblätter mit ¼ l kochendem Wasser übergießen, 15 Min. ziehen lassen, abseihen, kurmäßig über 3–4 Wochen tgl. 2 Tassen Tee ungesüßt und sehr warm trinken.

Steinklee – Melilotus officinalis

Bei Gefäßschwäche sowie bei arteriellen und venösen Durchblutungsstörungen. Wirkt krampflösend und beruhigend, bei Nervosität, bei Harnwegsinfekten.

Zubereitung des Tees: 1–2 Teelöffel Steinkleekraut mit ¼ l kochendem Wasser übergießen, 10 Min. ziehen lassen, abseihen, bei Bedarf 2–3 Tassen Tee, ungesüßt.

Weißdorn (Crataegus monogyna)

Hilft bei Herzklopfen, zur Regulierung von hohem Blutdruck, als mildes Beruhigungsmittel. Auch bei Schlafstörungen, Herzjagen, Schwindelgefühl und Hitzewallungen.

Zubereitung des Tees: 2 Teelöffel Weißdornblüten mit ¼ l kochendem Wasser übergießen, 10 Min. ziehen lassen, abseihen, kurmäßig über 6–8 Wochen tgl. 2 Tassen trinken. Eventuell gesüßt mit Honig (nicht bei Diabetes).

Bewährte Teemischungen

Je nach Beschwerden haben sich die folgenden Teerezepturen bewährt.

Teerezeptur 1

Hilft bei Nervosität, Gereiztheit, beruhigt und fördert den Schlaf.

Zutaten: 20 g Hopfenzapfen, 20 g Melisse, 10 g Baldrian.

Zubereitung: 2 gehäufte Teelöffel der Mischung mit ¼ l lauwarmem Wasser übergießen, 5 Std. zugedeckt ziehen lassen, abseihen, auf Trinktemperatur erwärmen, bei Bedarf tgl. 2 Tassen, ungesüßt. Als Schlaftrunk: ½ Std. vor dem Schlafengehen 1 Tasse mit 1 Teelöffel Honig. Diabetiker ungesüßt.

Teerezeptur 2

Hilft gegen depressive Verstimmungen.

Zutaten: 20 g Johanniskraut, 20 g Melisse, 20 g Hopfenzapfen.

Zubereitung: 2 gehäufte Teelöffel der Mischung mit ¼ l kochendem Wasser übergießen, 10 Min. ziehen lassen, abseihen, kurmäßig über 6 Wochen tgl. morgens und mittags je 1 Tasse, ungesüßt.

Teerezeptur 3

Hilft gegen Hitzewallungen mit starkem Herzklopfen.

Zutaten: 20 g Herzgespann, 15 g Johanniskraut, 10 g Weißdorn, 10 g Melisse, 5 g Baldrian.

Zubereitung: 2 Teelöffel der Mischung mit ¼ l kochendem Wasser übergießen, 5 Min. ziehen lassen, abseihen, bei Bedarf tgl. 2–3 Tassen Tee, ungesüßt.

4. *Weitere Maßnahmen*

Allgemeine Empfehlungen

In keiner anderen Lebensphase ist regelmäßige körperliche Bewegung so wichtig wie in den Wechseljahren. Denn die meisten der typischen Beschwerden wie Gewichtszunahme, Durchblutungsstörungen, Kurzatmigkeit, steife Glieder und schmerzende Gelenke, schnelle Ermüdbarkeit, Harninkontinenz, aber auch ernsthafte Krankheiten wie Herz-Kreislauf-Erkrankungen und Osteoporose beruhen zu einem Teil auf Bewegungsmangel. Auch das seelische Gleichgewicht gerät häufig durch körperliche Unbeweglichkeit aus der Balance.

Wenn keine Bedenken bestehen, sollten Sie regelmäßig drei- bis viermal wöchentlich für 20–40 Min. Sport treiben: z. B. zügiges Gehen (Walking), Wandern, Schwimmen, Radfahren, Tanzen (auch Bauchtanz) oder Gymnastik. Gymnastik ist gut für Wirbelsäule, Beckenboden, Muskulatur und Venen. Atemübungen verbessern die Sauerstoffversorgung, helfen aber auch, zu innerer Ruhe zu finden.

Zu äußerer und innerer Harmonie gelangen: Yoga

Yoga ist eine Jahrtausende alte Methode, die aus Indien stammt. In seinem ursprünglichen Sinn ist Yoga ein Weg, der alle Bereiche des Lebens umfasst. Es enthält viele verschiedene Elemente, von ethischen bis hin zu gesundheitsfördernden Prinzipien, Bewegung, gesunder Ernährung, innerer und äußerer Harmonie mit sich und der Welt. Die Körperübungen (Asanas) basieren auf einem Wechsel von Anspannung und Entspannung und wirken damit harmonisierend und ausgleichend auf den ganzen Körper. Sie kräftigen die Muskeln, lockern Verspannungen und lassen Wirbelsäule und Gelenke beweglicher werden. Die Atemübungen dienen dazu, gleichmäßig und entspannt atmen zu lernen, denn mit dem Atem nehmen wir nach dem Yoga-Prinzip Lebensenergie (Prana) auf. Ein regelmäßiger Atemfluss versorgt alle Bereiche des Körpers mit dieser Lebensenergie. Meditations- und Konzentrationsübungen schließlich helfen, die Gedanken zur Ruhe zu bringen, sich von den Reizen der Außenwelt zu lösen und auf diese Weise mehr innere Gelassenheit zu entwickeln.

Die Widerstandskräfte stärken: Kneippen

Das Wissen um die heilsame Wirkung des Wassers und seine Anwendung zur Vorbeugung und Linderung von Krankheiten und Beschwerden – die Hydrotherapie – sind schon lange bekannt. Bei diesen Beschwerden können Wasseranwendungen helfen:

- Schlafstörungen,
- Nervosität,
- Kopfschmerzen,
- Infektanfälligkeiten,
- zur Anregung von Kreislauf und Stoffwechsel,
- Hitzewallungen.

Vorausgesetzt, Sie leiden nicht an behandlungsbedürftigen Krankheiten, kann Ihnen die Heilkraft des Wassers auch zu Hause auf ideale Weise helfen. Wasseranwendungen gibt es als Voll- und Halbbäder, als Teilbäder wie Fuß- und Armbäder, als Körpergüsse oder warme und kalte Wickel, auch Wassertreten gehört dazu. Sie sollten dabei unbedingt beachten:

- Niemals kaltes Wasser auf oder an kalte Haut! Wärmen Sie sich, wenn nötig, mit Hilfe von Bewegung vor.
- Nehmen Sie sich genügend Zeit – auch zum Nachruhen hinterher!
- Sorgen Sie für eine angenehme Raumtemperatur (etwa 19–21 Grad) – Sie dürfen dabei nicht frieren.
- Verzichten Sie auf schwarzen Tee, Kaffee und Nikotin unmittelbar vor und nach einer Anwendung.
- Führen sie größere Anwendungen wie ein Vollbad nicht auf leeren Magen und frühestens eine Stunde nach dem Essen durch. Bei „kleinen Anwendungen" wie dem Wechselfußbad und dem kalten Armbad genügen 30 Min.
- Verspüren Sie während der Anwendung plötzlich Schwindelgefühl, Schwarzwerden vor den Augen, Kältezittern oder übermäßiges Herzklopfen, brechen Sie bitte die Anwendung sofort ab. Legen Sie sich hin und atmen Sie tief durch, bis die Beschwerden wieder abgeklungen sind.

Wechselfußbad

Gegen Schlafstörungen, Nervosität und Kopfschmerzen empfehlen sich Wechselfußbäder.

- 2 Fußbadewannen oder Eimer vor einen Stuhl stellen; in das eine Gefäß 36–38 Grad warmes Wasser füllen, ins andere 18 Grad kaltes Wasser. Bequem hinsetzen und beide Beine bis zu den Waden (bei Krampfadern nur bis zu den Knöcheln) so lange ins warme Wasser stellen, bis sie angenehm warm sind (etwa 5 Min.). Anschließend beide Beine für 10–15 Sekunden ins kalte Wasser tauchen. Den Vorgang einmal wiederholen; anschließend das Wasser abstreifen, nur die Fußsohlen abtrocknen, warme Strümpfe (aus Wolle oder Baumwolle) anziehen und einige Minuten nachruhen (bei Schlafstörungen nach dem Fußbad ins Bett legen).

Kaltes Armbad

Ein kaltes Armbad kann bei Hitzewallungen, Müdigkeit, körperlicher und geistiger Erschöpfung und zur Beruhigung des vegetativen Nervensystems helfen.

- Waschbecken mit 18 Grad kaltem Wasser füllen. Einen Stuhl so vor das Becken stellen, dass Sie bequem sitzen. Beide Arme entspannt bis zur Oberarmhöhe für 10 Sekunden (oder bis sie ein Kältegefühl verspüren) ins Wasser legen, die Hände dabei leicht bewegen. Abtropfen lassen und abtrocknen. Gerade bei Hitzewallungen kann Ihnen das kalte Armbad schnell helfen. Gelegenheiten dazu gibt es fast überall – sogar bei Reisen, am Flughafen, im Zug, in Raststätten.

Vollbad

Bei innerlicher und äußerlicher Anspannung, Einschlafstörungen (dann vor dem Schlafengehen durchführen!) und Erschöpfungen sowie zur Anregung des vegetativen Nervensystems und des Stoffwechsels kann ein Vollbad gute Dienste leisten.

- Badewanne mit so viel warmem Wasser (37 Grad) füllen, dass es den ausgestreckten Körper bis zum Hals bedeckt. Wenn Sie möchten, einen Badezusatz, etwa einen Pflanzenextrakt, hinzugeben. 10–15 Min. darin baden, danach gut abtrocknen, etwas Warmes anziehen und mindestens 20 Min. nachruhen (bei Einschlafstörungen nach dem Bad ins Bett legen).

5. Wechseljahre als Aufbruch

Bisher haben wir uns vor allem mit der Situation des Abschieds beschäftigt – des Abschieds von der körperlichen Fruchtbarkeit, von dem rhythmischen Schwingen des Organismus in einem Monatszyklus, vom jugendlichen Aussehen.

Doch ist nicht die Trauer um das Vergangene, das Festhalten am Bestehenden eine Selbsttäuschung, die uns daran hindert, nach vorn zu schauen, und uns deshalb immer weiter von uns selbst entfernt? Hindert sie uns nicht an einer wirklichen Selbstbegegnung?

Die Trennung von einem Menschen durch Tod oder durch Scheidung, der Verlust materieller Güter oder des Arbeitsplatzes beschwören immer eine innere Krise herauf, ein Sich-selbst-in-Frage-Stellen. Insbesondere gilt dies, wenn es sich um Abschiede und Trennungen handelt, die wir nicht selbst herbeigeführt haben, sondern die uns schicksalsmäßig widerfahren sind. Ebenso ist es mit biologischen Veränderungen, von denen zwar jeder weiß, dass sie ständig stattfinden, die aber im spontanen Erleben nicht spürbar sind und nur über die Jahre hinweg eine sichtbare Veränderung zeigen. Wie jede Trennung, jeder Abschied und jede Veränderung, löst auch das Herannahen der Wechseljahre als spürbare Wandlung, als Metamorphose, immer unangenehme Empfindungen, Sorgen und Ängste aus. Die Veränderungen und die damit verbundene Ungewissheit verunsichern uns in einer Situation, in der wir glauben, unseren Platz im Leben gefunden zu haben. Am besten, alles bliebe immer so, wie es ist – sowohl äußerlich als auch innerlich.

Die Wechseljahre konfrontieren die Frauen in einer deutlicheren Weise mit dem Alter, als dies bei Männern der Fall ist. In unserer Gesellschaft erfordert es viel Mut, sich dem Älterwerden zu stellen. Erinnert es uns doch immer auch an Krankheit, Verfall, Pflegebedürftigkeit und Tod – keine beliebten Themen, obwohl oder gerade weil der Anteil älterer Menschen in unserer Gesellschaft ständig ansteigt. Erst ganz allmählich taucht auch die älter werdende Frau in der Werbung, im Fernsehen, in der Modeszene bildlich auf. Aber wir sind von einer Kultur des Älterwerdens oder einer Ästhetik des alternden Körpers noch immer weit entfernt. Schließlich ist auch das heutige Therapieangebot an Frauen,

Oh, wer nur ernst und fest
die Stunde greift,
Den Kranz ihr auch
von den bleichen Locken streift,
Dem spendet willig sie
die reichste Beute;
Doch wir, wir Toren,
drängen sie zurück,
Vor uns die Hoffnung,
hinter uns das Glück,
Und unsre Morgen
morden unsere Heute.

Annette von Droste-Hülshoff

mit einer jahrelangen Hormonsubstitution Beschwerden und Wirkungen der Wechseljahre zu mildern oder aufzuheben, nichts anderes als der Versuch, biologische Veränderungen künstlich zu verlangsamen bzw. zu verhindern. Warum ist das Thema Hormontherapie so wichtig und warum wird es zugleich so kontrovers betrachtet? „Wenn ich doch mit Hormonen besser aussehe und mich besser fühle und obendrein noch Alterskrankheiten vorbeuge, warum soll ich sie dann nicht nehmen?", fragt sich manche.

Eine berechtigte Frage, die zugleich aber nur die eine Seite des Älterwerdens anspricht. Wir leben in einer Zeit, in der in menschliche und auch in andere Lebensvorgänge massiv eingegriffen wird. Gentechnologie und Fruchtbarkeitstechnologien sind nur ein Beispiel unter vielen. Die so genannte Medikalisierung von ganzen Lebensabschnitten spielt dabei ebenfalls eine bedeutende Rolle und betrifft in erster Linie die Frauen. Gegenwärtig werden für die Zeit von der Pubertät bis zum Lebensende Hormone empfohlen: angefangen mit der Pille als Empfängnisschutz, aber auch als Schutz vor später auftretenden Krebskrankheiten, als Aknetherapie, als Schmerztherapie bei schmerzhafter Periodenblutung bis hin zu den fast schon selbstverständlichen Präparaten für die Zeit der Prä- und Postmenopause. Damit lassen Frauen über Jahre und Jahrzehnte hinweg ihren Organismus manipulieren und durch künstliche Hormonzufuhr regulieren.

Frauen müssen sich dieser Entwicklung, diesem Trend viel bewusster stellen. Sie müssen in der Lage sein, viel stärker mitzuentscheiden, was für sie das Richtige ist. Es geht nicht darum, Hormonsubstitution abzulehnen, sondern individuelle Entscheidungskriterien zu entwickeln und sich über äußere Zwänge hinwegzusetzen. Ein Medikament kann verordnet werden, eine Entscheidung nicht.

Die Kontroverse um das Für und Wider von Hormonsubstitutionen ergibt sich aus einem weiteren, grundsätzlichen und schon angesprochenen Aspekt: Sollen biologisch-körperliche Veränderungen und Beschwerden grundsätzlich als Störungen aufgefasst und beseitigt werden oder können sie auch als notwendige Wahrnehmung, als Hilfe zur Veränderung gesehen werden? Können körperliche Veränderungen notwendige Voraussetzungen für die seelische und geistige Entwicklung sein? Wann sind sie behandlungsbedürftig und wann ist es nötig, sie zu akzeptieren? Diese grundsätzlichen Fragen beschäftigen die Medizin von alters her und stellen aber auch das Konfliktpotenzial der verschiedenen Richtungen und Denkansätze dar. Ich möchte jede Frau darin unterstützen, sich mit diesen Fragen zu beschäftigen und zu individuellen Entscheidungen zu gelangen. Dann können Wechseljahre ein Aufbruch sein.

VI. Spezifische Krankheitsbilder

1. Entzündungen

Einführung

Nach Schüßler gibt es drei Entzündungstadien und entsprechend passende Mineralsalze: Im ersten Entzündungsstadium ist Ferrum phosphoricum D12 (Nr. 3) einzunehmen, im zweiten Stadium empfiehlt Schüßler Kalium chloratum D6 (Nr. 4). Wer sich schon im dritten Entzündungsstadium befindet, sollte idealerweise mit Kalium sulfuricum D6 (Nr. 6) arbeiten.

Die fieberhaften Krankheiten haben meistens eine Entwicklungszeit. Aus der Vorbereitungszeit (Inkubation) entwickelt sich die Fieberzeit, von deren Beginn ab man gemeinhin erst von Krankheit spricht. Die weitere Gestaltung hängt mit Entgiftung und schließlich der Wiederherstellung (Genesung) zusammen.

Fast alle Befindlichkeitsstörungen bzw. Krankheiten gehen phasenweise mit Entzündungen einher, der physiologischen Antwort des Körpers auf eine Störung. Als wesentliche Auslöser von Befindlichkeitsstörungen gelten: seelische und körperliche Leiden, Bakterien, Viren und Umweltgifte.

Für den Einsatz der biochemischen Funktionsmittel nach Schüßler ist es gleich, an welchem Ort sich die Entzündung abspielt: ob Haut, Bronchien, Galle, Gelenke usw.

Die fünf Kardinalsymptome einer Entzündung sind Hitze, Rötung, Schwellung, Schmerz oder Störung der Funktionsfähigkeit (Bewegungsschmerz bzw. -einschränkung). Nicht immer müssen alle fünf Kardinalsymptome gleichzeitig auftreten.

Bei Beginn einer Entzündung sind die biochemischen Funktionsmittel sofort einzunehmen: alle 10 Min. 1–2 Tab. lutschen, bzw. als Initialzündung 5–10 Tab. in heißem Wasser auflösen, mit einem Plastiklöffel umrühren und – abgekühlt auf Mundtemperatur – kauend trinken; danach wiederholen bzw. zum Lutschen der Mineraltabletten übergehen. Kommen mehrere Salze zur Anwendung, sollte genauso verfahren werden, nur im Wechsel.

Die drei Entzündungsstadien müssen nicht alle voll zum Ausbruch kommen, wenn sofort angemessen reagiert wird. Bei Fieber bis 38,5 °C sollte Ferrum phos. D12 (Nr. 3) gelutscht werden, bei Schleimbildung Kalium chloratum D6 (Nr. 4) und bei Abschuppung Kalium sulfuricum D6 (Nr. 6). Als Herzstütze hat sich bei lang anhaltendem Fieber bzw. Fieber ab 38,5° C Kalium phos. D 6 (Nr. 5) bewährt.

Bei eitrigen Prozessen sollte eventuell noch Silicea D12 (Nr. 11) (bei Eiter ohne Abfluss) oder Calcium sulf. D6 (Nr. 12) (bei Eiter mit Öffnung nach außen) eingenommen werden. Wenn Koliken zu beobachten sind, ist die „Heiße 7" anzuwenden (s. Kap. I. 3. – Akute Erkrankungen).

Im Zusammenhang mit einer akuten Entzündung (enden allesamt mit „-itis" – wie Bronchitis, Tonsillitis, Neurodermitis, Rhinitis usw.) ist es ratsam, Bettruhe zu halten, die Diät zu beachten, sich Ruhe zu gönnen, viel zu trinken und Geduld zu haben.

Für die Ernährung während des Entzündungsstadiums ist es wichtig, den Säure-Basen-Haushalt zu beachten. Nach Möglichkeit nehmen Sie kein tierisches Eiweiß und keine bis wenige Mehlprodukte zu sich, auch keine Kartoffeln (Schleimbildung!). Kaffee, Schwarztee und Kakao verbrauchen viel Eisen im Körper und sind daher unbedingt zu meiden. Dafür empfiehlt sich der Verzehr von Gemüse, Kräutertees, gedünstetem Obst und leicht verdaulicher Speisen. Gemüsesäfte sollten unbedingt mit warmem Wasser verdünnt und kauend bis spätestens 15 Uhr getrunken werden.

Darüber hinaus bieten sich zur Therapie ein Erkältungsbad oder ein Natronbad an.

Bei chronischen Entzündungen (enden alle mit „-ose" – wie Arthrose, Dermatose usw.) spielt die ausdauernde Mitteleinnahme eine große Rolle. Auch hier sind Ernährung und Lebensweise zu beachten. Weitere Mittel werden vonnöten sein, um den abbauenden (destruktiven) Prozessen begegnen zu können.

Der begleitende Einsatz der jeweiligen Salben ist sehr sinnvoll, ersetzt aber die Einnahme der Tabletten nicht.

Guter Rat...

Überlegen Sie: Welchen „Gewinn" habe ich von meiner Befindlichkeitsstörung? Komme ich dadurch einmal zu meinem Rückzug und finde die nötige Zeit für mich? Habe ich die Legitimation, allen zu zeigen, dass ich die „Nase voll habe", dass es mir „zum Hals heraushängt" und es einfach „nicht mehr geht!"?

Nr. 3 Ferrum phosphoricum D 12 – 1. Entzündungsstadium

Allgemeines

Das sogenannte erste (hitzige) Entzündungsstadium ist das Stadium des offenen Kampfes zwischen „Erregern" und Organismus. Das Blut ist mobil gemacht, schneller bewegt und von höherer Temperatur. Diese Mobilmachung, die den Zweck hat, die nötigen Stoffe beschleunigt und in größeren Mengen an den Krankheitsherd zu bringen, nennen wir Fieber. Das Fieber ist also keine Krankheit, sondern ein Heilfaktor. Fieber sollte nicht unterdrückt werden. Ferrum phosphoricum (Nr. 3) fällt die Aufgabe zu, Sauerstoff anzuziehen. Zu einem erhöhten Stoffwechsel, wie er beim Fieber vorliegt, gehört eine erhöhte Verbrennung, die durch die Sauerstoffaufnahme erfolgt und Oxydation genannt wird.

Es werden also während des Fiebers an das in den Blutzellen vorhandene phosphorsaure Eisen erhöhte Anforderungen gestellt, so dass ein größerer Bedarf an diesem Blutsalz eintritt. Auch in den Muskelzellen ist phosphorsaures Eisen enthalten.

Liegt der Fieberkranke im Bett, so kann ein Teil der Muskelzellen abgebaut werden, da die Muskelkraft der Arme und Beine zeitweise nicht benötigt wird und somit verringert werden kann. Das hierdurch frei werdende phosphorsaure Eisen wird von den Blutkörperchen beansprucht, um den großen Bedarf an diesem Salz ganz oder teilweise zu decken. Die Muskelzellen der Blutgefäße (Ringfaserzellen) haben während des Fiebers durch den erhöhten Blutdruck großen Anforderungen gerecht zu werden. So lange unverbrauchtes phosphorsaures Eisen in den einzelnen Zellen vorhanden ist, sind sie auch dazu imstande, andernfalls erschlaffen sie. Die Blutgefäße müssen dann dem Blutdruck nachgeben und werden überfüllt. Das nennen wir Blutandrang bzw. Hyperämie. Geben wir nun in häufigen Gaben Salz Nr. 3, können alle genannten Schäden auf natürlichem Weg schnell und sicher beseitigt werden. Je früher die Gabe beginnt, desto weniger Gaben sind erforderlich, und um so sicherer kann das zweite Entzündungsstadium erspart bleiben. (Bei hoher Temperatur (über 39° C) liegt immer ein brandiger Zustand (Zerfall der Gewebe) vor, weshalb dann phophorsaures Kali (Nr. 5) alleine zu verwenden ist.)

Auch die örtliche Entzündung im ersten Stadium, wie z. B. Verletzung der Gewebe durch Quetschung und Schnitt, ist durch Ferrum phosphoricum zu heilen. Tritt die Behandlung sofort ein, ist der Erfolg bereits in einer Stunde zu erwarten. Schon aus diesem Grunde sollte man Salz Nr. 3 stets bei sich führen. Ebenso wird bei Erkältungen die sofortige Anwendung durch raschen Erfolg belohnt.

Genügt das im Blut verfügbare phosphorsaure Eisen nicht, den Krankheitsherd zu beseitigen, weil es nicht zur rechten Zeit gereicht wurde, bildet der Körper Antikörper, die den Giften entgegengesetzt sind, die auch Gegengifte genannt werden. Nun gehen die Krankheitsherde entweder zugleich oder nacheinander in das zweite Entzündungsstadium über.

Ferrum phosphoricum hat die Aufgabe des Sauerstoff-Überträgers in den Muskelzellen, im Blut, im Gehirn, in der Leber, in der Darmwand und den Darmzotten, in vielen endokrinen Drüsen, in der Schilddrüse und Bauchspeicheldrüse. Es sorgt dafür, dass 12-Finger-Darm und Dünndarm wieder Eisen aufnehmen können.

Eisen wird nicht durch Ferrum phosphoricum gebildet, sondern durch Calcium phosphoricum (Nr. 2). Salz Nr. 3 ist ein Tonisierungsmittel, d. h. es stärkt die Muskulatur und die Gewebe. Erhöht man den Tonus (die Spannung) z. B. von Arterien und Venen, bessern sich Füllung und Entleerung, es gibt eine gesunde Blutzirkulation. Blutarmut macht antriebslos. Den Antrieb schaffen wir mit Ferrum phosphoricum, die Zellerneuerung aber mit Calcium phosphoricum. Eisen ist Bestandteil des Hämoglobins und nimmt außerdem an vielen enzymatischen Reaktionen teil. So bedarf der Körper Vitamin C, um Eisen überhaupt aufnehmen zu können. Salz Nr. 3 hat einen großen Bezug zum arteriellen System.

Anzeichen für das 1. Entzündungsstadium

Das erste Entzündungsstadium lässt sich an verschiedenen Merkmalen erkennen. So ist das Gesicht gerötet und fühlt sich heiß an. Die Hitze tritt vor allem an Stirn und Wangen auf, oft begleitet mit einem Gefühl des Brennens. Weiteres mögliches Anzeichen sind bläulich-schwärzliche Schatten unter den Augen.

Auch die Zunge zeigt Anzeichen für das erste Stadium. Die Zungenoberfläche ist rein, und die Zungenränder sind gerötet. Bei Fieber ist die Zunge trocken und hinten weiß belegt. Geschmack nach faulen Eiern dominiert.

Mit den genannten Symptomen gehen pulsierende und klopfende Schmerzen einher, pochend im Gleichklang mit dem Herzpuls. Sie nehmen bei Bewegung und Wärme zu. Die Beschwerden sind mit Hitze verbunden. Es kann auch ein Druckschmerz vorliegen.

Die Schmerzen verringern sich durch Kälte allgemein, Ruhigstellung und frische Luft. Beschwerden verschlimmern sich dagegen durch Wärme, Bewegung, durch gewürzte, fette oder reichliche Speisen. Eine allgemeine Verschlimmerung tritt nachts zwischen 4 und 6 Uhr auf, darüber hinaus morgens und in warmen Räumen. Im ersten Stadium verträgt man keine Sonne, die Schmerzen gehen von oben nach unten. Vorwiegend ist die rechte Körperseite betroffen.

Im ersten Entzündungsstadium hat man großen Durst auf Wasser; gleichzeitig ist eine Abneigung gegen Milch und Fleisch festzustellen.

Was Geist und Gemüt betrifft, so wechselt die Stimmung des Kranken rasch von einem Extrem ins andere – bald heiter und unbesorgt, bald missmutig und ängstlich, geistig gedrückt, dann wieder geschwätzig und ungewöhnlich schnell aufgeregt. Der Kranke ist meist nervös, überempfindlich, ängstlich, unruhig und unfähig, seine Gedanken zu sammeln. Weiteres Anzeichen ist eine Gedächtnisschwäche für Namen, Tatsachen usw.

Absonderungen und Ausscheidungen des Körpers geben keinen Hinweis auf das erste Entzündungsstadium.

Mangel an Salz Nr. 3 – Symptome von A–Z	
Appetit	lässt zu wünschen übrig – auch während der Rekonvaleszenz
Atemtrakt	trockener Schwellungskatarrh ohne Sekretion (Salz Nr. 3 sofort am Beginn einer Erkältung einnehmen); akute Bronchitis; Kitzelhusten, Husten schlimmer nach Essen und in frischer Luft; Neigung zu Lungenentzündung/Rippenfellentzündung; Heiserkeit und Halsentzündung nach vielem Reden oder Singen; heftige Reizerscheinungen der Schleimhäute, Kehlkopf- und Luftröhrenkatarrh, Mandelentzündung; Kreislaufschwäche; Salz Nr. 3 ist gut anzuwenden bei körperlichen Belastungen wie schweren Arbeiten, aber auch bei Wanderungen, insbesondere Bergwandern (spez. Höhenwandern)
Augen	akute Augenentzündungen, Lichtscheu; weißliche Absonderungen; Netzhautentzündung

Blut	bei Blutungen ist das Blut hellrot, frischrot, gerinnt leicht zu einer gallertartigen Masse; Hyperämie; Puls voll und weich, beschleunigt; Durchblutungsstörungen; Herzklopfen nach körperlicher Anstrengung; Neigung der Kinder zu Nasenbluten; Hitzewallungen während der Wechseljahre; Krampfader- und Venenentzündungen; Bluterguss, blaue Flecken (hier im Wechsel mit Silicea (Nr. 11) einnehmen!)
Brust und Rücken	trockener, hackender Husten, der sich nachts bessert; Neuralgie der Brustdrüsen, schlimmer bei Berührung
Drüsen	Kropf bei jungen Leuten
Hals	Mandelentzündung; Heiserkeit; schmerzhafter, trockener Husten (hier im Wechsel mit Magnesium phosphoricum (Nr. 7) einnehmen!)
Harn- und Geschlechtsorgane	unwillkürlicher Harnabgang/Blasenschwäche (hier immer 10 Tab. von Salz Nr. 3 auflösen!); Blasenlähmung; Reizung der Harnröhre (besonders starke Reizung hervorgerufen durch Kathedereinsatz); Harnverhalten verbunden mit Hitze, bei kleinen Kindern; Blasenentzündung, nächtliches Bettnässen, Reizblase; Nierenbeckenentzündung; Menstruation schmerzhaft (hier im Wechsel mit Magnesium phosphoricum (Nr. 7) einnehmen!)
Haut	Sonnenbrand (Salz Nr. 3 zur Vorbeugung); Verbrennungen mit leichten/ohne Blasen; Masern, Rose, Scharlach, Erysipel (Wundrose); Muttermal; Blutschwamm; Feuermal
Herz und Kreislauf	Hyperämie; Entzündungsfieber in den Gefäßen; Blutandrang zu irgendwelchen Körperteilen; Herzklopfen; Nasenbluten; Blutspeien (Arzt aufsuchen!); Krampfadern
Knochen und Gelenke	rheumatische Schmerzen, die sich nachts, durch Kühle und Bewegung verschlimmern; Rachitis; Rheumatismus des (rechten) Schultergelenks, von da über die Brust ausstrahlend; Oberkopfarmgegend gegen Druck sehr empfindlich; manchmal Hände geschwollen und schmerzhaft; Gelenkrheumatismus; Gicht; Entzündungen, die von einem Gelenk zum anderen ziehen, sehr empfindlich gegen Bewegung, akute und subakute Fälle; Fingergelenke geschwollen; entzündliche Hüftgelenkschmerzen; Ischialgie; Hexenschuss
Kopf	Gehirnerschütterung (hier im Wechsel mit Kalium phosphoricum (Nr. 5) einnehmen; Salz Nr. 3 ist das Unfallmittel der Biochemie; unbedingt Arzt rufen!); Gesicht verfärbt sich rot oder wird rot gefleckt bei Anstrengung; Kopfschmerzen mit Blutandrang zum Kopf; Konzentrationsschwäche; Schlafstörungen; Unverträglichkeit von Sonne; bleich, blass mit Ringen unter den Augen; Wallungen zum Kopf, die blühendes Aussehen vortäuschen; hektische Flecken; Schwindel beim Aufstehen; Kopfschmerzen, stechend, drückend oder klopfend, schlimmer durch Bewegung; Kopfschütteln, Bücken; Kopfschmerzen der

	Kinder; Nasenbluten lindert Empfindlichkeit der behaarten Kopfhaut; Migräne, schlimmer nach geistiger Anstrengung; Schwindel infolge von Blutandrang zum Kopf
Muskeln	Muskelkater (Salz Nr. 3 vorbeugend lutschen); Muskelschwund
Ohren	Schmerzen, Ohrgeräusche oder Schwerhörigkeit infolge von Blutandrang; Entzündungen des Ohres, der Eustachischen Röhre; Mittelohrentzündung akut – bevor Eiterung eintritt, verbunden mit heftigen Schmerzen, schlimmer nachts, pulsierend, schießend
Schlaf	keine Ruhe findend; nachts nervös (Blutüberfülle im Gehirn); sich im Bett unruhig hin und her werfend, auch im Schlaf; trotz Ermüdung stellt sich Schlaf erst spät ein; häufiges Erwachen mit schwierigem Wiedereinschlafen; Träume von Zank und Streit
Schmerzen	heftig, stechend, drückend (s. auch Abschnitt „Anzeichen für das 1. Entzündungsstadium")
Stuhl	Im Stuhl finden sich sowohl bei Verstopfung als auch beim Durchfall unverdaute Speisen; Verstopfung wechselt mit Durchfall, Schleim und Blut enthaltend; Drängen zum Stuhl, aber kein Stuhlzwang; bei Durchfall sind die Stühle wässrig, werden mit Schmerzen und Hitze entleert; Stuhlträgheit – verlangsamte Peristaltik wegen Eisenarmut der Muskelzellen im Darm
Verdauungsorgane	Appetitlosigkeit, Übelkeit, Magenschmerzen durch Essen; Durst nach kaltem Wasser, Widerwillen gegen warme Getränke; katarrhalische Entzündungen der Schleimhäute der Mundhöhle, wenn Röte und heftiger Schmerz bestehen; Zahnungsbeschwerden der Kinder mit Fieber, oder Krämpfe mit Fieber, mit Augenentzündung (während der Zahnungsphase tgl. 3 Tab. Calcium phos. (Nr. 2) dazugeben!); geschwollene Zunge; Schluckbeschwerden; Mandelentzündung; Zahnschmerzen mit Backenhitze; Zahn erscheint verlängert; Zahnfleisch heiß und geschwollen; Magenentzündung akut mit starken Schmerzen, Fieber und Erbrechen von Speisen oder von saurer Flüssigkeit, Erbrechen von Blut, Magengegend aufgetrieben; Mangel an Magensäure (Abneigung gegen Fleisch und Milch); Sommerdurchfall; Hämorrhoiden mit hellroter Blutung beim Stuhlgang; Darmentzündung; Blinddarmentzündung; Ruhr; Aftervorfall; Kindercholera (Sommerdurchfälle) (Kindercholera = entzündlicher Zustand mit Fieber, häufigen Darmentleerungen und drohenden Gehirnerscheinungen: Gesicht rot, Pupillen erweitert, Augen halboffen, Rollen des Kopfes, weicher, voll schlagender Puls, rasche und große Entkräftung – Arzt befragen!)
Verletzungen	Salz Nr. 3 sofort am Anfang anwenden, evtl. auch äußerlich (z. B. als Wundauflage); alle Quetschungen, Prellun-

	gen, Schnitt- und andere frische Wunden (als Salbe oder mit zerdrückten Tabletten!); bei Folgen von körperlicher Überanstrengung wie z. B. Muskelkater (Salz Nr. 3 auch vorbeugend anwenden!); Verstauchungen, Verrenkungen, Verheben, Knochenbrüche (Salz Nr. 3 gegen Verletzung der umgebenden Weichteile!); knisternder Sehnenschmerz
Wärmeregulation	lang andauernde subfebrile und febrile Temperaturen; Hitzewallungen über den ganzen Körper; Schweißausbrüche; kalte Hände/Füße (Empfehlung: Fußbäder mit Salz Nr. 3 D3, 10 Tab. auflösen für 1 Fußbad); von einem Vollbad mit Salz Nr. 3 wird abgeraten!

Salbe und Arzneikräuter

Salbe Nr. 3 ist unterstützend einsetzbar zur Regulierung der Muskelspannung, bei Prellungen, Quetschungen, Schürfungen, bei durch Überanstrengung geröteten Augenlidern, bei wundem Popo von Kleinkindern.

Arzneikräuter: Zur Unterstützung der biochemischen Anwendungen eignen sich Aloe, Eibisch Wurzel, Anis, Birkenblätter, Fenchel, Fliederblüten, Huflattich, Leinsamen, Lindenblüten, Pimpinell-Wurzel, Salbei, Schafgarbe, Spitzwegerich und Weißklee.

Nr. 4 Kalium chloratum D 6 – 2. Entzündungsstadium

Allgemeines

Im zweiten (Ausscheidungs-) Entzündungsstadium besteht die Wirkung der Antikörper darin, dass sie sich mit dem positiven Gift verbinden. Durch diese Vermählung wird das Giftmolekül mit Wasserstoffatomen angereichert und so in einen unschädlichen Stoff umgewandelt. Der Organismus verbraucht dadurch im zweiten Entzündungsstadium Chlorkalium – nicht das giftige chlorsaure Kali. Kaliumchlorid hat im Organismus nur Bezug zu einem ganz bestimmten Eiweiß, dem Fibrin (Faserstoff), bzw. zu seiner Vorstufe, dem Fibrinogen. Schüßler erkannte, dass nach dem ersten hitzigen Stadium einer Entzündung (Ferrum phos. (Nr. 3)!) das Stadium der Verklebungen folgt. Diese Verklebungen sind gekennzeichnet durch die Bildung von Fibrin aus Fibrinogen durch einen Aggregationsvorgang (Verklumpung, Verklebung). Je nachdem, wo sich diese Aggregation abspielt, kommt es zu unterschiedlicher Symptomatik. Kaliumchlorid steht in spezifischer Beziehung zum Faserstoff. Das heißt: Dieser wird durch Chlorkali gebunden und würde ohne Kali und Chlorid den Halt verlieren. Es löst weiße oder weißgraue Sekrete der Schleimhäute. Die Schleimhautschicht wird zum Zwecke der Auflösung zerlegt in Kalium chloratum und Faserstoff. Jeder Stoff hat noch beim Ausscheiden eine letzte Arbeit zu leisten. Im Vordergrund steht die Ausschwitzung von „faserstoffhaltigen" Sekreten im Bereich der Schleimhäute, wenn bei einem Schnupfen das Sekret zäh und fadenziehend wirkt. Die Farbe bleibt dabei weiß bis grau. Diese zähe Masse überzieht die Schleimhäute mit einer dicken Schicht, so dass die Schleimhauttätigkeit zunächst stark reduziert wird. Außerdem ist die Funktion von in der Schleimhaut liegenden Sinneszellen (Geruch, Geschmack) reduziert. Erst später beginnt eine verstärkte Aktivität der Epithelzellen, um Giftstoffe von Erregern auszuscheiden. An dieser Stelle beginnt das dritte Stadium der Entzündung, für das das biochemische Salz Kalium sulfuricum (Nr. 6) steht. Chlorkali wird benötigt, um die Entzündungsgifte durch Auffüllen mit Wasserstoffatomen in unschädliche Stoffe umzuwandeln. Der Faserstoff, der durch das Herausziehen von Chlorkali gelöst und somit zur Ausscheidung gezwungen wird, hat noch die letzte Aufgabe, die groben Schlacken der Gifte einzuhüllen und mitzunehmen.

Wenn Faserstoff ausgeworfen wird, ist dies das sichere Zeichen dafür, dass ein Mangel an Kalium chloratum eingetreten ist, weil dieses Salz also zur Vernichtung irgendeines „Eindringlings" im Übermaß verbraucht wurde. Da es unsere Aufgabe ist, jeden unnützen Substanzverlust zu vermeiden, führen wir sofort Kalium chloratum D6 zu, und zwar in derartigen Ausscheidungsfällen nicht nur täglich dreimal, sondern immer alle halbe Stunde – wenn nötig, in noch kürzeren Abständen. Wenn Faserstoff austritt, ist der Zustand als immer schnell verlaufend (akut) zu bezeichnen, auch falls er schon jahrelang oder gar jahrzehntelang bestand. Reichen wir rechtzeitig das Lebenssalz Nr. 4, braucht der Organismus Reserven und Substanzen nicht anzugreifen. In dem Maße, wie wir Kalium chloratum geben, vermeiden wir eine Zerlegung der Schleimhäute zum Zweck der Gewinnung des fehlenden Salzes. Die Krankheit wird schnell und sicher überwunden, während der Organismus sonst die sogenannten Krankheitserreger nicht vollkommen beseitigen könnte, weil er auf den Vorrat von Kalium chloratum in den Schleimhäuten angewiesen ist. Um sich zu schützen, wird unser Körper immer nur eine beschränkte Anzahl von Kaliumchlorid-Molekülen freimachen und verwenden.

Salz Nr. 4 entfaltet seine aufsaugende Wirkung auf der Haut, auf den Schleimhäuten und den serösen Häuten. Tritt Fibrin im Bereich der Gelenkhäute aus, kommt es im Gelenkspalt zu Verklebungen und damit zur teilweisen oder vollständigen Blockierung eines Gelenkes. Besonders im Bereich der kleinen Wirbelgelenke führt dies zu einer Blockierung. Dadurch kann es zum Verkippen des Wirbels kommen, wodurch kurzzeitig die Nervenwurzel komprimiert wird. Im Volksmund bezeichnen wir dies als „Hexenschuss". Tritt Fibrin im Bereich der Muskeln auf, kommt es zu Verklebungen der Muskelfaszien und damit zur Verspannung und Verhärtung des betroffenen Muskels.

Alle Impfungen hinterlassen Schäden in der hier beschriebenen Art, weshalb es zweckmäßig ist, vor und nach Impfungen Kalium chloratum anzuwenden.

Kalium kommt zu 98% innerhalb der Zelle vor. Kalium ist beteiligt an der Reizweiterleitung von Muskeln und Nerven. Es hilft, den osmotischen Druck in der Zelle aufrechtzuerhalten. Kalium wirkt beim Eiweißaufbau und bei der Kohlenhydratverwertung mit. Erythrozyten (rote Blutkörperchen) sind reich an Kalium. Es ist ein Drüsen- und Blutmittel und für die Regulierung des Säure-Basen-Haushaltes zuständig. Kalium ist ein Bindemittel für den organischen Aufbau des Faserstoffs (Fibrin). Es wirkt auf alles, was mit Hin- und Rücktransport zusammenhängt (in Lymphbahnen, Arterien, Venen) und wird als „Transportarbeiter" der Biochemie bezeichnet.

Anzeichen für das 2. Entzündungsstadium

Die Gesichtsfarbe sieht aus wie Magermilch, mit milchig-bläulicher Farbe rund um die Augen herum, vergleichbar mit einer Alabasterstatue.

Die Zunge hat einen weißen Belag, auch grauweiß, nicht schleimig. Ein metallener Geschmack auf der Zunge dominiert.

Schmerzen und Beschwerden werden oft nur bei Bewegung empfunden. Alle Schleimhäute des Körpers neigen zu Überempfindlichkeit. Blutungen sind dick, schwarz und zäh.

Erleichterung gibt es bei Wärme. Schlimmer werden die Schmerzen nach Genuss von Gebackenem, fetten oder stark gewürzten Speisen und bei kalten Getränken.

Hinsichtlich Geist und Gemüt fühlt sich der Kranke träge, antriebslos, bequem, brav, apathisch, stupid, entschlussunfähig; er weiß nicht, was er will.

Absonderungen sind mehlartig und weißgrau. Kleinartige Schuppen treten auf, darüber hinaus weiß oder weißgrau fadenziehende gewölbte Bläschen. Salz Nr. 4 dient der Aufsaugung alter Höhlenergüsse.

Mangel an Salz Nr. 4 – Symptome von A–Z	
Appetit	lässt zu wünschen übrig; Kranke verweigern mitunter die Nahrungsaufnahme und bilden sich ein, verhungern zu müssen.
Atemtrakt	Entzündungen der Bronchien mit dickem, weißem, schleimigem Auswurf/Stockschnupfen; Kitzelhusten, schlimmer nach dem Essen und in frischer Luft; Lungenentzündung; Rippenfell-, Brustentzündung; Nasenrachenkatarrh mit Anschwellung der Eustachischen Trompete; Hals-, Mandelentzündung; Diphtherie; Keuchhusten; Pseudokrupp
Augen	weißliche Absonderungen an den Augen, verklebte Augenlider der Kinder; Glaskörpertrübung; Bindehautentzündung mit weißem Sekret; Augenlidentzündung, Gerstenkorn
Blut	Zusammenziehen der Blutgefäße; Herzklopfen; Blutungen allgemein; Hämorrhoidalblutungen, Venenentzündung; Blut schwarz, dick, zäh, klumpig; erhöhte Blutsenkung
Brust und Rücken	chronische und subchronische Entzündungen der Brustdrüsen; Anschwellung der Achsellymphknoten; Asthma mit Magenbeschwerden
Drüsen	Entzündungen der Brustdrüsen; Anschwellung der Ach-

	sellymphknoten; Schwellung der Rachendrüsen, Speicheldrüsen (Mumps); Salz Nr. 4 ist eines der wichtigsten Lymphmittel (vgl. Wob-Enzym – Nr. 4 ist das Wob-Enzym der Biochemie); Hauptmittel gegen Lymphgifte (nach Impfungen, die letztlich eine Vergiftung nach sich ziehen), damit die Nebenwirkungen möglichst gering gehalten werden (Toxine werden ausgeschieden; Impfinformation bleibt, nicht das Gift); Salz Nr. 4 zur Entgiftung von Narkosegiften und Medikamenten (Zu den Impfungen: siehe Kap. III. Kinderheilkunde)
Hals	Hals-, Mandelentzündungen; Diphtherie; Keuchhusten; Rachenkatarrh
Harn- und Geschlechtsorgane	Neigung zu chronischen Nieren- und Blasenentzündungen; Menstruation zu spät, Absonderung von milchigweißem Schleim, nicht reizend; Weißfluss der Frau; Zystitis; dunkelbrauner Urin; Zysten (Einnahme neben Silicea (Nr. 11)); Myome (Versuch: hochdosiert 30–40 Tab. tgl. Salz Nr. 4 D3, jew. 10 Tab. auf einmal, aufgelöst, wie „Heiße 7" kauend trinken!)
Haut	Verbrennungen/Verbrühungen zweiten Grades; nässende Ekzeme – chronisch; Bläschenausschlag wie bei Masern und Windpocken; Blasen, die dickliche weiße Flüssigkeit enthalten; Infektionen der Haut: Windpocken, Scharlach, Masern; Impfausschlag; Frostbeulen; Warzen an den Händen
Herz und Kreislauf	siehe „Blut" und „Drüsen"
Knochen / Gelenke	rheumatische Schmerzen in Muskeln und Gelenken mit Schwellungen und Entzündungen; Gelenkrheumatismus mit entzündlichen Schwellungen; Schleimbeutelentzündung am Knie; Ganglion am Handgelenk; Sehnenscheidenentzündung – Tennisarm/Ellenbogen; ödematöse Schwellungen der Gelenke nach Stauchungen oder Quetschungen; Gicht
Kopf	siehe „Atemtrakt", „Augen", „Hals", „Ohren"; Mundfäule/Soor/Aphten; Kopfschmerzen im Nacken beginnend; Genickstarre (epidemische)
Muskeln	Muskelrheuma
Nervliche Verfassung	siehe auch Abschnitt „Anzeichen für das 2. Entzündungsstadium" und „Kopf"; frostig, schlaff, keine kalten Getränke vertragend; Kopfschmerzen mit Erbrechen; Epilepsie – nach Unterdrückung eines Hautausschlages – nach Scharlach
Ohren	Schwerhörigkeit oder Taubheit durch Verschwellung (Verstopfung); Taubheit infolge von Ohrenfluss; chronische Mittelohrentzündung; chronische Eiterung des Mittelohrs
Schlaf	unruhiger Schlaf mit beängstigenden Träumen gegen Morgen; Schläfrigkeit am Tage; Schnarchen und Atembe-

	schwerden beim Schlafen
Schmerzen	siehe Abschnitt „Anzeichen für das 2. Entzündungsstadium“
Stuhl	weiß-schleimig, auch blutgestreift oder hellgefärbt, wässrig, faulig, stinkend; träger Stuhlgang
Verdauungsorgane	Lippen gesprungen; Mundwinkeleinrisse; Speichelfluss; krankhafter Hunger (Heißhunger, gemildert durch Wassertrinken – Übelkeit); Magenkatarrh mit Auswürgen von weißem, fadenziehendem, zähem Schleim; Gelbsucht; Leberschwellung/Leberbeschwerden; Durchfall blutigblutigschleimig; Blinddarmentzündung; Salz Nr. 4 ist ein Gallemittel: Es unterstützt den Gallefluss, hierüber wirkt es auch als Entwässerungsmittel – Fettverdauung und Fettverbrennung wird angeregt; Dickdarmentzündung; chronische Entzündung des Verdauungstraktes
Zähne	Zahnfleisch und Wange geschwollen
Zunge	siehe Abschnitt „Anzeichen für das 2. Entzündungsstadium“

Besonderheiten

Kalium chloratum minimiert die Strombelastung durch Fernseher und Computer. Bei bevorstehenden Impfungen sollte das Salz vor und nach der Impfung gegeben werden, um die Schleimhäute zu schützen.

Salbe und Arzneikräuter

Salbe Nr. 4 ist lindernd einsetzbar bei Mumps, Sehnenscheidenentzündungen, Wangenschwellungen durch Zahnschmerzen, Warzen; bei Husten mit zähem Auswurf (auf Brust und Rücken auftragen!); bei Schwellungen nach Insektenstichen (hier bei Juckreiz auch Natrium chlor. (Nr. 8) einnehmen!).

Arzneikräuter: Weißdorn, Spitzwegerich, Anis, Fenchel, Salbei und Süßholz können die Wirkung der biochemischen Mittel unterstützen.

Nr. 6 Kalium sulfuricum D6 – 3. Entzündungsstadium

Allgemeines

Beim regelrechten Verlauf der hitzigen Krankheit stellt sich schließlich, wenn die biochemische Hilfe in den vorhergegangenen Stadien nicht rechtzeitig kam, das dritte (Wiederherstellungs-) Stadium ein. Schwefelsaures Kali (Kalium sulfuricum), das ebenso wie das Mittel des ersten Entzündungsstadiums (Ferrum phosphoricum!) ein Sauerstoffüberträger ist, wird nun aktiv und veranstaltet ein

„Großreinemachen". Die Leber, als Organ des Kohlehydrat-Stoffwechsels, dient außerdem als großes Entgiftungsorgan unseres Körpers. Unter Zuhilfenahme von schwefelsaurem Kali leistet sie hier die Hauptarbeit. Wird das Lebenssalz Nr. 6 nicht rechtzeitig gegeben, löst es sich der Organismus aus den Oberhautzellen. Das hat zur Folge, dass sich die Oberhaut nach hitzigen Krankheiten abschält. In der Zeit der Genesung holt sich der Organismus die fehlenden Kalium-sulfuricum-Moleküle durch die tägliche Nahrung oder durch das biochemische Funktionsmittel Nr. 6, so dass sich eine neue Oberhaut bilden kann. Der Abschuppungsvorgang zeigt uns deutlich, dass schwefelsaures Kali erforderlich ist. Es fehlt schon mehrere Tage und wird zum Teil schon wieder ergänzt. Es ist also höchste Zeit, Salz Nr. 6 einzunehmen, wenn man dem Organismus zu einer schnelleren Regeneration verhelfen will.

Es wirkt wie ein Katalysator, als „Auflöser", weil es Krankheitsstoffe aus den Schleimhäuten herauslöst. Es entlastet das Mesenchymgewebe, eine besonders aktive Form des Bindegewebes. Der positive Effekt sind beschleunigte Entgiftungs- und Schleimhautprozesse. Salz Nr. 6 ist dadurch ein ausgesprochenes Zellmittel, mit besonderem Zielorgan Leber, und dient dem Schutz des Leberparenchyms.

Das dritte Entzündungsstadium ist gekennzeichnet durch die Ausscheidung von während dem Entzündungsablauf entstandenen Überresten, z. B. abgestorbenen Leukozyten und Erregerresten aus einem erhöhten Zellstoffwechsel. Daraus erklärt sich auch die Beschaffenheit und Farbe des Sekretes, nämlich gelbschleimig. Durch ein erhöhtes Sauerstoffangebot sind die Epithelzellen in der Lage, vermehrt Schleim zu produzieren, dessen Ausscheidung durch die zentrifugale Wirkung der Sulfatkomponente im Kalium sulfuricum gefördert wird. Damit ist die Regeneration der Epithelzellen nach einer katarrhalischen Entzündung eingeleitet. Therapeutisch wird es als Folge der Abschuppungsprozesse bei allen Kinderkrankheiten wie Masern, Scharlach usw. eingesetzt. Die Leber ist das Organ mit dem größten Sauerstoffbedarf. In der Leberzelle spielen sich mehr als in jeder anderen Körperzelle abbauende Prozesse ab. Durch die Kaliumkomponente wird die Arbeitsphase gefördert. Der in dieser Phase ablaufende Abbau (Katabolismus) besteht zum großen Teil aus dem oxidativen Abbau organischer Verbindungen mit Hilfe von Enzymsystemen, was schließlich zur Bildung energiereicher Phosphate führt. Der Energiegewinn für die Leber ist damit sichergestellt. Dies ist u. a. auch der Grund, warum Müdigkeit das Kardinalsymptom von Lebererkrankungen ist.

Kalium sulfuricum sorgt für den osmotischen Druck in der Zelle. Die Nerven- und Muskelfunktion wird unterstützt. Das Salz ist an der Spannung des Gewebes beteiligt. Für die Deckschichten der Haut und der Hautanhangsgebilde wie Haare und Nägel wird Salz Nr. 6 benötigt (hier im besonderen der Sulfuranteil des Minerals). Die Schwefelkomponente reinigt die zellulären Ausscheidungs- und Entgiftungsvorgänge. Schwefel kommt in der Oberhaut, in den oberen Schichten der Schleimhäute und in allen Zellen vor, in denen Eisen vorhanden ist. Es befindet sich mit Eisen zusammen in den Muskeln und in der Haut. Kalium sulfuricum ist ein Sauerstoffüberträger mit Bezug zum venösen System. Durch die Reinigung von Kalium sulfuricum wird die Zelle wieder aufnahmebereit. Das Salz wird überall benötigt, wo der Stoffwechsel träge oder behindert ist. Es aktiviert den Stoffwechsel und wirkt als Katalysator. Es wirkt zentrifugal (von innen nach außen).

Anzeichen für das 3. Entzündungsstadium

Im Gesicht zeigt sich eine braungelbe Färbung. Oft bilden Nase und Kinn ein Dreieck. Um die Nase und um die Wangen herum treten bräunlich-gelbliche Flecke auf oder aber auch Sommersprossen und Leberflecken. Der Kranke hat einen Ausschlag mit Schuppenbildung. Ein bräunliches Gelb dominiert die Gesichtsfarbe, auch über die ganze Haut verteilt.

Die Zunge ist ockerfarben, der Belag gelb-schleimig. Ein pappiger Geschmack liegt auf der Zunge.

Beschwerden und Schmerzen treten insbesondere in geschlossenen, warmen Räumen auf, bei Wärme allgemein und speziell gegen Abend. Sie bessern sich in kühler, frischer Luft, im Freien und bei trockenem Wetter. Linderung schaffen zudem kühlende Auflagen (Wickel) und mäßige Bewegung.

Weitere Anzeichen sind nächtliches Herzklopfen mit einem Beklemmungsgefühl nach dem Erwachen.

Das dritte Stadium liegt bei allen Krankheiten vor, die nicht richtig herauskommen wollen oder die nach innen geschlagen sind.

Anzeichen sind auch wandernde Gelenkschmerzen, oft nach Durchnässung und Anstrengung.

Das Gemüt ist geprägt von depressiven Verstimmungen (ähnlich wie bei einem Mangel an Kalium phosphoricum (Nr. 5)). Der Kranke reagiert überempfindlich auf Geräusche, Gerüche, Licht usw. Er ist weinerlich, ängstlich, traurig, furchtsam, überempfindlich, reizbar, ungeduldig, depressiv, missmutig, melancholisch, hysterisch und lufthungrig. Kalium sulfuricum ist das „Katzenjammer"-Mittel und eignet sich besonders für „Schwarzseher".

Auch die Absonderungen und Ausscheidungen des Körpers geben Hinweise auf das dritte Stadium. Sie sind mild, dick, gelbschleimig oder gelbwässerig, eventuell auch grünlich, nicht ätzend, zu gelben Krusten eintrocknend. Der Eiter ist überwiegend gelb.

Mangel an Salz Nr. 6 – Symptome von A–Z	
Atemtrakt	eitriger Schnupfen mit hartnäckigen Nasen- und Nebenhöhlenentzündungen; starkes Schleimrasseln in der Brust – auch ohne Husten; Atemnot, Kurzatmigkeit; Kitzelhusten; ständiger Räusperzwang, besser in kühler Luft; ständige Verschleimung der Luftwege; Kehlkopfkatarrh mit Auswurf (Heiserkeit, raue Kehle); Stinknase (stinkender Schnupfen); Polypen; Asthma; Brustbeklemmung; gelbschleimiger bis gelbwässeriger Auswurf – blutig, schwierig (muss verschluckt werden oder schlüpft sonst zurück); eitriger, grünlich-weißer, zäher Schleim
Augen	Bindehautentzündung mit gelbschleimiger Absonderung; verklebte Augenlider; Sehschwäche von nervöser

	Erschöpfung/Belastung; Augenentzündung der Neugeborenen
Besondere Auffälligkeiten	Neigung zu Gallensteinen; Gallenentzündung; Gelbsucht; Heißhunger bald nach dem Essen
Gliedmaßen	wandernde Schmerzen bei Rheumatismus und Gicht, Verschlimmerung durch Wärme
Harn- und Geschlechtsorgane	Nierenentzündung mit gelbschleimiger Absonderung; Eiweißharn (nach Scharlach); Blasenentzündung im 3. Grad – mit gelbem, schleimigem Eiter aus der Harnröhre; Weißfluss der Frauen; zu späte, spärliche Menstruation
Haut	alle Hauterscheinungen der Kinderkrankheiten – Masern, Scharlach, Windpocken zur Hauterneuerung; Neurodermitis – nervliche Seite beachten (siehe Salz Nr. 5!); besonders trockene Haut – rot, brennend, besonders nachts; nächtliches Hautjucken; Gürtelrose, Gesichtsrose und Herpesbläschen im Stadium der Abschuppung; gelbliche Gesichtsfarbe; schuppige Haut – Schuppenflechte; kein Schweiß
Herz und Kreislauf	nächtliches Herzklopfen mit Beklemmungsgefühl nach Erwachen; Herzmuskelbeschwerden (nervöses Herz, siehe auch Salz Nr. 5!); Herzbeutelentzündung; Schwindel; schneller Puls; Wassersucht (Ödeme) infolge von Herzkrankheiten
Knochen und Gelenke	schweres, mattes Gefühl in allen Gliedern und Gelenken; umherziehende rheumatische Schmerzen – v. a. nach Durchnässung, durch Wärme stärker werdend; Krämpfe in den Unterschenkeln durch Sauerstoffmangel in den Zellen
Muskeln und Gelenke	schweres, mattes Gefühl in den Gliedern; wandernde rheumatische Schmerzen – besonders nach Durchnässung –, Verschlimmerung durch Wärme, Besserung durch Kühle; Muskelschwäche mit Lähmungsgefühl; Schmerzen mit Lähmungsgefühl gepaart, Verschlimmerung am Anfang der Bewegung und bei starker Anstrengung, Besserung bei mäßiger Bewegung; schwammige Entzündung der Gelenke; Gicht; Muskelkater (vorbeugend Ferrum phos. (Nr. 3) einnehmen!); besonderer Hinweis: allgemeine Muskelschwäche und Kreuzschmerzen
Nervliche Verfassung	stechende Schmerzen – oftmals die Stelle wechselnd; Zwischenrippenneuralgie; Trigeminusneuralgie; Nervenschmerzen in Zähnen, Gesicht und Schädel; Träume vom Fallen und von Geistern; Durchfall bei seelischer Erregung – wässrig, stinkend, danach große Schwäche und Heißhunger
Ohren	Mittelohrkatarrh mit Ausfluss von gelber dünner Flüssigkeit
Verdauungsorgane	Durchfall bei seelischer Erregung – siehe „Nervliche Verfassung"; Zahn- und Kieferschmerzen; Magenschmerzen mit Völlegefühl; Hämorrhoidalbeschwerden; Leberentzün-

	dung (Salz Nr. 6 ist das wichtigste Lebermittel!); Magen- und Darmentzündungen mit gelbem Belag auf der Zunge
Zähne	Zahn- und Kieferschmerzen
Zunge	gelb-schleimig belegt; pappiger Geschmack auf der Zunge

Salbe und Arzneikräuter

Salbe Nr. 6 empfiehlt sich bei Neurodermitis, Schuppenflechte und anderen Oberhautveränderungen, bei hartnäckigem Husten mit ockergelbem Auswurf (Salbe auf Brust und Rücken auftragen!). Bei entsprechendem Auswurf in die Nase einreiben.

Arzneikräuter: Eukalyptus, Schafgarbe und Tausendgüldenkraut können die Wirkung der biochemischen Mittel unterstützen.

Bäder

Salz Nr. 6 eignet sich auch gut für Bäder. Neben der Leber ist der Hauptansatzpunkt die Haut. Setzen Sie Ihre Kinder einfach mal in die Badewanne – Pusteln kommen schnell und sind am anderen Tag wieder weg.

2. *Fibromyalgie-Syndrom (FMS)*

Einführung

Fibromyalgie gilt als das Chamäleon unter den Krankheiten. Das Syndrom kursiert auch unter den Begriffen Fibrositis, generalisierte Tendo(Sehne)myo-(Muskel)pathie, Muskelrheumatismus, Neurasthenie, psychogener Rheumatismus, Weichteilrheumatismus u.v.m. Fibromyalgie leitet sich ab aus „Fibro“ (griech. fibra), das für „Faser“ steht. Dies gibt den Hinweis auf die Faserstrukturen in Sehnen, Bändern und Muskelhüllen. „my“ steht für das „Muskelgewebe (griech. myo), und „algie“ – ebenso aus dem Griechischen – steht für „Schmerzhaftigkeit“.

Betrachten wir die verschiedenen Namen der Fibromyalgie, so zeigt sich eine deutliche Unsicherheit über das Wesen dieser Erkrankung. Fibromyalgie kann als Entzündung des Muskelgewebes (Fibrositis), als allgemeine Muskel-Sehnen-Erkrankung (Tendomyopathie) oder rheumatische Erkrankung (Muskelrheumatismus) definiert werden. Weiterhin zeichnet sich die Erkrankung durch eine abnorme Spannung der Muskulatur oder durch eine psychische Störung (psychogener Rheumatismus) aus.

Das FMS ist ein Krankheitszustand, der sich durch chronische Schmerzen in der Muskulatur und benachbarten Strukturen zeigt. Die zugehörigen Muskelhüllen und Sehnen sind ungewöhnlich schmerzempfindlich, wenn man mit dem Finger darauf drückt.

Weitere Symptome können sein: Morgensteifigkeit, subjektives Gefühl von Schwellungen der Hände (jedoch ohne Befund), chronische Müdigkeit, Erschöpfung, Schlafstörungen, Kopfschmerz, Empfindungsstörungen, Reizdarm- und Reizblasenprobleme, Depression, Restless legs (ruhelose Beine), Herzrasen, Trockenheit der Mund- und Schleimhäute, Schwitzen bei kalten Händen und Füßen, erhöhte Kälteempfindlichkeit u.v.m.

Länger anhaltende chronische Schmerzen können von Phasen allmählicher Besserung der Beschwerden oder sogar völliger Schmerzfreiheit unterbrochen werden.

Normalerweise verschlechtern sich die Beschwerden einige Monate lang und bleiben dann innerhalb eines gewissen Grades stabil. Betroffene leiden immer mehr an Einschränkungen ihrer körperlichen Funktionen. Es ist die zweithäufigste Erkrankung von Patienten, die einen Rheumatologen aufsuchen. In der Öffentlichkeit wird dieser Erkrankung wenig Aufmerksamkeit gewidmet, obwohl sie häufiger vorkommt als Gelenkrheumatismus, Epilepsie oder Multiple Sklerose (MS). Überall finden wir auf der Welt das FMS, es betrifft alle Nationalitäten – gleich, welchem Status der Patient angehört. 80–90% der Fälle sind Frauen zwischen dem 35. und 60. Lebensjahr. Kinder und Jugendliche beiderlei Geschlechts können betroffen sein. In gewissem Umfang kann eine erbliche Veranlagung das FMS begünstigen. 40% der Patienten geben an, dass Verwandte (Blutsverwandte) an ähnlichen Symptomen leiden oder litten.

Etwa 2% der Weltbevölkerung leiden an FMS. Frauen trifft es etwa sieben bis acht mal häufiger als Männer. Betroffen sind etwa 7% aller Frauen zwischen dem

60. und 80. Lebensjahr, zunehmend auch Kinder und Jugendliche. 1,6 Millionen Menschen in Deutschland und etwa 5 Millionen Menschen in den USA leiden an Fibromyalgie.

Kriterien für das FMS

Es gibt eine Reihe von Kriterien nach der American College of Rhematology von 1990, die Hinweise auf eine mögliche Erkrankung geben:

1. Generalisierter Schmerz

Folgende Bedingungen müssen gleichzeitig erfüllt sein:

- Schmerzen an beiden Körperhälften;
- Schmerzen oberhalb und unterhalb der Hüfte;
- Schmerzen am Achsenskelett (HWS, vorderer Brustbereich, BWS und LWS);
- tief sitzender Rückenschmerz.

2. Schmerzen an 11 von 18 Stellen (Punkten) bei Palpation

- Hinterkopf: beidseits an den subokzipetalen Muskelansätzen;
- unterer Nackenbereich: beidseits am vorderen Teil des zwischen C 5 und C 7 liegenden Abschnitts;
- Trapezius: beidseits in der Mitte des oberen Trapeziusrandes (Hinterhauptschwarte bis zum Schulterdach);
- Supraspinatus: beidseits an den Ansätzen oberhalb der Spina scapulae (Schulterblattgräte) im mittleren Grenzbereich (von der oberen Schulterblattgräte bis zum Oberarm);
- zweite Rippe: beidseits oben seitlich am zweiten Rippenknorpelgelenk;
- lateraler Epicondylus (äußerer Ellenbogenknochen): beidseits zwei Zentimeter distal (vom Körper weg) des Epicondylus;

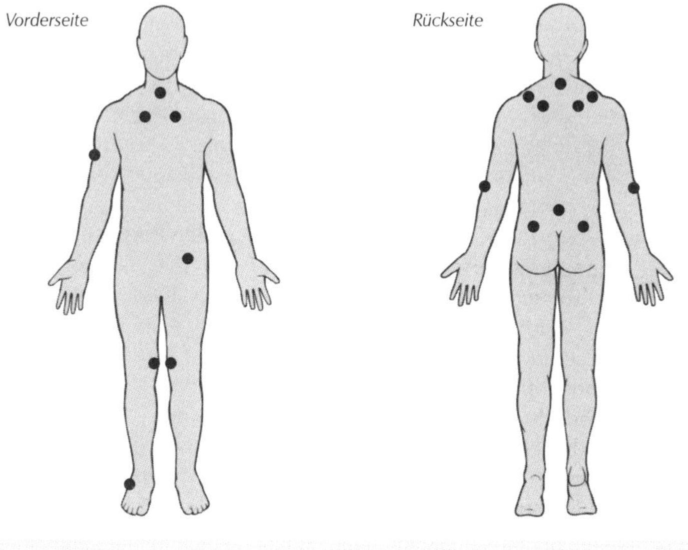

11 der 18 Tenderpoints müssen zur Diagnose des FMS druckschmerzhaft sein.

- Glutäalbereich: beidseits im oberen äußeren Quadranten des Gesäßes in der anterioren Muskelfalte;
- Trochanter major (großer Rollhügel am oberen Drittel des Oberschenkelknochens): beidseits hinter dem Trochantervorsprung;
- Knie: beidseits im mittleren Bereich des Fettpolsters proximal der Gelenkfalte.

Zur Diagnose müssen 11 von 18 der beschriebenen Punkte (Tenderpoints) bei Palpation (Untersuchung durch Abtasten und Befühlen) schmerzhaft sein (nicht nur empfindlich!).

Tenderpoints sind fest definierte Punkte auf beiden Körperhälften über Muskel- und Sehnenansätzen sowie an Gelenken. Die Mehrzahl der 18 definierten Tenderpoints ist in der Regel bei FMS druckschmerzhaft.

Triggerpoints sind gut tastbare Muskelverhärtungen (Myogelosen), die für das so bezeichnete myofasziale Schmerzsyndrom kennzeichnend sind. Werden diese Punkte stimuliert, kommt es zu ausstrahlenden Schmerzen.

Placebopunkte sind nicht druckschmerzhafte Kontrollpunkte an der Stirn, am distalen Unterarm und am seitlichen Fibulaköpfchen.

Zur Diagnostik des FMS

Für die Diagnose Fibromyalgie bedarf es einer längeren Krankengeschichte: chronische Schmerzen im Muskel- und Skelettsystem, chronische Müdigkeit und Erschöpfung, geringe Belastbarkeit, Schlafstörungen, Kopfschmerzen, Menstruationsbeschwerden oder psychische Dysbalancen.

- Tenderpoints: Mindestens 11 der 18 definierten Tenderpoints müssen druckschmerzhaft sein, und zwar seit mindestens drei Monaten.
- Placebopunkte: Bei den Placebopunkten sollten höchstens drei Kontrollpunkte druckschmerzhaft sein.
- Erkrankungen von Organen sollten nicht vorliegen. Röntgenbefunde sind normal, ebenso Laborwerte (normale Entzündungsparameter, unauffälliges Differenzialblutbild, Rheumaserologie ohne Befund, Immunglobuline unauffällig, erniedrigter Serotonin-Wert).
- Zudem müssen andere Erkrankungen durch das Labor ausgeschlossen werden, wie z. B.: Entzündung – Blutsenkung – C-reaktives-Protein (erhöhte CRP-Konzentrationen sind immer ein Zeichen für Krankheit; die Menge der CRP-Konzentration reflektiert das Ausmaß und die Masse des entzündlichen Gewebes); Organerkrankungen von Leber und Nieren, hormonelle Störungen, Infektionen durch Viren, Borrelien, Chlamydien, Yersinien u. a. oder Erkrankungen des Immunsystems (Autoanitkörper, Schilddrüsenantikörper u. a.).
- Differenzialdiagnose: Diese dient zur Unterscheidung und Abgrenzung ähnlicher Krankheitsbilder, ausgerichtet auf die Abgrenzung und Identifizierung einer bestimmten Krankheit innerhalb einer Gruppe symptomatisch ähnlicher Krankheiten. Nachfolgende Aufzählung deckt einen Teil der Möglichkeiten ab: Arthralgie, Arthrose, chronisches Müdigkeitssyndrom, Depression, Hypothyreose, Karpaltunnelsyndrom, Kiefergelenkbeschwerden, Migräne, Morbus Bechterew, Multiple Sklerose (MS), Osteoporose Weichteilrheuma u.v.m.

Fibromyalgie kann die Symptome und Warnzeichen von mindestens 30 anderen Krankheiten „nachahmen". Die Beschwerden betreffen den ganzen Körper und können fast allen Organsystemen zugeordnet werden. Hinzu kommen noch unterschiedliche psychische Symptome. Nach dem aktuellen Stand der Wissenschaft ist Fibromyalgie keine tödliche Krankheit, aber eine schwere bis unheilbare Erkrankung; noch immer sind die genauen Ursachen unklar. Die Diagnose der Fibromyalgie ist nicht einfach, die Behandlung orientiert sich an den Schmerzen. Jeder neuer Therapieansatz, der den Betroffenen hilft, ist zu begrüßen!

Behandlung des FMS

Die aktuellen Behandlungsmöglichkeiten beruhen im Wesentlichen darauf, auf schwer zu beeinflussende Symptome wie den Schmerz (Muskelschmerz durch Muskelverhärtung), Müdigkeit oder Schlafstörungen einzuwirken. Auch das soziale Umfeld der Patienten sollte über die Erkrankung und die Therapie aufgeklärt werden. Darüber hinaus sollte über eine sinnvolle Änderung des Lebensstils, wie Ernährung, Umgang mit Stress usw., nachgedacht werden.

Die konventionelle Therapie arbeitet mit synthetischen Arzneimitteln, Physiotherapie, Psychotherapie und lokaler Schmerztherapie. Die Naturheilkunde verfügt über folgende Therapiemöglichkeiten: Psychotherapie aus ganzheitlicher Ansicht (z. B. hinsichtlich der Depression), Phytotherapie, Orthomolekulare Therapie, Homöopathie, Ausleitungsverfahren, Chiropraktik, Osteopathie, Craniosakrale Therapie, strukturelle Körpertherapien, Wärmetherapien zur Entspannung (Heublumensack, durchblutungsfördernde Salben, Moorbad usw.), Schröpfen, Baunscheidtieren, Ernährungstherapie (TCM, Ayurveda, wärmende Lebensmittel bevorzugen, Regulation des Säure-Basen-Haushalts durch Ernährung), Neuraltherapie, Akupunktur, Enzymtherapie, Massagen (zur Lockerung der verspannten tonischen Muskeln), spagyrische Heilmittel und Biochemie nach Dr. Schüßler (siehe unten), um die Daueranspannung an der motorischen Endplatte (Gebiet der quer gestreiften Muskelfasern, wo die Endverzweigungen der motorischen Nervenfasern enden) herabzusetzen.

Weitere Möglichkeiten sind: Bewegungstraining (bitte langsam beginnen und in kleinen Schritten erhöhen – Schmerzgrenze beachten!), Bewegungsbad, Wassershiatsu, Bindegewebsmassage, lokale Schmerztherapie (Injektionen von Cortison oder eines Lokalanästhetikums), Zahnsanierung, Vermeidung von Elektrosmog, Untersuchung des Schlafplatzes auf Störfelder (Rutengänger!), Yoga, Zilgrei und eventuell Systemische Familientherapie nach Bert Hellinger. Jegliche Form von kalter Luft (Klimaanlagen und dergleichen) und Zugluft sollte gemieden, der Körper (vor allem Füße und Nieren) warm gehalten werden.

Manche Untersuchungen konnten Veränderungen im Stoffwechsel der Überträgerstoffe von Serotonin und Tryptophan im Gehirn feststellen. Andere wiederum entdeckten eine erhöhte Hyaluronsäure – ein zentraler Bestandteil des Bindegewebes, der bei Fibromyalgie-Patienten um das Zehnfache erhöht sein kann, womit sich womöglich auch die Schmerzsymptomatik erklären ließe. Eine weitere These lautet, dass sich die Patienten in einer verminderten körperlichen Aktivität befinden, da bei Verbesserung der Fitness durch Ausdauersport eine deutliche Abnahme der Schmerzen zu verzeichnen ist.

Die vorgenannten Ausführungen stellen verschiedene Möglichkeiten vor mit dem Ziel, Menschen von einem massiven Schmerzsyndrom zu befreien. Ganz sicher gibt es weitere Wege und Denkansätze, die hier nicht erwähnt wurden.

Biochemie nach Dr. Schüßler

Fibromyalgie-Therapie

Zur Therapie der FMS wird die Einnahme folgender Salze empfohlen: Magnesium phos. D 6 (Nr. 7), Kalium phos. D 6 (Nr. 5) und Ferrum phos. D 12 (Nr. 3).

Wir setzen die biochemischen Funktionssalben unterstützend ein, mittels einer leichten Massage (an den betroffenen Stellen) oder als Salbenumschlag über Nacht. Bewährt hat sich hier vor allem die Salbe Nr. 7 in Kombination mit der „Heißen 7" (Magnesium phos. D 6), um eine gute Nachtruhe zu erfahren.

Sechs bis acht Wochen vor dem eigentlichen Behandlungsbeginn empfehle ich folgende Schüßlersalze:

- Wir nehmen vor- und nachmittags jeweils 3–5 Tab. Natrium phos. D 6 (Nr. 9) in der gelösten Form, um den Stoffwechsel anzuregen.
- Gegen 14 Uhr und am Abend nehmen wir Natrium sulf. D 6 (Nr. 10), um die gelösten Schlackenstoffe zur Ausleitung zu bringen. Hier bewährt sich, jeweils 5–10 Tab. in der heißen Version kauend zu trinken.
- Unterstützen Sie dies auch mit der Salbe Nr. 10 am Abend auf den rechten Oberbauch und 1–2 x pro Woche als Leberwickel (siehe Kap. VII. 1. Frühjahrskur).

Um auf alle Fälle die Schmerzen zu lindern, sollten Sie auch schon während der Vorbehandlung mehrmals tgl. Magnesium phos. D 6 (Nr. 7) mit 10 Tab. als „Heiße 7" kauend trinken.

Hauptbehandlung von Fibromyalgie mit Schüßlersalzen:

- 2 x 2 Tab. Calcium fluor. D 12 (Nr. 1) morgens nach dem Aufstehen lutschen;
- ca. 1 Std. nach dem Frühstück nehmen wir die „Heiße 7";
- ca. 1 Std. vor dem Mittagessen und gegen 16 Uhr lutschen wir 2 x 2 Tab. Kalium brom. D 6 (Nr. 14);
- ca. 1 Std. vor dem Abendessen lutschen wir im tgl. Wechsel 2 x 2 Tab. Ferrum phos. D 12 (Nr. 3) und Kalium sulf. D 6 (Nr. 6);
- vor der Nachtruhe reichen wir im tgl. Wechsel Magnesium phos. D 6 (Nr. 7) als „Heiße 7" und Calcium phos. D 6 (Nr. 2) (als „Heiße 2") mit jeweils 10 Tab.

Fibromyositis-Therapie

Eine Fibromyositis (meist degenerative, entzündlich-rheumatische Erkrankung des Binde-, Fett-, Muskel- und Nervengewebes (Weichteilrheumatismus)) ist wie folgt zu behandeln:

- Wir nehmen morgens ca. 1 Std. nach dem Frühstück Ferrum phos. D 12 (Nr. 3) als „Heiße 3" mit 5–10 Tab. im tgl. Wechsel mit Kalium chlor. D 6 (Nr. 4) als „Heiße 4" mit 5–10 Tab.
- Um die Mittagszeit kommt Kalium sulf. D 6 (Nr. 6) als „Heiße 6" mit 5–10 Tab. zum Einsatz.
- Für die entspannte Nachruhe sorgt neben der Salbeneinreibung (Nr. 7) die „Heiße 7" mit 10 Tab. Magnesium phos. D 6 (Nr. 7).

3. *Erkrankungen des Nervensystems*

Einführung

Wilhelm Heinrich Schüßler erkannte, dass Mineralssalze wesentlichen Einfluss auf Nerven, Gehirn und Rückenmark ausüben. In diesem Zusammenhang maß er den folgenden biochemischen Salzen besondere Bedeutung bei:

- Nr. 5 Kalium phosphoricum D6: bei Nervenschwäche bzw. Abstumpfung;
- Nr. 8 Natrium chloratum D6: ebenfalls bei Nervenschwäche bzw. Abstumpfung;
- Nr. 9 Natrium phosphoricum D6: bei gereizten Nerven (Überempfindlichkeit);
- Nr. 11 Silicea D12: ebenfalls bei gereizten Nerven (Überempfindlichkeit);
- Nr. 7 Magnesium phosphoricum D6: bei innerer Unruhe.

Schüßler nahm mit Blick auf den Aufbau des Nervensystems die folgende Unterteilung vor:

- für Gehirn und Rückenmark: Salze Nr. 5 und Nr. 8;
- für die Nervenfäden: Salze Nr. 11 und 9;
- für die nicht willensgesteuerte Tätigkeit: Salz Nr. 7.

Das Nervensystem im Kurzüberblick

Gehirn und Rückenmark

Für das Gehirn ist eine ausreichende Lecithinbildung notwendig. Lecithin ist ein phosphorhaltiges Lipoid. Es ist ein essenzieller Fettstoff (Lipid), der zum Aufbau aller Zellmembranen im menschlichen Körper gebraucht wird, und dient unter anderem der Aufnahme und Abgabe von Nährstoffen durch Körperzellen. Die Schutzhülle des Gehirns und Nervenzellen enthalten ebenfalls Lecithin (siehe auch die nachfolgende Beschreibung der Salze Nr. 5 und Nr. 8).

- Kalium phosphoricum D6 (Nr. 5) reguliert die Verteilung der Kalium-Ionen und verhindert den Zerfall von Nervengewebe, tilgt Ermüdungs- und Fäulnisgifte im Nervengewebe.
- Natrium chloratum D6 (Nr. 8) ist erforderlich für den Neubau aller Zellen.

Nervenfäden

Das Nervensystem ist komplex wie ein Telefonnetz und abhängig von Fremdstoffen und Schlacken.

- Fremdstoffe werden angelagert bei Mangel an Natrium phosphoricum (Nr. 9) und
- ausgeleitet durch Silicea (Nr. 11).

Tätigkeit der Muskeln

Für die zusammenziehende Muskeltätigkeit ist Magnesium phosphoricum (Nr. 7) erforderlich. Ein Mangel führt zu großer Unregelmäßigkeit und krampfartigem Schmerz.

Nr. 5 und Nr. 8: Salze für Gehirn und Rückenmark

Einführung

Phosphorsaures Kali (Nr. 5) verbindet sich mit Fettsäure. Beide bilden unter Hinzutritt von Eiweiß die Gehirnsubstanz – das so genannte Lecithin. Gehirnzellen müssen ständig – ohne geteilt zu werden – arbeitsfähig bleiben.

Die Grundlage zur Säfte-Erneuerung geschieht durch das Kochsalzmolekül Natrium chloratum (Nr. 8). Es hat die Fähigkeit, Wasser in die Zelle zu ziehen. Dadurch ist dieses Mineral für die Aufrechterhaltung des osmotischen Druckes und die Flüssigkeitsverteilung in der Zelle verantwortlich.

Kalium phosphoricum tilgt die Ermüdungs- und Fäulnisgifte und hält dadurch den Zerfall der Gewebe auf. Natrium chloratum verwendet das gelieferte Baumaterial stets zum Neubau. Beide Salze sind aufeinander angewiesen. Sie arbeiten Hand in Hand. Deshalb ist es ratsam, beide Mittel zur gleichen Zeit, am besten wechselweise, zu geben.

Salz Nr. 5 ist für die Verhütung von Fäulnis verantwortlich und für alle Zustände, bei denen ein Zerfall von Gewebe vorliegt. (Ich erinnere an schmierige, graufarbige, schmutzige, aashaft stinkende Ausscheidungen.)

Dieses Lebenssalz Nr. 5 ist das eigentliche Antisepticum und verhütet den Gewebezerfall von Natur aus. Gewisse luftförmige Gifte, sogenannte Miasmen, wie auch einige flüssige oder dampfförmige Gifte gelangen in der Regel durch die Atmung ins Blut. Es sind dies ungesättigte Verbindungen, die das heftige Bestreben haben, sich zu sättigen. Zu ihrer Sättigung ist Kalium phosphoricum notwendig. Dadurch werden die Gifte zu unschädlichen und ausscheidbaren Stoffen verwandelt.

Kalium phosphoricum aber wird den Zellen in dem Maße entzogen, wie diese zerfallen müssen. Reichen wir dieses Salz rechtzeitig, werden diese freien Moleküle zur Vereinigung verwendet und die bereits organisch gebundenen bleiben ihrer Aufgabe erhalten. Betont sei auch, dass bei hohem Fieber (über 38,8° C Achselhöhle) immer ein Zerfall der Gewebe vorliegt und darum stets Salz Nr. 5 und nicht Salz Nr. 3 zu reichen ist.

Ist die größte Gefahr beseitigt, reichen wir die Salze Nr. 5 und Nr. 8 weiter, um auch gleichzeitig den Aufbau zu ermöglichen.

Nach meiner Erfahrung kann schon nach 6–8 Gaben des Salzes Nr. 5 innerhalb von 20 Minuten die Körpertemperatur von 41 Grad auf 38 Grad gesenkt werden – und das alles, ohne das Fieber zu unterdrücken.

Die Erklärung liegt darin begründet, dass wir mittels Kalium posphoricum die Fäulnisgefahr durch Erhöhung der

> *Wenn das Ernährungsmaterial in den Geweben, in den erforderlichen Quantitäten und an den richtigen Stellen vorhanden ist und keine Störung in der Bewegung der Moleküle eintritt, so gehen der Anbau neuer und die Zerstörung alter Zellen, sowie die Abfuhr unbrauchbarer Stoffe, normal vonstatten und das betreffende Individuum befindet sich im Zustand der Gesundheit.*
>
> *Dr. Wilhelm Heinrich Schüßler*

Lebenskraft beseitigen. Dabei ist es wichtig, die Einnahme ohne Unterbrechung fortzuführen – sonst würde die lebenserhaltende Fähigkeit der Gewebe schnell wieder erschlaffen, ehe die Arbeit vollendet und die große Gefahr beseitigt ist. Die Temperatur würde erneut ansteigen.

Wenn der Zerfall der Gewebe so weit fortgeschritten ist, dass die Lebenskraft zerfällt (Temperaturen unter 36,8 ° C), kann auch hier mit Gaben der Salze Nr. 5 und Nr. 8 die schwindende Lebenskraft zurückgeholt werden.

Nicht nur bei Fieber merken wir den Gewebezerfall und damit den Mangel an Salz Nr. 5, sondern auch bei schleichenden, über Jahre hinweg dauernden Anzeichen: etwa bei Gedächtnisschwäche und Schreckhaftigkeit, Weinerlichkeit, übertriebenem Argwohn, Ängstlichkeit, Zaghaftigkeit, Platzangst und ähnlichen Verstimmungen der Willenskraft, Traurigkeit, Missmutigkeit, nervösem Kopfschmerz, besonders nach geistiger Überanstrengung, nervöser Herzschwäche, nervöser Magenschwäche, Herzklopfen mit Angstgefühlen, nervöser Schlaflosigkeit, nervösem Asthma, nervöser Sehstörung usw.

Bei Mangel an Salz Nr. 8 spüren wir z. B. Kribbeln und Taubheitsgefühle an Händen und Füßen.

Nr. 5 Kalium phosphoricum

Menschentyp – Geist, Gemüt und Nerven

Der meist schlanke Kalium-phosphoricum-Typ ist ein mehr oder weniger niedergeschlagener Mensch, der bei jeder Gelegenheit gleich weinen kann, auch bei erhebenden Augenblicken. Der typische Nervenschwächling reagiert auf alle Gefühle – auf die körperlichen ebenso intensiv wie auf die psychischen. Er hat diverse Störungen ohne Organbefund. Jede Anstrengung verursacht unverhältnismäßige Erschöpfung und Krämpfe aller Art. Er hat Neigungen zu stinkenden Absonderungen. Überempfindlichkeit, Ängste, labile Stimmungen mit Weinerlichkeit beherrschen ihn.

Den Kalium-phosphoricum-Typ kennzeichnen bezüglich Geist und Gemüt Merkmale wie z. B. geistige Abgespanntheit, Niedergedrücktheit, Schwäche oder Mutlosigkeit. Er ist überdies eher ängstlich, furchtsam – ohne Grund. Die geringste Arbeit erscheint wie eine schwere Arbeit. Melancholische und hypochondrische Stimmung herrscht vor. Die Kranken sind leicht reizbar, aufgeregt und ärgern sich über jede Kleinigkeit; oder sie sind traurig, weinen gern, haben Abneigung gegen Unterhaltung und Gesellschaft. Mögliches Kennzeichen ist auch Schwäche oder Verlust des Gedächtnisses. Der Kalium-phosphoricum-Typ ist gleichgültig gegen eigene Angelegenheiten, eher mürrisch, reizbar und verdrießlich um Kleinigkeiten. Er liebt nicht, dass man mit ihm spricht. Das Delirium eines Alkoholikers mit Sinnestäuschung kann auf das Schüßler-Salz Nr. 5 hinweisen, falls Natrium chloratum (Nr. 8) nicht hilft.

Von der Psyche her betrachtet gibt es ebenfalls eine Reihe von Merkmalen, die den Kalium-phosphoricum-Typ gut erkennen lassen. Es handelt sich dabei meist um Menschen, die durch Übereifer leicht ermüden und durch Kraft ans Ziel kommen möchten. Sie packen sich gerne die Probleme anderer Leute auf die Schultern. Es sind Perfektionisten, die extrem hohe Anforderungen an sich selbst stellen. Weitere Kennzeichen sind extreme Nervosität, Angst, Versagensangst oder kreisende Gedanken.

Dr. Schüßler: *„Wenn man durch irgendeine Krankheit einmal in einen Kalium-phosphoricum-Zustand geraten ist, wird man sein Leben lang immer wieder Kalium phosphoricum brauchen."*

Betreiben Sie also immer wieder Regeneration!

Salbe und Arzneikräuter

Salbe Nr. 5 kann zur Linderung mit eingesetzt werden. Zur Entspannung auf den Solarplexus; als Herz- und Nervensalbe. Bei durch Überanstrengung entstandenen Einschränkungen (Tennisarm, Nervenentzündung) und bei fauligen, eitrigen Wunden (hier evtl. auch als Puder).

Arzneikräuter: Die gemeinsame Anwendung von Biochemie und Arzneikräutern erhöht die Bioverfügbarkeit: Johanniskraut, Baldrianwurzel, Birkenblätter, Fenchel, Hopfen, Schafgarbe.

Mangel an Salz Nr. 5 – Symptome von A–Z	
Appetit	entweder groß, oder Abneigung gegen alle Speisen und Getränke; oft Hungergefühl nach dem Essen, aufgrund nervöser Schwäche
Atemtrakt	schleichende Lähmung der Stimmbänder, Stimmlosigkeit; Heiserkeit nach Überanstrengung
Augen	Sehschwäche von nervöser Erschöpfung; Lähmung der Augenlider; Zucken der Augen; Schmerzen der Augen, die gegen Druck empfindlich sind; Lichtscheu infolge von Überreizung ohne sonstige Erscheinungen
Brust und Rücken	nervöses Gefühl in der Magengrube; Rückenschwäche, Rückenschmerzen, Rücken wie gelähmt
Harn- und Geschlechtsorgane	Lähmung des Blasenschließmuskels; Bettnässen größerer Kinder; Reizblase durch Nervosität; starke Regelkrämpfe; Wehenschmerzen, Wehenschwäche; Geschlechtsnervenschwäche infolge übermäßiger geschlechtlicher Aufregung; große Erschöpfung nach Samenverlust (Geschlechtsverkehr, Ejakulat)
Haut	kreisrunder Haarausfall
Herz/Kreislauf/Gefäße	nervöse Herzbeschwerden; Herz schlägt bis zum Halse heraus oder scheint still zu stehen oder auszusetzen; Herzklopfen mit Angstgefühl; Puls anfangs beschleunigt und klein, später verlangsamt (vasomotorische Nerven); hohes Fieber (über 39° C)

Knochen und Gelenke	Muskelkrämpfe durch Überanstrengung; Schmerzen mit Lähmungserscheinungen, schlimmer am Beginn der Bewegung, besser bei mäßiger Bewegung; Rückenschwäche; Arme und Beine wie gelähmt; Gefühl der Steifigkeit der Glieder oder Gelenke mit Schmerzen, schlimmer morgens, besser durch langsame, fortgesetzte Bewegung
Kopf	Apathie und Kopfmüdigkeit, Unfähigkeit zu geistiger Arbeit; nervöse Schlaflosigkeit mit Grübeln; Kopfschmerzen nach geistiger Überanstrengung; nervöses Zucken im Gesicht (Ticks); Hinterkopfschmerz, besser durch Aufstehen; Schwindel im Liegen; rechtsseitige Neuralgie, besser durch kalte Anwendungen
Muskeln	Muskelkrämpfe nach Überanstrengung; Muskelschmerzen mit Lähmungserscheinungen; Rückenschwäche; Rückenschmerzen; Muskelmüdigkeit am ganzen Körper; Gesichtsmuskellähmung; Muskelkrämpfe verschiedener Art: Schreibkrampf, Wadenkrampf, Wehenschwäche, Schließmuskelschwäche, Muskelschwund
Nervliche Verfassung	Nervenschwäche
	Gefühlsnerven: Schmerzen mit Lähmungsgefühl, taub und empfindungslos machend; Besserung durch leichtes Anwehen von Luft
	Bewegungsnerven: Muskel- und Nervenschwäche, gesteigert bis zur Lähmung; schleichende Lähmung mit Atrophie; fortschreitender Muskelschwund; halbseitige Lähmung, Gesichtslähmung; Kinderlähmung
	Sympathisches Nervensystem: verlangsamte Ernährung eines beschränkten Zellgebietes bis zu völligem Stillstand, so dass die betreffenden Zellen erweichen und zerfallen (z. B. rundes Magengeschwür)
Schmerzen	Schmerzen mit nachfolgender großer Schwäche; Schmerzen nagend, schlimmer in Ruhe und durch äußere Wärme; lähmende Schmerzen im Rücken oder in den Gliedern, besser bei mäßiger Bewegung, schlimmer durch Anstrengung (z. B. durch zu langes fortgesetztes Gehen, am heftigsten bei beginnender Bewegung – etwa nach dem Aufstehen vom Sitzen); Rückensteifigkeit wie gelähmt, schlimmer nach Ruhe; Rückenmarksleiden – Blutarmut des Rückenmarks infolge erschöpfender Krankheiten; Krämpfe, bedingt durch irritierende Schwäche; Krämpfe, die durch Überanstrengung der betreffenden Teile entstanden sind: Stimmritzenkrampf, Kinnbackenkrampf, Wadenkrampf usw.; Epilepsie; Schwindel, nervöser, schlimmer durch Bücken; Gehirnerschütterung; beginnende Gehirnerweichung; Kopfschmerzen blasser, empfindlicher und reizbarer Personen, mit Überempfindlichkeit; Schmerzen im Nacken, Hinterkopf mit allgemeiner Reizbarkeit, Verzweiflung, Unruhe; Stirnkopfschmerz, besser durch langsame Bewegung in frischer Luft (unterstützend hilft auch

	Magnesium phosphoricum (Nr. 7)); nervöse Schlaflosigkeit nach geistiger Überanstrengung; nervöse Störungen nach Alkohol- und Nikotingenuss; Zittern der Hände; Schulangst bei Kindern bei gleichzeitigem Kopfweh und nervöser Schlaflosigkeit (unterstützend hilft auch Magnesium phosphoricum (Nr. 7)); Heimweh; Kinderlähmung. Die Schmerzen sitzen gerne halbseitig im Kopf oder ziehen vom Vorderkopf zum Hinterkopf.
Ohren	nervöse Ohrenschmerzen
Schlaf	nervöse Schlaflosigkeit nach geistiger Überanstrengung; schläfrig und dennoch nervös und ruhelos; nächtliches Aufschrecken; Schlaflosigkeit zw. 2–5 Uhr; zeitiges Aufwachen mit Schweiß und Unruhe; Kinder wachen mit einem Schrei vor Furcht und Unruhe auf; Murmeln und Sprechen im Schlaf; Schläfrigkeit nach dem Mittagessen (eventuell Hinweis auf verborgene Herzschwäche)
Verdauungsorgane	nervöse Gastritis; Aphten und Soor; Völlegefühl; Blähungen, übelriechende Winde
Stuhl	bei Durchfällen ist der Stuhl wässrig, faulig und sehr stinkend, er kann aber auch blutig-eitrig und stinkend sein

Nr. 8 Natrium chloratum

Menschentyp – Geist, Gemüt und Nerven

Der Natrium-chloratum-Typ ist ein blutarmer, nervöser, reizbarer Mensch mit gestörtem Wasserhaushalt und geringer Lebensenergie, sehr empfindlich gegen Gemütsbewegungen, auf die er mit Muskelzittern und kaltem Schweiß reagiert; ein bleichsüchtiger, blutarmer Rheumatiker.

Geist und Gemüt sind gekennzeichnet durch unwillkürliches Weinen, schlechte Laune, Ärger, Missstimmung bei der geringsten Kleinigkeit. Weitere Merkmale sind: mangelnde Entschlusskraft („Soll ich oder soll ich nicht?"), pessimistische Lebensanschauung, zaghaft, wortkarg, verdrossen, große Gereiztheit, Stimmungslabilität, Gedächtnisschwäche, Zerstreutheit, vegetativ labil, Melancholie, Lebensüberdruss, Angst vor der Zukunft, rachsüchtig, trägt lange nach. Ebenso kennzeichnend sind hartnäckige Gedanken. Die Beschwerden verschlechtern sich bei Trost und beim Sprechen über die Beschwerden. Bei Frauen Depression gegen Ende der Regelblutung.

Von der Psyche her betrachtet ist Salz Nr. 8 besonders geeignet für Menschen, die angstbesetzt sind. Es hilft, alte Schockerlebnisse zu verarbeiten und wieder weinen zu können. Der richtige Lebensfluss ist unterbrochen aus Angst vor neuerlichen Verletzungen, deshalb wirken deren Gefühlsäußerungen wie geplant. Ihr Denken wirkt schwerfällig. Die Gedächtnisleistung lässt nach. Alpträume werden beklagt.

Salbe und Arzneikräuter

Salbe Nr. 8 kann unterstützend eingesetzt werden bei Insektenstichen, Verbrennungen, trockenen Ausschlägen mit weißen Schuppen, Hautpilzerkrankungen, Afterfissuren.

Arzneikräuter: Die gemeinsame Anwendung von Biochemie und Arzneikräutern erhöht die Bioverfügbarkeit: Geeignet sind Salbei, Schachtelhalm, Schafgarbe, Hopfen.

Mangel an Salz Nr. 8 – Symptome von A–Z	
Atemtrakt	Fließschnupfen
Augen	Gefühl wie Sand in den Augen, meistens morgens; Tränenfluss bei seelischer Beeinflussung; Buchstaben fließen ineinander
Blut	Blutarmut (zusammen mit Calcium phosphoricum (Nr. 2) und Ferrum phosphoricum (Nr. 3) behandeln); bei Blutungen ist das Blut hell oder schwärzlich rot, wässrig, dünn, nicht gerinnend.
Brust und Rücken	Herzstiche, Verschlimmerung durch Liegen auf der linken Seite; Stiche im ganzen Brustraum; Sodbrennen
Harn- und Geschlechtsorgane	Wassersucht; Brennen in der Harnröhre
	Bei der Frau: Abneigung gegen Geschlechtsverkehr; Trockenheit der Scheide; Regel zu spät und zu spärlich; Muttermilch bläulich-wässrig
	Beim Mann: Libido vermindert (gelegentlich auch gesteigert); unfreiwilliger Samenabgang; nachhaltige Verstimmung nach Geschlechtsverkehr
Haut	Akne, besonders an der Stirnhaargrenze; Neigung zu Rissen an After, Nase, Mund; Nesselausschläge chronisch; Wundsein kleiner Kinder mit Brennen; Haarausfall mit Kopfschuppen
Herz und Kreislauf	Herzklopfen, das den ganzen Körper erschüttert; Flattern am Herzen; Herzstechen, das sich durch Linksliegen verschlimmert; Handschweiß; Gesichtsschweiß während des Essens; ständig leichtes bis erhebliches Schwitzen
Knochen und Gelenke	Rückenschmerzen, besonders beim Bücken (Besserung durch starken Gegendruck, durch Liegen auf fester Unterlage)
Nervliche Verfassung	vegetative Labilität (Hypochonder, Hysteriker); höchst empfindliche Reaktion auf Gemütsbewegungen; rasende Stirnkopfschmerzen mit Sehstörungen und Flimmern vor den Augen, verbunden mit Übelkeit; Verschlimmerung durch jede Bewegung, auch der Augen; Kopfschmerz vor Augenanstrengung (Besserung beim Niederlegen);

	Migräne; Gedächtnisschwäche; sehr empfindliches Rückgrat (s. „Knochen und Gelenke“)
Ohren	Jucken hinter den Ohren
Schlaf	Schlaf tritt spät ein, ist unruhig oder verliert sich vollständig, so dass es zu Schlaflosigkeit mit allgemeiner Munterkeit mit klarem, munterem Denken kommt; Gedankenbild ist dann klarer und lebhafter als sonst am Tage; Schlaflosigkeit wegen unangenehmer Gedanken; Einschlafstörungen mit häufigem Erwachen; unruhiger Schlaf mit beunruhigenden Träumen und Umherwerfen im Bett, Aufschrecken aus dem Schlaf, Alpträume; Wallungen mit Schweiß; große Tagesschläfrigkeit besonders nach dem Essen
Schmerzen	Schmerzen sind ruckend, zuckend, brennend – bei allgemeinem Wärmemangel; Schmerzen steigen mit der Sonne
Stuhl	chronischer Durchfall, wässrig, evtl. mit ätzender Schärfe
Verdauungsorgane	Magengeschwür; Zwölffingerdarmgeschwür
Zähne	Zahnschmerzen über eine ganze Gesichtshälfte ausstrahlend

Nr. 11 und Nr. 9: Salze für die Funktion der Nervenfäden

Einführung

Silicea, die Kieselsäure, kümmert sich um die Funktion der Nervenfäden. Stellen wir uns das Nervensystem am besten als Telegrafen- und Telefonnetz vor. Mittels einer Energie, die von galvanischen Elementen ausgeht, erfolgt beim Fernsprechen und Fernschreiben die Verständigung durch den Draht. Wir haben nun in unserem Körper die verschiedenartigsten Telefon-, Telegrafen- und Signalanlagen. Unser Ohr ist der beste Fernsprechapparat. Unsere Sprechwerkzeuge wiederum sind mit dem Hörer (Telefon) zu vergleichen. Unser Auge ist der beste Fernzeichner. Blockiereinrichtungen, wie sie z. B. die Bahn verwendet, hat auch der menschliche Organismus. Laufen wir in eine gefährliche Situation, wird unser Schritt schneller gehemmt, als uns dies bewusst wird. Zur Aufrechterhaltung des Stoffwechsels und zur Sicherung der nötigen Reserven sind alle diese Funktionen mit den Nervenleitungen verbunden. Zusätzlich senden wir auch Energie nach außen. Das können wir in Form einer Art von Gedankenübertragung erleben.

Die zu allem erforderliche Energie erhalten wir in der Hauptsache durch das Blut, dessen Hauptbestandteil (außer den Blutkörperchen) eine Salzlösung darstellt. Die durch den Blutdruck hervorgerufene Blutbewegung und vor allem die durch die Osmose (Säftedurchtritt durch die porösen Scheidewände) erzielte Reibung bringen es zuwege, dass die Salzlösung – ähnlich einem Dynamo – Energie erzeugt. Silicea sorgt für die Leitfähigkeit der Nerven.

Ein hoher Mangel an Silicea ist im Regelfall auf einen vorausgegangenen Mangel an Natrium phosphoricum (Nr. 9), der die Blutübersäuerung zur Folge hat, zurückzuführen. Die mangels Natrium phosphoricum hervorgerufene Übersäuerung des Blutes beschmutzt und belastet mit Fremdstoffen die Nervenfäden, die so in ihrer Leitfähigkeit beeinträchtigt werden. Der Bestand der Nervenzellen an Natrium phosphoricum ist durch den allgemeinen Mangel stark verringert. Zu den erforderlichen Reinigungsarbeiten müssen dauernd Silicea-Moleküle geopfert werden. Wird Silicea nicht ergänzt, leiden entweder die Nerven oder das Bindegewebe. Auch hier wird deutlich, dass Natrium phosphoricum (Nr. 9) und Silicea (Nr. 11) miteinander arbeiten und im Wechsel gegeben werden müssen. (Salz Nr. 9 hält die Harnsäure in Lösung, Nr. 10 scheidet sie aus, Nr. 11 bewirkt die Auflösung von Harnsäurekristallen und Ablagerungen derselben.)

Bei einem Mangel an Salz Nr. 11 sind die Lebensfunktionen gestört, wodurch die Lebenskraft geschwächt wird; dadurch entsteht unter anderem fehlendes Selbstvertrauen. Der Mensch ist verzagt, produziert sich oder zieht sich zurück, ist schreckhaft, ängstlich, sanft, nachgiebig bis unentschlossen. Bei Mangel an Salz Nr. 9 sind die Menschen ungeduldig, nervös, gereizt, streitsüchtig, missmutig und gedrückt. Der Volksmund sagt: „Der Mensch ist sauer."

Nr. 11 Silicea

Menschentyp – Geist, Gemüt und Nerven

Salz Nr. 11 eignet sich für Menschen, die nicht durch Nahrungsmangel, sondern durch Anlage und/oder Konstitution unterernährt und schwächlich sind; für Kinder, die nicht gedeihen wollen; für „Gewebsschwächlinge", mit Abwehrschwäche allen äußeren Schäden gegenüber, vor allem Eitererregern.

Hinsichtlich Geist und Gemüt sind bei einem Mangel an Salz Nr. 11 die Lebensfunktionen gestört, wodurch die Lebenskraft geschwächt ist. Dadurch mangelt es an Selbstvertrauen. Die Folge ist: Der Mensch produziert sich oder zieht sich zurück. Er ist verzagt, ängstlich, schreckhaft, sanft, nachgiebig, unentschlossen, nicht gerade arbeitsscheu, verliert aber bald die Lust an sonst lieber Beschäftigung. Er unterschätzt seine Fähigkeiten oder ist sich nur ganz sicher, wenn er sich auf seine Umgebung verlassen kann. Er hat Angst vor Misserfolg oder ist niedergeschlagen, traurig, steht beim geringsten Versehen die größte Gewissensangst aus, scheint aber nach außen ruhig. Vorhandene Unzufriedenheit kann sich bis zum Lebensüberdruss steigern. Mit weinerlicher Stimmung, Schreckhaftigkeit und Empfindlichkeit gegen Geräusche. Der Silicea-Typ verträgt keinen Widerspruch, ist verwirrt, zerstreut, zornig, gereizt, verzagt, schwermütig und unstet. Ihn plagen Gewissensbisse, Resignation hat sich ausgebreitet. Besonders morgens ist das Denken verlangsamt. Jede geistige Arbeit strengt an und verschlimmert die Gemütssymptome.

Bei Kindern zeigt sich ein Silicea-Mangel an folgenden Merkmalen: Sie verkriechen sich hinter der Mutter, sind muskelschwach, bleich, eigensinnig oder sanft, altklug, sehen „vergreist" aus; werden halsstarrig, eigensinnig, schreien, wenn man ganz freundlich mit ihnen spricht.

Mit Blick auf die Psyche kennzeichnen den Silicea-Typen Licht- und Geräuschempfindlichkeit, Schreckhaftigkeit, Zerstreutheit, Übermpfindlichkeit gegen äußere Eindrücke, Mondphasenabhängigkeit, Gedächtnisschwäche, Konfliktvermeidung und Mangel an Lebenswärme.

Salbe und Arzneikräuter

Salbe Nr. 11 kann unterstützend eingesetzt werden bei der Schönheitspflege, Knirschen in der Halswirbelsäule, eitrigen Prozessen, Fußschweiß und Zwischenzehenpilz.

Arzneikräuter: Die gemeinsame Anwendung von Biochemie und Arzneikräutern erhöht die Bioverfügbarkeit: Brennnessel, Klettenwurzel, Leinsamen, Salbei, Schachtelhalm, Schafgarbe, Weißklee.

Mangel an Salz Nr. 11 – Symptome von A–Z	
Augen	Lichtscheu; krampfhaftes Zucken der Augenlider; Schwachsichtigkeit nervöser Ursache oder nach unterdrücktem Fußschweiß (damit ist gemeint, dass mit Salben und dergleichen Fußschweiß unterdrückt wurde; dies kann zur Folge haben, dass die Augen schwachsichtig werden und der Betroffene nervös ist; die Gifte, die aus dem Körper wollten, werden wieder nach innen gedrückt und wirken somit organschädigend)
Blut	Blutandrang zum Kopf, vom Genick hoch
Brust und Rücken	schmerzhafte Brustwarzen
Drüsen	Empfindlichkeit gegen Berührung
Harn- und Geschlechtsorgane	brennende Schmerzen in der Harnröhre beim Wasserlassen; Zerschlagenheit nach Geschlechtsverkehr; Bettnässen der Kinder, die an Würmern leiden
	Bei der Frau: wässriger, wundmachender, übelriechender Ausfluss; schmerzhafte Brustwarzen; Säuglinge verschmähen die Mutterbrust und erbrechen sich nach dem Saugen
	Beim Mann: schmerzhafte Erektion morgens nach dem Aufstehen; Zerschlagenheit am ganzen Körper nach dem Geschlechtsverkehr
Haut	Hautjucken ohne äußere Erscheinungen; Jucken unter den Fußsohlen
Herz und Kreislauf	hämmerndes Herzklopfen nach jeder Bewegung; organische Herzkrankheiten bei Kindern: Geräusche am

	Herzen; Neigung zu Schweißen, Nachtschweiß, Schweiß riecht übel oder sauer; stinkender Fußschweiß, macht die Zehen wund
Kopf	Kopfschmerz vom Hinterkopf über die Augen ziehend; Migräne bei Neumond; Migräne, klopfender Schmerz über dem rechten Auge; Schwindel vom Nacken ausgehend; blitzartige Schmerzen vom Nacken zum Scheitel; Empfindlichkeit gegen Druck des Hutes
Knochen und Gelenke, Sehnen, Bänder	Glieder zittern oder schlafen ein beim Draufliegen; beginnende Rückgratverkrümmung mit heftigen Brustschmerzen
Nervliche Verfassung	Erschöpfung mit erhöhter Nervenerregbarkeit; Migräne mit klopfenden Kopfschmerzen, Übelkeit, Ohnmachtsgefühl, Gesichtsverdunkelung, Besserung bei Entleerung reichlichen, hellen Urins; Nackenkopfschmerz; nächtliche Krampfanfälle; Epilepsie, schlimmer bei Neumond und während des Vollmondes; „Einschlafen der Glieder"; Schmerzen in den Lenden, die Beine hinunterschießend; Schwindel, vom Rückgrat in den Nacken und Scheitel steigend, mit der Neigung, nach vorn oder nach links zu fallen; unentschlossen; nervös, gereizt; geistige Arbeit strengt an und verschlimmert die Beschwerden; Rückenmarksreizung mit Lähmungserscheinungen; Lähmungen nach unterdrücktem Fußschweiß; Lähmungen von beginnenden Gehirnleiden; Lähmungen von beginnenden Rückenmarksleiden; vom Rückenmark ausgehender, fortschreitender Muskelschwund; Kopfschmerz mit Frösteln; Verschlimmerung der Kopfschmerzen durch Anstrengung, Bewegung, Geräusch, Berührung, kalte Luft; Besserung durch warmes Einhüllen des Kopfes
Ohren	verschiedenartige Ohrgeräusche; Schwerhörigkeit infolge verhärteter Ausschwitzungen im inneren Ohr; Ohrensausen; Ohren wie zugefallen
Schlaf	Auffahren im Schlaf mit Gliederzucken; Alpträume, angstvolle, schreckliche Träume; Aufstehen und Umherwandeln nachts; Schlafsucht bei Tage, besonders nachmittags, darauf folgende große Mattigkeit; frühzeitige Abendschläfrigkeit; vollständige Schlaflosigkeit nachts, die nach etwa 1 Woche durch mehr oder weniger ruhigen Schlaf abgelöst wird; lautes Sprechen im Schlaf; Schlaf unruhig, zerhackt; Munterkeit des Nachts bei reger Phantasie
Verdauungsorgane	Zahn erscheint zu „lang"; Zahnfleisch empfindlich gegen Kälte; Essen kommt leicht in die falsche Kehle; Verlust des Appetits oder geringer Hunger; heftiger Durst; starke Gasansammlungen im Leib, mit lauten Blähungen; Colitis (Darmentzündung); Oberbauch druckempfindlich; Durchfall nach Milchgenuss; Durchfall riecht wie verfault; Neigung zu Verstopfung

Nr. 9 Natrium phosphoricum

Menschentyp – Geist, Gemüt und Nerven

Der Natrium-phosphoricum-Typ ist ein übernervöser Mensch, der auf alles „sauer" reagiert. Alle seine Absonderungen und Ausscheidungen riechen sauer und scharf. Auch sein Gemüt ist „sauer", er reagiert missmutig und fühlt sich bedrückt, ist wenig gesellig und schüchtern, fühlt sich sogar minderwertig. Er neigt zu Übersäuerung.

Geist und Gemüt stellen sich wie folgt dar: ungeduldig, nervös, gereizt, streitsüchtig, missmutig, gedrückt, leicht aufbrausend, ängstlich; hart und grob gegen Personen, die ihm nahe stehen, besonders dann, wenn der Natrium-phosphoricum-Typ heftige Schmerzen empfindet. Gegen fremde Personen ist er sehr nachsichtig, reißt sich in ihrer Gegenwart zusammen, ist trotzdem unberechenbar.

Betrachtet man die Psyche, fällt Folgendes auf: Menschen dieses Typs reagieren schnell und leicht sauer, sind rasch übermüdet durch Übersäuerung (vergleiche auch Salz Nr. 5!). Sie reden sehr laut und eindringlich, fast etwas gewalttätig, sind häufig sehr angepasst und brav und meinen schließlich, sich ab und zu gewaltsam Gehör verschaffen zu müssen. Stimmungsschwankungen bis hin zur Aggressivität.

Salbe und Arzneikräuter

Salbe Nr. 9 wirkt unterstützend zur Gesichtspflege bei Mitessern und fettiger Haut, bei der Schwellung der Lymphdrüsen, bei Brustdrüsenentzündung und zur Unterstützung bei rheumatischen Erkrankungen der Gelenke.

Arzneikräuter: Die gemeinsame Anwendung von Biochemie und Arzneikräutern erhöht die Bioverfügbarkeit: Birkenblätter, Brennnessel, Fliederblüten, Klettenwurzel, Lindenblüten, Pfefferminze, Schafgarbe, Walnussblätter, Weißklee.

Mangel an Salz Nr. 9 – Symptome von A–Z	
Atemtrakt	Asthma
Augen	Funkensehen (hier empfiehlt sich die Einnahme zusammen mit Magnesium phosphoricum (Nr. 7)); heftig bohrende Schmerzen im Auge – rheumatischer Natur
Brust und Rücken	Atembeschwerden nach dem Essen
Harn- und Geschlechtsorgane	Bettnässen der Kinder bei Wurmbefall (in diesem Fall wird auch Silicea (Nr. 11) empfohlen); sexuelle Erregung bei gleichzeitiger Erektionsschwäche; Brustdrüsenentzündung
Herz und Kreislauf	Füße tags eiskalt, Brennen in der Nacht; saurer Körpergeruch; starke Schweißbildung, insbesondere Achselschweiß bei Erregungen
Knochen und Gelenke	Schmerzen und Knoten in den kleinen Gelenken; Hüftschmerzen; Hexenschuss

Kopf	dumpfer Kopfschmerz mit Schwindel; Stirnkopfschmerz
Nervliche Verfassung	Gefühl von einem Klumpen im Hals; Zucken der Gesichtsmuskeln (Tick); Epilepsie
Ohren	Jucken der Ohren; Ohren schmerzen äußerlich; das eine Ohr ist rot, heiß
Schlaf	Absonderungen von saurem Schweiß
Stuhl	riecht sauer, wundmachend; den einen Tag Verstopfung, den anderen Tag Durchfall; After wund und rissig
Verdauungsorgane	Aphten und Soor; Gastritis mit Sodbrennen; Übersäuerung des Magens – schlimmer durch seelische Einflüsse; saures Aufstoßen; Blähbauch – Milch bessert die Magenbeschwerden; saures Erbrechen nach Fettgenuss; Diabetes; Gallensteine; Neigung zu See- und Reisekrankheit

Nr. 7: Salz für die nicht willensgesteuerte Tätigkeit

Einführung

Tätigkeiten des Menschen können wir in vier Arten aufschlüsseln:

1. Die gewollte Tätigkeit: Sie erfordert von uns die volle Aufmerksamkeit.

2. Die gewollte, aber gewohnheitsmäßige Tätigkeit (jeden Morgen wiederholt sich z. B. die Tätigkeit des Zähneputzens, des Ankleidens, des Frühstücks, des Zeitunglesens usw.): Wir haben darin bereits eine solche Übung, dass wir während der Ausübung der Tätigkeit durchaus an anderes denken können, z. B.: Wie gestaltet sich mein Tagesablauf? Was möchte ich heute wann und wie erledigen? – Wir verrichten unsere Arbeit schon halb mechanisch.

3. Die nicht willensgesteuerte Tätigkeit: Diese finden wir bei den selbstständig arbeitenden Organen. Betrachten wir unsere Verdauungsorgane etwas genauer, können wir feststellen, dass sich durch den Darm ständig eine wurmartige Bewegung (Peristaltik) fortsetzt, eine Tätigkeit, auf die uns so gut wie kein Einfluss bleibt. Genauso ist es bei unseren gesamten Drüsen und bei unserem Kreislauf.

4. Die unbewusste Tätigkeit: Sie erfolgt im Traum oder bei Schlafwandelnden.

Wir legen nun Wert auf die ungewollte Tätigkeit. Sie kann nur störungslos vollzogen werden, wenn genügend Magnesium-phosphat-Moleküle (Nr. 7) in ausreichender Anzahl zur Verfügung stehen.

Die Magnesium-Phosphat-Moleküle sind für die zusammenziehende Muskeltätigkeit, sofern es sich um selbsttätige Bewegungen handelt, verantwortlich. Entsteht nun durch irgendeinen Einfluss ein Mangel an diesen kleinsten Salzteilchen, sind die inneren Organe nicht in der Lage, ihren Aufgaben voll gerecht zu werden. Es tritt eine Verlangsamung der Tätigkeit ein. Nach außen hin macht sich diese große Unregelmäßigkeit gern als krampfartiger Schmerz bemerkbar. Ist z. B. die Arbeitsfähigkeit der Milz schwach, zeigt sich ein dumpfer Schmerz in der linken Bauchgegend. Er wird auch als „nagendes Gefühl" bezeichnet und hindert oft am Einschlafen. Ist das Einschlafen dadurch verzögert, geben wir Salz Nr. 7.

Betrachten wir beispielhaft eine Gallensteinkolik: Bei Koliken sollte permanent die „Heiße 7" so heiß wie möglich kauend getrunken werden – und zwar so lange und so häufig, bis sich die Kolik gelöst hat. Wir wissen, dass die heiße Aufbereitung rascher wirkt. In allen Situationen sollte der Arzt konsultiert werden.

Die kranke Stelle übt eine förmliche Anziehungskraft auf Magnesium phosophoricum aus. Die Auffüllung der Muskelzellen, soweit sie für die Arbeitsleistung in Frage kommen, geht schnell vonstatten und die Muskeln werden befähigt, sich wieder in die frühere Lage zusammenzuziehen und damit den Stein weiterzuschieben.

Danach geben wir weiterhin Magnesium phosophoricum, um den weiteren Anforderungen gerecht werden zu können. Soll der Stein weiter fortgeschoben werden, ist es nötig, dass sich die feinen Muskeln des Gallengangs unmittelbar hinter dem Stein kraftvoll zusammenziehen. Dazu bedürfen sie des Salzes Nr. 7. Es werden aus allen Körperteilen, nicht zuletzt auch aus den Zähnen, die sofort verfügbaren Moleküle herangeschafft. Deshalb benötigen wir das Salz längerfristig, damit es nicht zu Spätfolgen kommt.

Immer wieder ist Magnesium phosphoricum erforderlich, bis schließlich der Stein auf natürlichem Wege abgeht. Wir sollten verhindern, dass sich neue Steine bilden, bzw. darauf achten, dass sich die in der Galle vorhandenen Steine oder Grieß erst gar nicht in die Gallengänge schieben können. Dazu benötigen wir Natrium phosphoricum (Nr. 9). Es hilft der Galle, die Fette zu verseifen, überschüssige Milchsäure aufzulösen und Säure zu tilgen.

Im Leben gibt es einen ganz natürlichen Vorgang: die Geburt. Bei Wehen können wir mit Salz Nr. 7 unterstützend helfen.

Das beste Mittel, jeden Tag gut zu beginnen, ist: beim Erwachen daran zu denken, ob man nicht wenigstens einem Menschen an diesem Tag eine Freude machen kann!

Friedrich Nietzsche

Die wurmartige Bewegung des Darmes ist ein sich nach dem Darmende hin fortpflanzendes, leichtes Zusammenziehen der Darmmuskeln. Durch diese Bewegung wird der Speisebrei immer weiter zum Mastdarm geführt. Geht diese Bewegung zu langsam vor sich, wird der Kot durch die feuchtigkeitsanziehende Eigenschaft der Darmzotten zu trocken. Dann leiden wir unter Verstopfung. Bei vielen Menschen tritt dies regelmäßig auf. Wir benötigen dann neben Salz Nr. 7 auch Natrium chloratum (Nr. 8). (Andere Ursachen bitte ebenfalls bedenken: z. B. Trinkmenge, Ernährungsgewohnheit, Schlafplatz, Zeitmangel für das morgendliche Geschäft usw.!)

Alle Drüsen, z. B. Bauchspeicheldrüse bei Diabetes mellitus, benötigen dringend Magnesium phosphoricum. Das Mineral senkt den Cholesterinspiegel, stärkt das Immunsystem bei der Phagozytose (Auflösen von Fremdstoffen), hat

Einfluss auf den Hormonstoffwechsel, bindet Neurotransmitter. Das sind neurogen gebildete Substanzen, die bei der Erregungsübertragung in den Synapsen der Neuronen (Schaltstellen an den Nerven) freigesetzt werden. Dazu zählen Acetylcholin, Adrenalin, Noradrenalin. Das Mineral ist an über 400 Enzymreaktionen beteiligt. Zirka ein Dutzend Funktionen im Stoffwechsel werden erst durch Magnesium möglich, so z. B. der Transport von Hormonen, Nerven-Peptiden, Calcium und anderem. Ohne Magnesium drosseln hormonelle Regelkreise ihre Leistungen. Ohne Magnesium kann kein Calcium verwertet werden. Im Kohlehydrat- und Eiweißstoffwechsel wird es benötigt. Magnesium phosphoricum stimuliert verschiedene fettspaltende Enzyme. Es ermöglicht überhaupt erst das Funktionieren der Muskeln. Im Nervensystem dämpft es die Erregbarkeit zwischen dem Nerv und den Muskeln, dadurch wirkt es krampflösend (spasmolytisch) auf die Muskulatur. Die Informationsübertragung vom Nerv zum Muskel erfolgt andererseits jedoch nur mittels Magnesium (neuromuskuläre Erregbarkeit).

Das Mineral bietet Schutz vor Herzinfarkt. In England wurde festgestellt, dass Herzinfarktpatienten nur geringe Konzentrationen von Magnesium im Serum aufwiesen. Das Salz hat Einfluss auf die Blutgerinnung, indem es die Blutgerinnungszeit verlängert. Mit seiner Hilfe schützt sich der Körper vor Thrombosen durch Hemmung der Thrombozyten-Agglunitation (Verklumpung der Blutblättchen). Das Mineral hat Einfluss auf die Adrenalin-Ausschüttung. Adrenalin sorgt in Stresssituationen für erhöhten Stoffwechselumsatz und so für mehr Energie. Es steuert die Zelldurchlässigkeit, beschleunigt die Aktivität der Phosphatasen (Enzyme, die z. B. bei Tumoren im Blut erhöht sind) um das 3.000-fache, bremst im Darm die Entwicklung des Kolibakteriums. In Regionen, die wenig Magnesium im Boden aufweisen, besteht die Gefahr von Tumorerkrankungen häufiger. Für die Sauerstoffausnutzung im Gewebe ist es unerlässlich. Magnesium verringert die Reizbarkeit am Herzmuskel, verstärkt und verlängert den Effekt von Schmerzmitteln. Es steht zur Diskussion, ob Menschen, die Schmerzmittel einnehmen, durch regelmäßige Zufuhr von Magnesium diese Gaben nicht senken könnten.

Menschen, denen Salz Nr. 7 fehlt, sind ängstlich, depressiv, missmutig, klagen über unerträgliche Schmerzen, nervöse Ungeduld, sind leicht erregbar, hastig, haben Abneigungen gegen geistige Arbeit.

Menschentyp – Geist, Gemüt und Nerven

Beim Magnesium-phosphoricum-Typ treffen wir auf verdrießliche, leicht erregbare Menschen. Sie sind unruhig, eigensinnig, fast hysterisch.

Von Geist und Gemüt her sind sie ängstlich, depressiv, missmutig, hastig, verdrießlich, klagen über unerträgliche Schmerzen. Hinzu kommen nervöse Ungeduld, leichte Erregbarkeit, Abneigung gegen geistige Arbeit. Schmerzen machen wütend. Ihr Gedankengang ist eher langsam, der Geist ermüdet leicht. Darüber hinaus sind Kennzeichen: Zittern bei Erregung, Anwandlung von Wehmut und Heimweh. In vielen Fällen sind auch keine charakteristischen Eigenschaften auszumachen.

Aus Sicht der Psyche zeigen sich Merkmale wie Hysterie, mangelndes Selbstbewusstsein, Ängste mit Fluchtverhalten, Aggressionen, häufige Isolation. Der Magnesium-phosphoricum-Typ kann schlecht auf andere Menschen eingehen, errötet sehr schnell; er hat ein Kontrollbedürfnis gegenüber seinen Mitmenschen und verbirgt sein eigenes Innenleben. Er steht unter starker Spannung und überfordert sich gerne.

Salbe und Arzneikräuter

Salbe Nr. 7 wird angewandt bei nervösem Hautjucken, Nervenschmerzen, Krämpfen oder kolikartigen Bauchschmerzen (kreisförmig im Bauchbereich einreiben); bei Einschlafstörungen und innerer Unruhe auf den Solarplexus einreiben.

Arzneikräuter: Die gemeinsame Anwendung von Biochemie und Arzneikräutern erhöht die Bioverfügbarkeit: Baldrianwurzel, Kamille, Pfefferminze, Johanniskraut, Rhabarber oder Schafgarbe.

„Heiße 7"

Salz Nr. 7 wirkt besonders gut als „Heiße 7" (s. Kap. I. 3. – Akute Erkrankungen) – kauend, schlürfend, so heiß wie möglich genommen. Im Akutfall mehrmals wiederholen. Magnesium wird vom Speichel schwer aufgeschlossen; deshalb ist die gelöste Form vorzuziehen.

Hinweis zur Einnahme

Magnesium kann man zwar gut speichern, wird aber auch schnell ausgeschieden. Alles, was zu viel ist, geht weg. Deshalb besteht keine Gefahr der Überdosierung. Es sei denn bei Nierenproblemen. In diesem Fall etwas achtsamer und weniger oft einnehmen!

Mangel an Salz Nr. 7 – Symptome von A–Z	
Atemtrakt	Krampf-Asthma; Gefühl des Zusammenschnürens von Brust und Hals – schlimmer im Liegen und nachts; nervöser Kitzelhusten, besonders abends im Bett, hindert am Einschlafen
Augen	stechende Augenschmerzen, nervöser Natur; Neigung zum Funkensehen und krampfhaftes Funkensehen; Sehstörung nach Gehirnerschütterung; Kopfschmerz und Schwindel von Sehfehlern
Blut und Blutgefäße	Blutandrang zum Gehirn
Bewegungsapparat	Schmerzen in den Nerven, Muskeln und Gelenken, die sich durch Bewegung verschlechtern; Ischias (Besserung durch Wärme, Verschlimmerung durch Bewegung); Schmerz- und Berührungsempfindlichkeit der Wirbelsäule; Hexenschuss
Harn- und Geschlechtsorgane	Nierenkolik; Harnstau infolge von Verkrampfung des Blasenschließmuskels; nächtliches Bettnässen; hysterische Krämpfe
	Bei der Frau: Krampfschmerzen in Verbindung mit der Menstruation; Regel verfrüht, oft um 1 Woche; kolikartige

	Schmerzen vor der Menstruation; Besserung bei Einsetzen der Menstruation; Schwellungen und Schmerzen der äußeren Genitalien; Scheidenkrampf; Krampfwehen (dienen zur Geburtserleichterung); harte Knoten in der Brust; Wechseljahrbeschwerden
	Bei Männern: starke Steigerung des sexuellen Verlangens
Haut	nächtliches Hautjucken; Jucken der Haut; Verschlimmerung durch Wärme, nachts
Herz und Kreislauf	Herzkrämpfe; Gefäßkrämpfe; Angina pectoris; Empfindungen wie Zusammenschnüren ums Herz, Schmerzen strahlen vom Herz in alle Richtungen; nervöses Herzklopfen, ausstrahlende Brustschmerzen (Achtung – Arzt aufsuchen!); Blutdruck zu hoch oder zu niedrig
Nervliche Verfassung	Schwächung und Reizung des Nerven- und Muskelgewebes durch Überanstrengung; Krämpfe aller Art: Gähnkrampf, Kinnbackenkrampf, Schreibkrampf, Wadenkrampf – nur wenn er nervlich bedingt ist!, Stimmritzenkrampf, Krampf der Klavierspieler usw.; Migräne; spastische Kopfschmerzen; Neuralgien, nächtliche Verschlimmerung; nervöse Schlaflosigkeit; Erschöpfungszustände; Erregungszustände; Rheuma; vegetative Dystonie (Störungen im unbewussten Nervensystem); Verschlimmerung aller Beschwerden durch Kälte und leise Berührung (hingegen bei Ferrum-phosphoricum-Mangel Besserung durch Kälte!); nervöse Hüftschmerzen; Schüttellähmung; halbseitige Lähmungen; Rückenmarksreizung; Epilepsie; Zuckungen der Gesichtsmuskeln und Augenlider; Kopfschmerzen, die besser werden durch festes Umbinden von Tüchern, durch Wärme und im Dunkeln; halbseitiger Kopfschmerz mit blassem Gesicht
Ohren	neuralgische Schmerzen in den Ohren; Jucken der Ohren
Schlaf	Alpträume; Schlaf ist nicht erquickend, unruhig; Schlaf mit innerer Unruhe und beängstigenden Träumen und Aufschrecken; nervöse Schlaflosigkeit; spätes Erwachen mit großer Müdigkeit am Vormittag
Stuhl	nervöse Obstipation; wässerige Durchfälle mit heftigen Leibschmerzen vor jeder Entleerung
Verdauungsorgane	saures Aufstoßen; Sodbrennen; saures Erbrechen; Nabelkolik bei Kindern; Blähbauch – Milch bessert Magenbeschwerden; Durchfall unmittelbar nach dem Frühstück; Zahnschmerzen wechseln die Lokalisation; Magen-Darm-Krämpfe; schmerzhafte Hämorrhoiden; Afterjucken; Gallensteinkolik; Nierensteinkolik

Verschiedene Nervenprobleme und ihre Behandlung

In der folgenden Tabelle finden Sie verschiedene Nervenprobleme samt Vorschlägen für eine biochemische Behandlung. Sofern nicht anders angegeben, sollten 3–5 x tgl. 2 Mineralsalz-Tabletten eingenommen werden.

Allgemeine Empfehlungen

Beachten Sie unter allen Umständen die Ernährung: Verwenden Sie wenig Kochsalz und nehmen Sie nur wenig tierisches Eiweiß zu sich; Alkohol, Kaffee und schwarzer Tee sollten ganz vermieden werden. Geben Sie das Rauchen auf.

Weitere unterstützende Maßnahmen: Darmeinlauf, Entspannungsbad, Leberwickel.

Bewegen Sie sich an frischer Luft – finden Sie Ihre Lebensfreude wieder. Entspannen Sie sich mit Yoga und vielem mehr.

Symptome/Behandlung	Schüßlersalze	Anwendung
Beruhigung der Nerven	Nr. 2 Calcium phos. D 6	morgens und vormittags
	+ Nr. 7 Magnesium phos. D 6	spätnachmittags und abends
Gedächtnisschwäche und Vergesslichkeit	Nr. 5 Kalium phos. D 6 + Nr. 2 Calcium phos. D 6	jew. 6 x 2 Tab. im tgl. Wechsel
Hyperaktivität	Nr. 5 Kalium phos. D 6	morgens und vormittags
	+ Nr. 7 Magnesium phos. D 6	spätnachmittag und abends
Innere Unruhe	Nr. 7 Magnesium phos. D 6	
Klimakterische Beschwerden und Hitzewallungen	Nr. 5 Kalium phos. D 6	3 x tgl. 3 Tab.
	+ Nr. 3 Ferrum phos. D 12 + Nr. 7 Magnesium phos. D 6	im stdl. Wechsel jew. 3 Tab.
Konzentrationsmangel, Gedächnisschwäche	Nr. 5 Kalium phos. D 6	2-stdl. 2 Tab. lutschen (nicht nach 16 Uhr)
	Nr. 7 Magnesium phos. D 6	abends vor dem Schlafengehen 10 Tab. als „Heiße 7"
	Nr. 21 Zincum chloratum D 6	bei motorischer Unruhe, begleitet von Schwindel und Neuralgien, 3 x tgl. 2 Tab. lutschen
	Nr. 14 Kalium bromatum D 6	bei Umkehr des Schlaf-Wach-Rhythmus 3–5 x tgl. 5 Tab. lutschen
Melancholie	Nr. 5 Kalium phos. D 6 + Nr. 16 Lithium chlor. D 6	Hauptmittel; je nach Schwere der Erkrankung 3–6 x tgl. je 3 Tab. im Munde zergehen lassen

	Nr. 9 Natrium phos. D 6	in Phasen mit erhöhter Unruhe, Erregung und Aggressivität; wie oben anstatt Kalium phos. (Nr. 5) zusammen mit Lithium chlor. (Nr. 16)
	Nr. 10 Natrium sulf. D 6	bei erhöhter Suizidgefahr als „Heiße 10"; sofort zum Arzt!
Müdigkeit, Antriebsarmut	Nr. 2 Calc. phos. D 6	morgens als „Heiße 2" mit 10 Tab.
	Nr. 5 Kalium phos. D 6	gegen Mittag als „Heiße 5" mit 10 Tab.
	Nr. 7 Magnesium phos. D 6	als „Heiße 7" (s. auch „Energieschaukel" in Kap. VII. 1. Frühjahrskur) kurmäßig über mehrere Wochen einnehmen
Neigung zu Hyperventilation	Nr. 5 Kalium phos. D 6	mehrmals tgl. 2 Tab. lutschen
Nervenentzündung grundsätzlich	Nr. 3 Ferrum phos. D12 + Nr. 5 Kalium phos. D6	häufige Gaben im Wechsel, Salben mit einsetzen
Nervenentzündung mit Lähmung	Nr. 5 Kalium phos. D6 + Nr. 7 Magnesium phos. D6	häufige Gaben im Wechsel, Salben mit einsetzen
Nervenentzündung durch Übersäuerung	Nr. 5 Kalium phos. D6 + Nr. 9 Natrium phos. D6 + Nr. 11 Silicea D12	häufige Gaben im Wechsel; Salben Nr. 5, Nr. 9 und Nr. 11 im Wechsel einsetzen
Nerven gereizt, überempfindlich	Nr. 11 Silicea D12 + Nr. 9 Natrium phos. D6	häufige Gaben im Wechsel
Nervenschmerzen / Neuralgie	Nr. 9 Natrium phos. D6 + Nr. 11 Silicea D12 + eventuell weitere Mittel je nach Symptom	häufige Gaben im Wechsel; Salben mit einsetzen, hier bevorzugt Salbe Nr. 7
Nervenschwäche	Nr. 5 Kalium phos. D6 + Nr. 8 Natrium chlor. D	häufige Gaben im Wechsel, Salben im Wechsel mit einsetzen
Nervosität – neurasthenisches Syndrom	Nr. 5 Kalium phos. D 3/ D 6/ D 12	mit D 12 beginnen; 5 x tgl. 5 Tab. in heißem Wasser auflösen und kauend trinken (nicht nach 16 Uhr)
	Nr. 7 Magnesium phos. D 3	abends als „Heiße 7"
	Nr. 21 Zinc. chlor. D 6	3 x tgl. 2 Tab. lutschen
Parästhesien – „es kribbelt"	Nr. 2 Calcium phos. D 3	3 x tgl. 5 Tab. im Munde zergehen lassen
Prüfungsangst	Nr. 7 Magnesium phos. D6	am Vorabend der Prüfung als „Heiße 7"

	Nr. 5 Kalium phos. D6	am Morgen vor der Prüfung möglichst nüchtern: 10 Tab. aufgelöst in heißem Wasser
Schwindel, wenn orthostatisch (durch Lagewechsel) bedingt	Nr. 5 Kalium phos. D6 + Nr. 3 Ferrum phos. D12	im stdl. Wechsel jew. 3 Tab.
Stärkung der Nerven	Nr. 2 Calc. phos. D6	morgens als „Heiße 2“
	+ Nr. 5 Kalium phos. D6	mittags als „Heiße 5“
	+ Nr. 7 Magnesium phos. D6	abends als „Heiße 7“
	+ Nr. 8 Natrium chlor. D6	vor- und nachittags 2x2 Tab. lutschen
Stress/ Burnout – für die „Alarmstufe“	Nr. 5 Kalium phos. D3	5 x tgl. 3 Tab. im Munde zergehen lassen. Hier besitzt Salz Nr. 5 eine ausgleichende Wirkung auf das vegetative Nervensystem. In der Potenz D3 wirkt es anregend auf den Parasympathikus, wodurch die Erholungsphase im Stress-Mechanismus gefördert wird
	+ Nr. 14 Kalium brom. D6	3 x tgl. 2 Tab. vor dem Essen oder abends vor dem Schlafen 3 Tab. im Munde zergehen lassen. Salz Nr. 14 dämpft die durch Stress ausgelöste erhöhte Sensibilität. Dadurch wird auch die begleitende Überaffektivität herabgesetzt. Es wird der bei Stress pathologisch (krankmachende) erhöhte Tonus (Anspannung) der Herz- und Skelettmuskulatur herabgesetzt

4. Osteoporose

Einführung

Kalzium und Phosphat sind für den Knochenaufbau von großer Bedeutung. Milch- und Milchprodukte stellen den Hauptanteil der Kalziumversorgung dar. Verminderte Kalziumzufuhr in der Kindheit und der Jugend (bis zum 24. Lebensjahr) führt zu verminderter Knochendichte.

Phosphat ist in fast allen Nahrungsmitteln, besonders in Fleischprodukten, enthalten. Übermäßige Phosphatzufuhr begünstigt im Alter die Entstehung einer Osteoporose. Parathormon (ein Hormon aus der Nebenschilddrüse) und Vitamin D erhöhen den Kalziumspiegel im Blutplasma. Calcitonin (aus der Schilddrüse) senkt den Blutkalziumspiegel.

Unter Osteoporose versteht man einen pathologischen (krankhaften), mit Frakturen (Knochenbrüchen) einhergehenden Knochenschwund, wobei der Knochenabbau gegenüber dem Knochenaufbau überwiegt. Zum Krankheitsbild gehört bereits eine Spontanfraktur. Osteoporose ist die häufigste Erkrankung im höheren Lebensalter, vor allem Frauen sind betroffen.

Formen von Osteoporose

1. Die überwiegende Mehrheit der Patienten leidet an primärer Osteoporose, die ohne erkennbare Ursachen entsteht:

- Die Typ-I-Osteoporose (postmenopausale Osteoporose) ist gekennzeichnet durch Östrogenmangel und betrifft hauptsächlich Personen im Alter zwischen 50–60 Jahren. Frauen sind 6-mal häufiger betroffen als Männer. Frakturen treten hauptsächlich an der Spongiosa (schwammartige, zarte Schicht aus Knochenbälkchen im Inneren der Knochen) der Wirbelkörper auf.
- Die Altersosteoporose (Typ-II-Osteoporose) ist eine Folge des Alterungsprozesses oder eine Folge von zu wenig Bewegung. Eine weitere Ursache ist Mangel an Kalzium und/oder Vitamin D. Sie betrifft Menschen ab 70 Jahren, Frauen doppelt so häufig wie Männer. Frakturen sind hauptsächlich Oberschenkelhalsbrüche.
- Nur selten tritt Osteoporose bei jungen Menschen auf (juvenile Osteoporose).

2. Zum anderen kennen wir die sekundäre Osteoporose, die durch ein ursächliches Grundleiden verursacht wird. Sie ist u. a. auf hormonelle Störungen, wie z. B. Kortisolüberproduktion, Unterfunktion der Geschlechtsdrüsen, Schilddrüsenüberfunktion, Diabetes mellitus, Malabsorptionssyndrom oder Kalziummangel, Nierenfunktionsstörungen, Bettlägerigkeit (Immobilisation), Medikamente wie Kortison, familiäre Disposition oder Erkrankungen wie rheumatoide Arthritis, die mit Osteoporose einhergeht, zurückzuführen.

Entstehung

Osteoporose entsteht durch einen Verlust an Knochenmasse. Es besteht ein Ungleichgewicht zwischen dem Knochenaufbau und dem Knochenabbau. Wir kennen verschiedene Arten der Entstehung von Osteoporose. Die häufigste Form ist diejenige, bei der der Knochenabbau durch die Osteoklasten (Knochenabbauzellen) normal, die Knochenneubildung durch die Osteoblasten (Knochenaufbauzellen) jedoch vermindert ist. Durch den Schwund der Skelettsubstanz ist die Bruchgrenze bereits bei geringer Belastung erreicht. Durch die Knochenbrüchigkeit kommt es zu Frakturen ohne entsprechende Verletzungen.

Symptome

An folgenden Symptomen kann man Osteoporose erkennen: Rückenschmerzen, Knochenschmerzen durch Einblutungen unter die Knochenhaut, chronische Veränderungen der Wirbelsäulenstatik durch Fehlstellungen der Wirbelgelenke; dadurch entstehen Schmerzen, Wirbelsäulenverkrümmungen, gesteigerte Bereitschaft zu Knochenbrüchen oder Spontanfrakturen.

- Bei postmenopausaler Osteoporose (Typ I) gibt es folgende Anzeichen: Wirbelkörperdeformierungen und Wirbelkörpereinbrüche, Abnahme der Körpergröße, Kleinerwerden durch die Wirbelfrakturen, Rundrücken und Vorwölbung des Bauchs, Ausbildung eines Buckels, Tannenbaum-artige (= schräg abwärts ziehende) Hautfalten am Rücken, Keilwirbelbildung, kleinschrittiger und vorsichtiger Gang oder schnelles Ermüden bei längerem Stehen und Gehen durch die gestörte Wirbelsäulenstatik.
- Bei seniler Osteoporose (Typ II) treten gehäuft Frakturen, besonders bei Oberschenkelhals- und Unterarmknochen, auf.

Komplikationen können ebenfalls auftreten, insbesondere in Form von Thrombosen, Embolien oder Lungenentzündung bei frakturbedingter, länger andauernder Immobilisation und durch Operationen.

Um festzustellen, dass die Diagnose Osteoporose wirklich zutreffend ist, muss ausgeschlossen werden, dass weder ein Tumor (Knochenmetastasen usw.) vorliegt noch eine Osteomalazie (Knochenerweichung), Krankheiten des rheumatischen Formenkreises oder Erkrankungen der Nebenschilddrüse.

Osteoporose kann frühzeitig entdeckt werden durch Knochendichtemessung (Osteodensitometrie), Messung mit Ultraschall, z. B. am Fersenbein. Ab – < 2,5 Standardabweichung von einem vergleichbaren, gesunden Kollektiv wird Osteoporose diagnostiziert.

Therapie-Möglichkeiten

Bei sekundärer Osteoporose wird das Grundleiden therapiert. Allgemein gelten folgende unterstützende Maßnahmen für alle Formen:

- Die Betroffenen müssen Hilfestellung zum Erlernen einer positiven Bewältigungsstrategie erhalten;
- psychotherapeutische Betreuung,
- mäßiger Sport,
- Spaziergänge von über 1 Stunde Dauer,
- physikalische Therapien zur Schmerzbehandlung mit lokaler Kälteanwendung bei akuten Schmerzen und Wärmeanwendungen (Heublumensack) bei chronischen Schmerzen,
- Krankengymnastik,
- Atem- und Wassergymnastik,
- Elektrotherapie,

- Massagen,
- Ab- und Ausleitungsverfahren,
- trockenes Schröpfen (steigert die Hautdurchblutung; der Stoffwechsel wird angeregt; Schmerzen werden gelindert),
- Enzymtherapie: Eiweißstoffe (Proteine) können als Katalysatoren biochemische Stoffwechselvorgänge und Reaktionen im Körper erleichtern und beschleunigen. Pflanzliche und tierische Enzyme (Hydrolasen) werden seit etwa 25 Jahren zur medizinischen Behandlung eingesetzt. In der Regel sind dies Enzymgemische von pflanzlichen und tierischen Enzymen, wodurch sich die gewünschte Heilwirkung verstärkt.
- Zudem sollten Bitterstoffe (wie z. B. Chinakohl, Chicoree, Rosenkohl und Kastanienmehl) über die Nahrung aufgenommen werden. Sie fördern die Verdauung.

Ernährung

Auch über die Ernährung kann man bei der Diagnose Osteoporose unterstützend Einfluss nehmen: Wichtig ist vor allem die Einnahme möglichst naturbelassener Kost.

Vorsicht ist geboten vor unbegrenztem Konsum von Milch- und Milchprodukten, wegen des dann ungünstigen Calcium/Phosphor-Verhältnisses. Milch, wenn sie vertragen und gemocht wird, sollte regelmäßig, aber nur in Maßen eingenommen werden. (Möglicherweise ist die Aufnahme von Calcium aus diesen Quellen aufgrund des hohen Anteils an tierischen Fetten und an Phosphor sogar geringer als bei anderen Nahrungsmitteln. Um Calcium in der für den Körper verwertbaren Form zuzuführen, sind andere calciumreiche Nahrungsmittel wie grüne Gemüse, Sprossen, Fisch, Getreide und Soja zu empfehlen.)

Empfehlenswert sind generell Obst, Gemüse, Sojaprodukte (bio), kieselsäurehaltige Nahrungsmittel (Vollkornprodukte wie Hafer, Gerste), grünes Gemüse mit hohem Fasergehalt (Lauch, grüne Bohnen usw.), Kräuter (Petersilie), Obst (schwarze und rote Johannisbeeren), da kieselsäurehaltig. Die zur Bildung der Knochensubstanz und zur Einlagerung von Calcium in die Knochen notwendige Kieselsäure beeinflusst den Calciumstoffwechsel günstig.

Wichtig sind zudem eine Vitamin-K-reiche Ernährung (grüne Gemüse, Salate) und ausreichend Mineralien.

Fleisch, Wurst, raffinierter Zucker, Salz und aus Weißmehl hergestellte Lebensmittel sind zu meiden. Sie übersäuern den Organismus. Außerdem schränken sie die Fähigkeit des Organismus ein, Calcium zurückzuhalten. Phosphatreiche Lebensmittel wie Coca-Cola, Wurst, Schmelzkäse und Fertiggerichte sind strikt zu meiden. Phosphate hemmen im Darm die stattfindende Resorption von Calcium sowie die Knochenmineralisation.

Nahrungsergänzungsmittel

Nahrungsergänzungsmittel können die gesunde Ernährung unterstützen:

- Calcium, falls eine ungenügende Zufuhr über die Nahrung bekannt ist;
- Vitamin D (wird den Hormonen zugeordnet) erhöht die Calciumresorption. Es erhält die Knochendichte und ist unverzichtbar für den Calcium- und Phosphatstoffwechsel;
- Vitamin-C-Mangel trägt zu Knochenverlust bei;

- Magnesium, da bei Osteoporose erfahrungsgemäß ein Mangel an Magnesium vorliegt;
- darüber hinaus ist auf eine ausreichende Versorgung mit Spurenelementen, wie z. B. Bor, zu achten (Soja, Früchte, Gemüse). Es hält Calcium im Knochen zurück.

In der Wissenschaft wird kontrovers diskutiert, ob die Vorteile dieser Nahrungsergänzungsmittel eventuelle Nachteile überwiegen.

Allgemeine Ordnungstherapie

Viel Bewegung (bereits in jungen Jahren) fördert den Knochenaufbau, da Bewegungsreize gesetzt werden. Osteoporose-Patienten sollten schweres Heben und Tragen meiden. Günstig für jedes Alter sind Schwimmen, Qi-Gong und reichlich Aufenthalt in frischer Luft. Sonne fördert die Produktion von Vitamin D. Rauchen, Alkohol und starker Kaffeekonsum (Calciumräuber) sollten möglichst vermieden werden.

Auch die Phytotherapie ist eine Möglichkeit, Osteoporose zu begegnen. Heilpflanzen mit östrogenartiger Wirkung – Traubensilberkerze (Cimicifuga r.), Mönchspfeffer (Agnus castus), Hopfen (Humulus lupulus) – können die hormonelle Situation in den Wechseljahren günstig beeinflussen.

Mineralsalze als spezielle Osteoporose-Therapie

Die folgenden Mineralsalze werden nach Schüßler zur Therapie von Osteoporose eingesetzt.

- **Calcium fluoratum (Nr. 1):** Fluorcalcium ist in den äußeren Schichten der Knochen, in den elastischen Fasern und in den Epidermiszellen enthalten. Es gibt den Knochen Festigkeit. Außerdem befördert es die Resorption von Hämatomen. Salz Nr. 1 findet sich nur in den Hartsubstanzen des Körpers. Seine Beziehung zum Stoffwechsel der Skleroproteine, der Gerüstsubstanz Keratin, Kollagen und Elastin, ist sehr ausgeprägt. Salz Nr. 1 ist das wichtigste Mittel für alle Stützgewebe.
- **Calcium phosphoricum (Nr. 2)** ist ein formatives Funktionsmittel für das Knochengewebe. Es beschleunigt die Kallusbildung (Knochenkeimgewebe, das Bruchstellen bei Knochenbrüchen verbindet) bei Knochenbrüchen. Wichtiges Restaurationsmittel bei Knochenbrüchen, Rachitis, mangelhafter Verknöcherung des Schädelknochens, bei zu langem Offenbleiben der Fontanellen, Schwierigkeiten bei der Zahnung. Das Aufbaumittel für Knochenbildung und Knochenregeneration.
- **Magnesium phosphoricum (Nr. 7)** ist in vielen Geweben, vor allem aber in Knochen und Zähnen enthalten. Wichtiges Mineral zum Aufbau von Knochensubstanz. Das Salz hat heilenden Einfluss auf neuralgische Schmerzen.
- **Natrium chloratum (Nr. 8)**: Für Zellteilung und Zellvermehrung ist es notwendig, dass sich intrazellulär (in der Zelle) ausreichend Chlornatrium befindet, welches Wasser anzieht, das für die Vergrößerung und Teilung der Zelle notwendig ist. Bildet sich in den Zellen zu wenig Natriumchlorid, bleibt das für sie bestimmte Wasser in den Interzellularflüssigkeiten hängen. Somit ist eine physiologische Kochsalzkonzentration für die Geweberegeneration und die gesunde Funktion eine unabdingbare Voraussetzung.

- **Silicea (Nr. 11)** ist ein wichtiges Funktionsmittel für den Bindegewebe- und Skelett-Stoffwechsel. Es wird für Knochen, Knorpel, Haut- und Bindegewebe benötigt. Silicea spielt bei der Knochenkalzifikation eine frühe, physiologische Rolle, es beschleunigt den Mineralisierungsprozess und sorgt für die normal gestreiften trabekulären Muster der Knochenmatrix. Das Mineral ist Hauptelement der Osteoblasten, also der knochenbildenden Zellen. Mangel an Silicea führt zu geringer Knochenflexibilität und zur Veränderung im Knochengewebe.

Osteoporose-Salze im Überblick

Salze der Knochen

- Nr 1 Calcium fluoratum D 12: Festigkeit der äußeren Knochenhülle, Bildung des Zahnschmelzes;
- Nr. 2 Calcium phosphoricum D 6: wichtigstes Knochensalz, Bildung von Knochenzellen;
- Nr. 7 Magnesium phosphoricum D 6: Härte der äußeren Knochenhülle, Härte des Zahnschmelzes;
- Nr. 8 Natrium chloratum D 6: Bestandteil des Zahnkörpers, Geweberegeneration;
- Nr. 11 Silicea D 12: Bestandteil der Zähne, zentraler Bestandteil der Zellen des Bindegewebes.

Salze der Muskeln

- Nr. 1 Calcium fluoratum D 12: Elastizität und Dehnbarkeit der Muskelfasern;
- Nr. 2 Calcium phosphoricum D 12: bildet Muskelzellen, wirkt beruhigend auf die Muskeltätigkeit;
- Nr. 3 Ferrum phosphoricum D 12: versorgt die Muskelzellen mit Sauerstoff;
- Nr. 4 Kalium chloratum D 6: bildet Muskelzellen;
- Nr. 5 Kalium phosphoricum D 6: Anregung der Muskeltätigkeit;
- Nr. 6 Kalium sulfuricum D 6: bildet Muskelzellen; bewirkt die „innere Atmung“ der Muskelzellen und unterstützt somit die Energieumwandlung von Glukose (Blutzucker) in Muskelarbeit;
- Nr. 7 Magnesium phosphoricum D 6: steuert die autonome Muskeltätigkeit.

Salze der Sehnen und Bänder

- Nr. 1 Calcium fluoratum D 12: Dehnbarkeit und Elastizität der Sehnen und Bänder;
- Nr. 11 Silicea D 12: Grundbaustoff des festen Bindegewebes; Festigkeit, Widerstandsfähigkeit und Lebensfähigkeit der Sehnen und Bänder.

Einnahme-Empfehlungen nach Schüßler

- Nr. 1 Calcium fluoratum D3 oder D 6 (Wechsel der Potenzierungen ist anzuraten): morgens 2–4 Tab. lutschen (hilft, ca. 1 g Calcium am Tag in den Knochenstoffwechsel einzuarbeiten); im täglichen Wechsel mit
- Nr. 2 Calcium phosphoricum D6: morgens 2–4 Tab. lutschen (stellt die Verbindung zum Knochen her);
- zusätzlich: Nr. 11 Silicea D6: abends 3–4 Tab. lutschen (reinigt das Gewebe).

Weitere Therapiemöglichkeiten:
- morgens vor dem Frühstück: Nr. 1 Calcium fluoratum D 12;
- vormittags: Nr. 17 Manganum sulf. D 6;
- nach dem Mittagessen: Nr. 2 Calcium phos. D3;
- vor dem Abendessen: Nr. 8 Natrium chlor. D 6;
- vor dem Schlafengehen: Nr. 11 Silicea D12.

Jeweils von jedem Mineralsalz 2–4 Tab. täglich lutschen.

Zur Verbesserung der Einlagerung von Calciumsalzen helfen die folgenden Salze:
- Nr. 2 Calcium phos. D6 oder Nr. 22 Calcium carbonicum D6;
- Nr. 11 Silicea D6;
- Nr. 7 Magnesium phos. D6.

Vom jeweiligen Mineralsalz zwischen 2–4 Tab. täglich lutschen.

VII. Kuren mit Biochemie

1. Frühjahrskur

> *Reich ist man nicht durch das, was man besitzt, sondern vielmehr durch das, auf was man mit Würde zu verzichten weiß.*
>
> *Immanuel Kant*

Während des Winters ist der Körper vorwiegend auf Speicherung ausgerichtet, um – besonders auch die Nieren – vor Auskühlung zu schützen. Durch den entstandenen Winterspeck und die angesammelten Schlacken in den Zellen und Geweben kommt es zur Verminderung der Körperkräfte. Die Speicherung neuer Energien wird erschwert.

Dies hat zur Folge:

- Müdigkeit und Schweregefühl,
- Schlafstörungen,
- Kreislaufstörungen,
- Empfindlichkeit auf warme Winde (Föhn),
- Haarausfall,
- Hautreaktionen.

Wir nennen diese Symptome „Frühjahrsmüdigkeit“.

Das Frühjahr und der Herbst sind so genannte Umstimmungsjahreszeiten – und damit sinnvolle Zeiten für die Entschlackung. Religiöse Fastenkuren und naturheilkundliche Denkmodelle berücksichtigen dies. Die klassische Frühjahrskur zur Reinigung des Blutes und zum Blutaufbau nach dem Winter zählt dazu. Früher waren zu dieser Zeit Aderlässe zur Blutreinigung üblich.

Die Arbeit der Leber unterstützen

Holen wir uns Rat bei der chinesischen Medizin (TCM): Das Frühjahr unterliegt dem Element Holz. Die zugehörigen Organe sind Leber und Gallenblase. Jetzt sorgt die Leber mit ihrer funktionssteigernden Kraft dafür, dass alle nicht restlos abgebauten Schlacken des langen Winters schnellstens beseitigt und entgiftet werden.

Wenn die Leber geschwächt ist, kann sie diese Maximalforderung im Frühling nicht erfüllen. Dadurch werden andere Organe in Mitleidenschaft gezogen. Leberkuren und Leberregenerationen sind daher vor allem im Frühjahr besonders sinnvoll.

Bei vielen Menschen treten besonders im Frühjahr z. B. Magengeschwüre auf. Diese sind ohne gleichzeitige Unterstützung der Leber kaum heilbar.

Zur Leberanregung empfiehlt Dr. Schüßler das Salz Natrium sulf. D 6 (Nr. 10) nachmittags als „Heiße 10“ und Kalium sulf. D 6 (Nr. 6) abends als „Heiße 6“ – jeweils mit 5–10 Tab. Dazu abends eine Einreibung in der Lebergegend, unterhalb des rechten Rippenbogens, mit Salbe Nr. 6 und Nr. 10 im tgl. Wechsel. Oder es wird ein heißer Leberwickel mit Salbe Nr. 10, gegen 14 Uhr, verabreicht.

Ernährung beachten

Auch die Ernährung spielt eine entscheidende Rolle:

- Meiden Sie Über- und Fehlernährung.
- Verwenden Sie möglichst viele frische Kräuter.
- Essen Sie frisches Obst und Salate (nicht nach 15 Uhr).
- Genießen Sie frisches Gemüse gedünstet mit leicht verdaulichen Beilagen.
- Nehmen Sie tierisches Eiweiß möglichst nicht nach 15 Uhr zu sich.
- Bevorzugen Sie naturbelassene Lebensmittel.

Wichtig zur Entschlackung ist auch das Trinken. Ideal sind ca. 2–3 l gutes Quellwasser (30 ml pro kg Körpergewicht). Dabei ist auf Einschränkungen zu achten, die vom Arzt vorgegeben sind, wie z. B. bei Wassereinlagerungen.

Während der Kur können (im Rahmen der o.a. Trinkmenge) folgende Tees getrunken werden: 3 Wochen lang im März Brennnesseltee 0,5–1 l pro Tag, dann weitere 3 Wochen lang Löwenzahntee (Blätter/Wurzeln) 1 l pro Tag.

Nehmen Sie weiterhin mindestens 1 l warmes abgekochtes Wasser zu sich. (Abgekochtes Wasser hat eine veränderte Oberflächenspannung, dadurch kann das Wasser mehr Schlackenstoffe binden, vergleichbar mit Ihrem Reinigungswasser, dem Sie zur Senkung der Oberflächenspannung ein Reinigungsmittel zusetzen.)

Ingwerwurzel, fein geschnitten, können Sie dem abgekochten Wasser beigeben. Es regt das Verdauungsfeuer an; dadurch werden Sie innerlich warm. Diese Möglichkeit gilt mit Einschränkung: Menschen, die unter hohem Blutdruck oder unter trockenen Schleimhäuten leiden oder die Blutverdünnungsmittel einnehmen, dürfen heißes Ingwerwasser nicht trinken.

Sorgen Sie zudem für genügend Bewegung, denn sie bringt Sauerstoff in den Stoffwechsel. Vermeiden Sie Genuss- und Umweltgifte, diese belasten zusätzlich den Organismus.

Die Leber entfaltet ihre größte Arbeitsleistung nachts zwischen 1 und 3 Uhr. Hier wachen viele Menschen auf, müssen zur Toilette oder träumen schlecht.

Folgende Fragestellungen tragen zur Ursachenforschung bei: Was habe ich gegessen und getrunken? Kopfschmerzen (in diesem Fall können Magnesium phos. (Nr. 7) als „Heiße 7" oder ein heißer Leberwickel Abhilfe schaffen)? Schlechtes Sehen? Depressionen? Stimmungsschwankungen? Migräne? Kopfschmerz über dem rechten Auge? Stirnkopfschmerz? Gelenkbeschwerden? Hautjucken? Säure-Basen-Haushalt im Ungleichgewicht?

Viele dieser vorgenannten Beschwerden hängen ursächlich mit dem Leberstoffwechsel zusammen, der seinerseits Einfluss auf die Zusammensetzung der Gallensäure ausübt. Im Blut kann die zu starke Konzentration von Galle die Membranen (Zellhülle) der roten Blutkörperchen vorzeitig zerstören. Auch eine negative Beeinflussung des blutbildenden Knochenmarks kann das Blutbild schädigen. Zu viel Gallensäure im Blut ist oft die unerklärliche Ursache von Hautjucken oder Hauterkrankungen. Gallenblasenleiden vergesellschaften sich gerne mit Leberleiden.

Der Volksmund drückt es so aus: „Der Mensch fühlt sich in seiner Haut nicht mehr wohl."

Die Gallenabsonderung wird reguliert durch das Schüßler-Salz Natrium sulf. D6 (Nr. 10). Es sollte gegen 14 Uhr gelutscht werden.

Neue Energien gewinnen

Um wieder zu neuen Energien zu gelangen, müssen also die Gewebe gereinigt und Überschussstoffe eliminiert werden. Dies ist gerade im Frühjahr besonders wichtig, denn ähnlich wie in der Natur die Pflanzen- und Tierwelt zu neuem Leben erwacht, beginnen auch im Menschen neue aufbauende Prozesse und Funktionen; insbesondere das Blut wird erneuert. Das ist auch der Grund, warum wir in dieser Jahreszeit am besten Bluterneuerungstherapien durchführen können. Damit werden auch bestehende Anämiesyndrome günstig beeinflusst.

So unterstützt die Frühjahrskur die gesamte eliminatorische Grundfunktion des Organismus und leitet den Wiederaufbau ein.

Therapeutisches Grundkonzept mit den Mineralsalzen

- Calcium phos. D6 (Nr. 2): für Aufbau und Blutbildung, als Energiegeber.
- Ferrum phos. D12 (Nr. 3): allgemeines Anregungsmittel für Blutbildung, Sauerstoffanregung.
- Natrium phos. D6 (Nr. 9): zur Entsäuerung des Blutes und des Gewebes.
- Natrium sulf. D6 (Nr. 10): zur Förderung aller Ausscheidungen, besonders von Galle, Darm, Niere, Bindegewebe, Haut.
- Silicea D12 (Nr. 11): kanalisiert das Bindegewebe und hält Säuren in Lösung, damit sie ausgeschieden werden können; fördert alle Ausscheidungsprozesse.
- Als biochemisches Ergänzungsmittel empfiehlt sich Lithium chloratum D6 (Nr. 16). Es ermöglicht die Ausscheidung von Säuren und hilft gegen depressive Stimmungslagen.

Die biochemischen Frühjahrskuren

Wählen Sie unter den nachfolgend beschriebenen drei Möglichkeiten nach Ihren Bedürfnissen aus:

Allgemeine Frühjahrskur

3–4 Wochen lang zur Ausscheidung und zur Lymphreinigung Natrium phos. D6 (Nr. 9) im tgl. Wechsel mit Natrium sulf. D6 (Nr. 10) 3 x tgl. 2 Tab. lutschen. Anschließend für weitere 3–4 Wochen zum Aufbau Natrium sulf. D 6 (Nr. 10), Calcium phos. D6 (Nr. 2) und Ferrum phos. D12 (Nr. 3) lutschen – je 2 Salze im täglichen Wechsel (z.B. montags 3 x je 2 Tab. Nr. 2 und Nr. 10; dienstags 3 x je 2 Tab. Nr. 3 und Nr. 10 usw.).

Bei Frühjahrsmüdigkeit

Eingesetzt werden die Salze Ferrum phos. D12 (Nr. 3), Kalium sulf. D6 (Nr. 6), Natrium phos. D6 (Nr. 9) und Silicea D12 (Nr. 11).

Von jedem Mineralsalz werden 3–5 Tab. auf ¼ l abgekochtes heißes Wasser gegeben und in ein kleines Glasfläschchen gefüllt. Davon tagsüber immer wieder kleine Schlucke kauend trinken. Bitte die Flüssigkeit im Mund aufwärmen und jedes Mal die Flasche vor dem Trinken schütteln. Oder Sie lutschen 3 Tab. vom jeweiligen Mineralsalz über den Tag verteilt.

„Biochemische Energieschaukel"

Meine Empfehlung bei Energiemangel: Man nehme morgens Calcium phos. D6 (Nr. 2), vormittags gegen 12 Uhr Kalium phos. D6 (Nr. 5) und nachmittags gegen 18 Uhr Magnesium phos. D6 (Nr. 7) und eventuell abends ½ Std. vor dem Schlafengehen nochmals Salz Nr. 7, um zur Ruhe zu kommen.

Es werden jeweils in einer halben Tasse heißen Wassers 10 Tab. aufgelöst. Bitte mit Plastiklöffel umrühren und anschließend schluckweise kauend trinken. Dies über einen längeren Zeitraum täglich ausführen, etwa vier Monate lang.

Unterstützend wirken folgende Maßnahmen für die Frühjahrskur:

- Entschlackungsbäder,
- Moorbäder,
- Entschlackungstees,
- Ernährung,
- Bewegung in frischer Luft usw.,
- Leberwickel.

Leberwickel

Der Leberwickel wird 1–2 x wöchentlich mit der biochemischen Salbe Nr. 10 oder Nr. 6 angewendet. Nachmittags gegen 14 Uhr ist der sinnvollste Zeitpunkt.

Reiben Sie den Oberbauch, vor allem den rechten Rippenbogen (Sitz der Leber), mit der Salbe ein. Ein feuchtheißes Tuch – am besten Gästehandtuch – wird so heiß wie möglich auf den Leberbereich gelegt. Anschließend wickeln Sie ein großes Frotteehandtuch um den gesamten Leib, eine heiße Wärmflasche wird auf den Leberbereich aufgelegt. Der Wickel bleibt 20–60 Min. auf dem Bauch. Bitte einschleichend beginnen! Anschließend nehmen Sie das feuchte Handtuch weg, legen ein trockenes Tuch um und die Wärmflasche wieder auf. Ruhen Sie noch 1 Std. im Bett nach. An diesem Tag wird abends keine Salbe aufgebracht.

Wir alle haben die Erfahrung gemacht, dass zweierlei zusammenstimmen muss, um den Lebensfluss wieder zu ermöglichen: der rechte Zeitpunkt und die mutige Tat.

Ich wünsche Ihnen viel Kraft und Mut für den neuen Weg.

2. Herbst-Winter-Kur

Ebenso wie die Frühjahrskur ist die klassische Herbstkur ideal zur Schlackenausscheidung als Vorbereitung auf den Winter. Es steht eine Zeit mit erhöhter Neigung zu Erkältungen bevor.

Der Herbst gilt grundsätzlich als kalt und trocken. Diese Jahreszeit übt demnach kühlenden und trocknenden Einfluss auf den Organismus aus. Die kalorische Grundfunktion wird heruntergefahren. Es fehlt das „Feuerelement" Sommer, so dass grundsätzlich mit einem Absinken des Energiehaushaltes zu rechnen ist. Dies ist auch eine Erklärung für die Häufung von Krankheiten mit epidemischem Charakter (z. B. Grippewelle usw.). Es kommt weiterhin zu einer Reduzierung der befeuchtenden Eigenschaften im Körper. Die Verminderung der Wärme zeigt ihre Auswirkungen am meisten an den aktiven Stoffwechselorganen Leber, Magen, Nieren, Kreislauf und der Haut.

Dadurch kann es zur Abkühlung des Magens kommen, es entstehen schlechtere Verdauungssäfte und damit eine veränderte aktive Befeuchtung des Organismus. Eine Neigung zu Trockenheitserkrankungen (Kristallose) entsteht. Die durch Wärmemangel eingeschränkte Funktion der Stoffwechselorgane ist verantwortlich für eine trägere Blutbewegung, die Ver- und Entsorgung des Organismus wird gestört und das Blut neigt zu erhöhter Viskosität (Blut wird dicker) mit Neigung zu Stauungen und Stockungen.

Venöse Leiden und Kristallose-Erkrankungen treten gehäuft auf. Unterschiedliches persönliches Temperament und die Konstitution sind immer dabei zu berücksichtigen. Vorab beschriebene Gedanken erklären die Neigung zu folgenden Erkrankungen:

- Trägheit der Kreislauf- und Lymphbewegung,
- Stauungen und Stockungen der Milz,
- Trägheit von Leber- und Nierenabsonderungen,
- Steinleiden (z. B. Gallensteine, Nierensteine usw.),
- Obstipation (Verstopfung),
- venöse Leiden des Abdomens und der unteren Extremität,
- Erkrankungen durch Übersäuerung und Rheuma,
- Stimmungsschwankungen mit Tendenz zu Melancholie.

Der Spätsommer/Frühherbst unterliegt dem Element Erde. Dazu gehören die Organe Magen, Milz und Pankreas. Der Herbst unterliegt dem Element Metall, dem die Organe Dickdarm und Lunge zugeordnet werden.

Befeuchtende Maßnahmen für die Schleimhäute und die Haut sind in dieser Zeit sinnvoll – beispielsweise in Form einer Traubenkur, soweit sie vertragen wird. Wichtig ist auch, für ausreichend Schlaf zu sorgen. Bäder (Salz-, Natron-, Moorbäder) sind ebenso sinnvolle Maßnahmen. Trinken Sie zudem Tees wie z. B. Erdrauchtee (reinigt für den Herbst die Organe), Melissentee (befeuchtet mild die Schleimhäute und hellt auf) und Johanniskrauttee (erwärmt und nimmt die melancholische Stimmung).

Zudem sollte man darauf achten, die Atemfunktion des Körpers zu stärken. Atemübungen, Atemtherapie und Aufenthalt in viel frischer Luft verbessern den Gasaustausch.

Als Ernährung empfehlen sich leicht verdauliche Kost und Maßnahmen zur Unterstützung der Verdauung. Die kalorische Grundfunktion verbessern lässt sich durch ausreichende Bewegung und Anstrengung, Stabilisierung des Blutkreislaufes, Bewegung, Bürstungen und Güsse.

Unterstützen Sie die Reinigungsorgane durch Atmung, durch Verbesserung der Leber- und Nierenabsonderung, über verbesserte Hautatmung, angeregt z. B. durch Bürstenmassagen, durch die Beseitigung von Stauungen in Geweben und Blutgefäßen und die Vermeidung von chronisch kalten Füßen (ansteigende Fußbäder!).

Jetzt im Herbst – der Jahreszeit, die gekennzeichnet ist durch Kälte – treten vermehrt Erkrankungen des rheumatischen Formenkreises auf. Dazu gehören neben den entzündlichen Erscheinungen im Bereich der Gelenke und der Muskulatur auch die Steinleiden in der Niere.

Hier geht es nicht nur um die Behandlung der vordergründigen Symptome, wie Schmerzen, Schwellungen und Rötung der akut entzündeten Gelenke, bzw. um die Beseitigung der brutalen Schmerzen einer akuten Nierenkolik. Mindestens genauso wichtig ist die Therapie der Stoffwechselsituation, die es überhaupt so weit kommen lässt, dass sich Ablagerungen und Kristalle in den Hohlräumen von Gelenken bzw. Nieren bilden können.

Hauptmittel bei allen rheumatischen Erkrankungen ist Natrium phos. D6 (Nr. 9) – vor- und nachmittags je 2 x 2 Tab. lutschen. Dadurch wird der Säure-Basen-Haushalt reguliert und Kristallisate werden in Lösung gebracht. Natrium sulf. D6 (Nr. 10) (2x2 Tab. gegen 14 Uhr) bringt die Kristallisate zur Ausscheidung. Die Reorganisation der Gewebe wird unterstützt durch Silicea D 6 (Nr. 11); bitte lutschen Sie abends 2x 2 Tab.

Zu dieser Basistherapie kommen die biochemischen Mineralsalze der konkreten Beschwerden, von denen hier zwei Beispiele aufgegriffen sind:

- Akut geschwollene und entzündete Gelenke erfordern Ferrum phos. D12 (Nr. 3). Nehmen Sie im Abstand von 10 Min. jeweils 5 Tab. – am besten aufgelöst. Zusätzlich helfen Umschläge mit Magerquark; diese ziehen die Hitze ab und mildern so das entzündliche Geschehen. Beachten Sie die Ernährung: kein tierisches Eiweiß, keine Rohkost, kein rohes Obst.
- Kolikschmerzen, hervorgerufen durch Steine, erfordern im Abstand von 10 Min. die Einnahme der „Heißen 7" (10 Tab. Magnesium phos. (Nr. 7) in heißem Wasser aufgelöst). Auch nach der Koliksituation ist diese Einnahme fortzusetzen, allerdings unter Verlängerung der Abstände.

Unterstützende Tees bei rheumatischen Erkrankungen sind Teufelskralle, Grüner Hafertee, Nierentee, Johanniskrauttee, Erdrauchtee, Melissentee, Lapachotee (antiviral, antibakteriell, antimykotisch, gut für das Immunsystem), Rotbuschtee (hat viele Mineralien), Angurate (Magentee) und Buchweizenkraut (Venentee, für die Gefäßabdichtung des Venen- und Lymphsystems).

Gesundheitspflege für den bevorstehenden Winter

November – draußen ist es nasskalt und unfreundlich. Wir denken mit wenig Begeisterung an die vier Monate, die vor uns liegen, bis das erste Grün uns signalisiert, dass der Frühling wieder einkehrt. Wir müssen die trübe Zeit durchstehen, und wir wollen es auch. Das ist gar nicht so schwer, denn uns steht ja der unerschöpfliche Schatz der altbewährten Naturheilkunde zur Verfügung. Bauen wir uns also ein einfaches Gesundheitsprogramm, damit wir gut durch den Winter kommen. Dabei haben wir uns um zwei Aufgaben zu kümmern: Der Kreislauf muss angeregt und das Immunsystem stabilisiert werden.

Der Kreislauf braucht Unterstützung, weil wir uns ja weniger bewegen als im Sommer. Es reicht keinesfalls, nur Pillen zu schlucken. Bewegen Sie sich oft in der frischen Luft; laufen, joggen und tanzen Sie; machen Sie Yoga, Atemübungen und Sport... Auf vernünftige, wärmende Kleidung ist dabei selbstverständlich zu achten.

Das alte klassische Rezept der Naturheilkunde sollte auch wieder zu Ehren kommen: das Schwitzen. Nehmen Sie einmal in der Woche ein gut warmes Bad, z.B. abwechselnd einmal mit Rosmarin- und einmal mit Rosskastanien-Zusatz. Trinken Sie dabei einen Tee, der zu gleichen Teilen aus Linden- und Holunderblüten besteht. Danach schwitzen Sie zugedeckt eine Stunde im Bett nach.

Für das Immunsystem brauchen wir in erster Linie Vitamine. Vor allem fehlt uns Vitamin D, das unser Körper normalerweise mit Hilfe des Sonnenlichts selbst produziert. Da uns die Sonne im Winter fehlt, müssen wir es uns auf andere Weise zuführen. Lebertran enthält viel Vitamin D, ist aber nicht jedermanns Sache. Ein sehr intensives Immun-Stimulans ist Vitamin C. Es ist in Zitronen, Hagebutten, Sanddorn, Kartoffeln und dem Kochwasser der Kartoffeln enthalten. Wegen des hohen Bedarfs an Vitamin C kann man es sich zusätzlich über Acerola-Lutschtabletten (Apotheke) zuführen. Die anderen Vitamine nehmen wir über lebendige Lebensmittel zu uns, in Form von Obst und Gemüse, Obst- und Gemüsesäften. Zu empfehlen sind vor allem milchsauer vergorene Lebensmittel wie Sauerkraut und -saft, Kartoffelsaft, Rote-Beete-Saft usw. Dem Rote-Beete-Saft kommt dabei eine ganz besondere Bedeutung zu. Alle Säfte sind gut einzuspeicheln, zu kauen und warm bis spätestens 15 Uhr zu sich zu nehmen!

Achten Sie auf eine ausreichende Flüssigkeitszufuhr in Form von dünnen Kräutertees, Pflanzen- und Obstsäften und mindestens 1 l abgekochtem warmem Quellwasser. Die Flüssigkeitszufuhr liegt zwischen 1,5 bis 2,0 l pro Tag. Auf Kontrolle bei Neigung zu Ödemen bzw. Wasseransammlungen achten!

Holen wir uns für die kalte Jahreszeit noch Rat bei Dr. Schüßler. Er empfiehlt uns zwei Mittel, die wir im täglichen Wechsel von Allerheiligen bis Palmsonntag ganz regelmäßig nehmen sollten:

- Ferrum phos. D12 (Nr. 3): morgens 3–5 Tab. in etwas heißem Wasser auflösen und kauend trinken.
- Kalium phos. D6 (Nr. 5): bis spätestens 15 Uhr 3–5 Tab. in etwas heißem Wasser auflösen und kauend trinken.

Für Kinder setzen Sie entsprechend weniger Tabletten ein.

Dr. Schüßlers Herbst-Winter-Kur

Man nehme täglich je 5 Tab. von Ferrum phos. D12 (Nr. 3), Kalium phos. D6 (Nr. 5), Magnesium phos. D6 (Nr. 7) und Natrium sulf. D6 (Nr. 10), insgesamt also 20 Pastillen. Sie werden in ein Glas gegeben, das dann mit heißem Wasser aufgefüllt wird. Das Ganze wird umgerührt und morgens als erstes in kleinen Schlucken kauend getrunken.

Pro Tag ein Glas Rote-Beete-Saft und morgens 5 Tropfen Propolis-Extrakt auf etwas Zucker oder Brotrinde sind gute Stärkungsmittel für das Immunsystem.

Wer so gerüstet ist, braucht den Winter nicht zu fürchten. Die beste Arznei gegen alle Gefährdungen der Gesundheit ist jedoch ein fröhliches Herz. Freuen Sie sich an jedem Tag, und lassen Sie die Sonne in Ihrem Inneren leuchten. Wie wäre es, wenn wir auf die Suche gingen nach „Gesundheitserregern", anstatt immer nur die Krankheitserreger zu verfolgen?

Ich wünsche Ihnen eine gute und gesunde Zeit.

VIII. Die 12 biochemischen Ergänzungsmittel

Einführung

Nach dem Tod von Dr. med. Wilhelm Schüßler wurde dessen Mineralstofflehre weiterentwickelt. So wurden weitere Stoffe gefunden, die zum dauernden Bestand des Körpers gehören und deshalb im Laufe der Entwicklung als sogenannte Ergänzungsmittel (Ergänzungssalze) in die biochemische Therapie eingeführt wurden. Sie bieten eine wertvolle Hilfe und werden ergänzend zu den klassischen biochemischen Mineralsalzen eingesetzt.

Aus meiner Erfahrung erweist sich die Anwendung der 12 Schüßler'schen Mineralsalze als ausreichend. Die Ergänzungssalze stellen jedoch eine wertvolle Unterstützung dar, wenn unter der bisherigen Behandlung mit den Mineralsalzen Nr. 1 bis Nr. 12 keine entscheidende Besserung im Befinden eingetreten ist.

Die biochemischen Ergänzungsmittel Nr. 13 bis Nr. 24 werden in der Potenz D 6 angewendet.

Nr. 13 Kalium arsenicum D 6 (Kaliumarsenit)

Schwerpunkt: Haut, Schwächezustände, Abmagerung

Kalium arsenicum unterstützt die Funktion von Haut, Schleimhäuten, der Atmungsorgane und Nerven. Mangel kann zu chronischen Hauterkrankungen mit quälendem Juckreiz und zu schwer behandelbaren Hautleiden sowie zu einer Schwächung des gesamten Nervensystems führen.

Verteilungsstörungen können Irritationen am Herzen, wie z. B. Herzklopfen mit Bangigkeit, verursachen. Im Verdauungstrakt äußern sie sich z. B. als Magenkrämpfe, Blähungen, Schleimhautentzündungen vom Magen bis zum Enddarm. Diese können sich auch als brennende Schmerzen am After zeigen, an den Nieren als chronische Nephritis, mit Ödemneigung bis hin zu einer Schrumpfniere; außerdem als Albuminurie (Eiweiß im Urin). Bei einer behandlungsbedürftigen Anämie ist neben Calcium phosphoricum (Nr. 2), Ferrum phosphoricum (Nr. 3), Natrium chloratum (Nr. 8) und Manganum sulfuricum (Nr. 17) auch an dieses Mineralsalz zu denken.

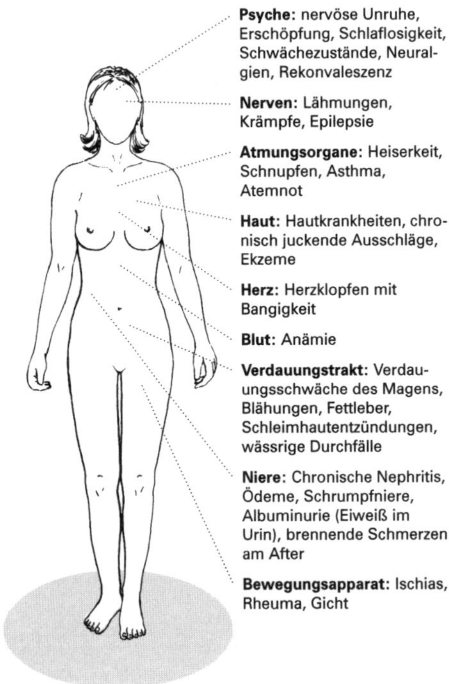

Salz Nr. 13 ist angezeigt, wenn sich rheumatische Schmerzen, Ischialgien und Gicht bei Wetterwechsel verschlimmern. Beschwerden verschlechtern sich während der Menstruation und bei Wärme (wie z. B. bei heißer Wärmeflasche), Besserung tritt durch mäßige Wärme (z. B. Wolleschal) ein.

Arsen, das in der Natur als Spurenelement vorkommt, wirkt in dieser sehr geringen Dosis nicht gesundheitsschädigend.

Kalium arsenicum schützt vor Degeneration, weil es die Zellkraft erhält und damit Haut, Nieren, Schleimhäute und Nerven vor Zerfall bewahrt.

Nr. 14 Kalium bromatum D 6 (Kaliumbromid)

Schwerpunkt: Haut- und Nervensystem, Beruhigungsmittel

Kalium bromatum finden wir in sehr geringen Mengen im Körper und dort nur in den innersekretorischen Drüsen.

Verordnet wird Salz Nr. 14 bei Drüsenstörungen, besonders der Schilddrüse, wenn Kropfleiden, Überfunktion oder Basedow vorliegen.

Nerven-, Gehirn- und Rückenmarksleiden werden durch dieses Mineralsalz positiv beeinflusst.

Es wirkt als Beruhigungs- und Einschlafhilfe, wenn bei Betroffenen der Verlust des Tag-Nacht-Rhythmus' verloren gegangen ist, z. B. bei Schichtarbeitern. Besonders zu empfehlen für Kinder: 2–3 Tab. in Potenz D 6 ca. 15 Min. vor dem Schlafengehen. Kann problemlos wiederholt werden.

Die entzündungshemmende Wirkung von Salz Nr. 14 machen wir uns im Hals-Nasen-Ohren-Bereich bei allen Entzündungen zunutze. Ebenfalls im Hautbereich, wie z. B. bei der Pupertätsakne, Furunkulose und bei den Atemwegen z. B. bei nervösem Asthma, bei Hustenreiz. Auch bei Darmkatarrhen, vermehrtem Speichelfluss und Entzündungen im Verdauungstrakt.

Seine Wirkung entfaltet sich am besten in Kombination mit anderen Salzen: Calcium phos. (Nr. 2), Kalium chlor. (Nr. 4), Magnesium phos. (Nr. 7) und Silicea (Nr. 11). Alle Beschwerden verschlechtern sich bei mangelnder Bewegung und bessern sich bei Bewegung und im Freien.

Kalium bromatum wirkt ausgleichend auf das sensible/vegetative Nervensystem. Durch seinen Einfluss auf das Lymphsystem werden die Schleimhäute entlastet.

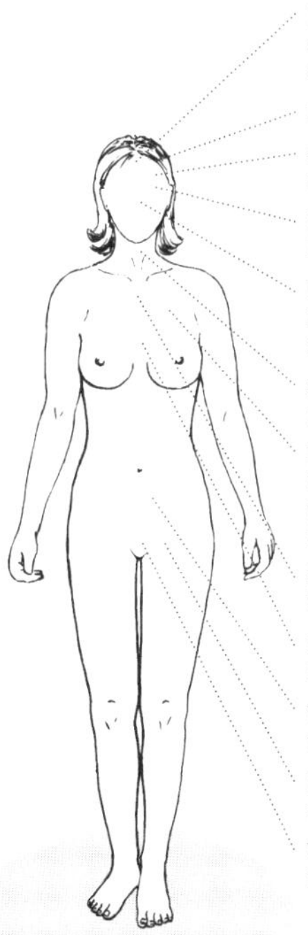

Nr. 15 Kalium jodatum (Kaliumjodid)

Schwerpunkt: Schilddrüse

Kalium jodatum ist in der Biochemie das wichtigste Schilddrüsenmittel. In geringen Mengen kommt es auch in Drüsen wie Prostata, Lymphdrüsen, Eierstöcken und weiteren inneren Organen vor.

Es hilft Menschen, die unruhig, bösartig, rachsüchtig sind; v.a. ältere Menschen profitieren von diesem Salz. Bei Wallungen zum Kopf mit pochenden Kopfschmerzen, wässrigem Schnupfen, Erkältungskrankheiten, nicht hörsturzbedingten Ohrgeräuschen und Heuschnupfen ist es das Mittel der besten Wahl.

Wichtige Anwendungsgebiete sind: Störungen der Schilddrüse, bei Überfunktion (z.B. bei beschleunigtem Herzschlag, innerer Unruhe, erhöhtem Blutdruck) in der Potenz D 6, bei Unterfunktion (zeigt sich durch niedrigen Blutdruck, Herzschwäche, Entwicklungsstörungen des Gehirns, des Wachstums, des Gehirns, des Wachstums, der Gefühle) in der Potenz D 4, neben der ärztlichen Betreuung. Eine gute Kombinationsmöglichkeit bietet sich im Wechsel mit Salz Nr. 14 und etwaiger weiterer Mittel bei Überfunktion der Schilddrüse.

Bluthochdruck, Klopfschmerzen am Herzen und Arteriosklerose lassen sich gut beeinflussen, ebenfalls allergisch bedingtes Asthma. Bei Blähungen, hervorgerufen durch kalte Speisen und Getränke, bei Durchfall, rheumatischen Gelenkanschwellungen, bei Arthrose und entzündlichen Gelenkserkrankungen, bei chronischen Entzündungen der Haut und Schleimhäute ist dieses Salz eine wertvolle Hilfe. Es stärkt zudem die Immunabwehr und wirkt einer Fettsucht entgegen.

Kalium jodatum ist angezeigt, wenn sich die Beschwerden durch Kälte und Nässe und kalte Luft verschlimmern. Besserung bei Bewegung.

Kalium jodatum als Resorptionsmittel wirkt auf wässrige Schwellungen und Entzündungen, auf Katarrhe mit scharfen Sekreten und bei verengten und verhärteten Gefäßen (Arteriosklerose), indem es Flüssigkeit entzieht.

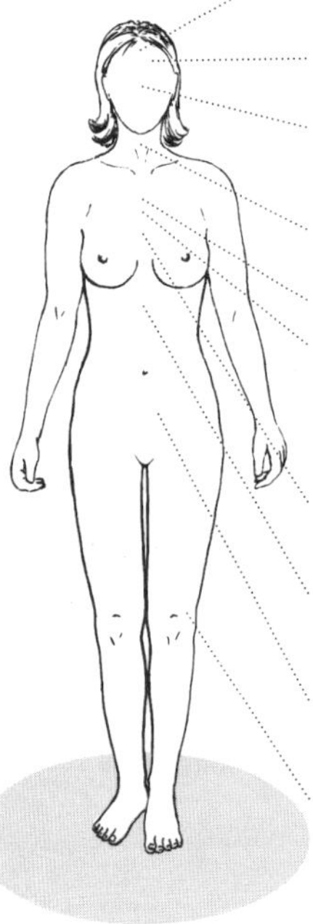

Nr. 16 Lithium chloratum D 6 (Lithiumchlorid)

Schwerpunkt: Gichtisch-rheumatische Erkrankungen, Harnsäureablagerungen, schwere nervliche Belastungen

Lithium chloratum findet sich im menschlichen Körper nur in sehr geringen Mengen. Vorzugsweise wird es bei gichtig-rheumatischen Erkrankungen, bei allgemeiner Erschöpfung und schweren nervlichen Belastungen, Katarrhen und Entzündungen der Harnorgane eingesetzt.

In der Psyche äußert sich die Verteilungsstörung als depressive oder manisch-depressive Verstimmungen, Neigung zur Abmagerung. In der Geriatrie sind die Hauptsymptome verbunden mit schlechtem Allgemeinbefinden, Angst, Unruhe, Schlafstörungen und Tagesmüdigkeit.

Verhärtung und Verdickung von Gewebe und Gewebeschwund (nach Kortisongabe) können günstig beeinflusst werden.

Magenerkrankungen, die durch Säure hervorgerufen werden, kolikartige Magen-Darmbeschwerden mit Blähungen und Windverhalten werden mit Salz Nr. 16 verbessert.

Ganz besonders bei Kindern nach Angst oder Stresssituationen.

Einzusetzen ist es auch bei Nierenleiden, Entzündungen der ableitenden Harnwege, besonders bei Neigung zu Übersäuerung. Zur Auflösung von Harnsteinen aus Uraten und Calcium oxalaten.

Alle Beschwerden verschlechtern sich durch warme Kleidung und in warmen Räumen, bei feuchtem Wetter und nachts.

Lithium chloratum wirkt gegen depressive Verstimmungen, hervorgerufen durch Übersäuerung, und fördert den Eiweißstoffwechsel.

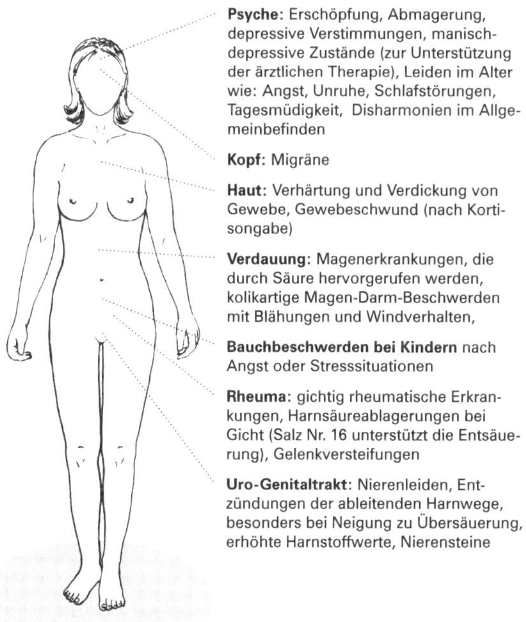

Nr. 17 Manganum sulfuricum D 6 (Mangansulfat)

Schwerpunkt: Förderung der Aufnahme von Eisen im Körper

Manganum sulfuricum ist ein essentielles Spurenelement und dient als Co-Faktor, deshalb ist es an vielen Stoffwechselprozessen beteiligt. Eine große Rolle kommt ihm bei der Entwicklung unseres Skeletts und unserer Keimdrüsen, bei der Vitamin B1-Verwertung und beim Eiweiß-Kohlehydrat- und Fettstoffwechsel (Cholesterin) zu. Ein Mangel kann zu Sterilität, Anämie, Kehlkopfkatarrhen mit gelblich-grünlichem Auswurf, Knochenwachstumsstörungen, Knochenfehlbildungen und zu Störungen des Bewegungsapparates führen. Diese äußern sich durch z. B. nächtlich wandernde Gliederschmerzen, besonders am Schienbein und an der Ferse, morgens durch Steifheit der Muskeln und Sehnen.

Bei allgemeiner Nervenschwäche, Neuralgien, Störungen im Zentralnervensystem (z. B. Parkinson, MS, Gabe dann in Potenz D4 – zusätzlich zur schulmedizinischen Behandlung), Lernstörungen, Depressionen, „Ameisen-Laufen" (Parästhesien) ist dieses Salz ein wertvoller Begleiter.

Manganum wirkt ähnlich bei anämischen Zuständen wie Eisen und Kupfer, es fördert die Oxidationsvorgänge, stärkt die Blutgefäße bei Blutstau, regt die Blutneubildung an (rote Blutkörperchen) und senkt – wie neueste Forschungen zeigen – bei jugendlichem Diabetes den Blutzucker.

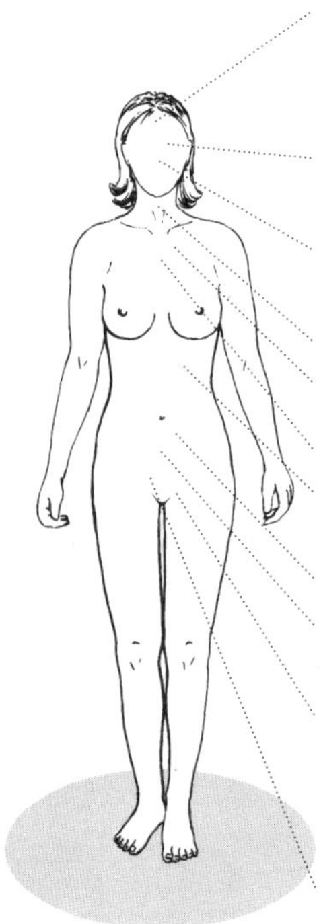

Bei Menschen mit Abwehrschwäche (beispielsweise schlecht heilenden Wunden und bei Allergiebereitschaft, wie z. B. Heuschnupfen) findet Salz Nr. 17 einen guten Resonanzboden.

Alle Beschwerden verschlechtern sich bei Wetterwechsel, durch nasskaltes Wetter und nachts.

Manganum sulfuricum fördert die sauerstoffabhängigen Prozesse und wirkt auf die Blutbildung und -verteilung.

Nr. 18 Calcium sulfuratum Hahnemanni D 6

(Kalziumsulfid)

Schwerpunkt: Erschöpfungszustände mit Gewichtsverlust

Calcium sulfuratum darf nicht mit Calcium sulfuricum (Nr. 12) verwechselt werden. Es wirkt besser als Schwefelpräparate. Schwefel dient als Drahtbesen der Zelle und hat somit einen starken Reinigungscharakter mit Schlepperfunktion zu den Ausscheidungsorganen.

Sulfid-Ionen regen Reinigungs- und Ausscheidungsvorgänge im Körper an. Es wirkt bei der Energiegewinnung und unterstützend bei Reparaturaufgaben an den Gelenken. Manganum sulf. (Nr. 17) und Natrium phos. (Nr. 9) unterstützen dieses Mineralsalz.

Salz Nr. 18 unterstützt bei Nervenschwäche (z. B. durch Nachtarbeit oder Unterernährung), Parästhesien und ZNS-Reizung. Eine erhöhte Säurebildung verursacht eine Reizung der Gehirnnerven und führt zu einer Erschlaffung am Gefäßnervensystem. Durch die erhöhte Säurebildung reagieren Leber, Bauchspeicheldrüse (auch bei Diabetes mellitus) und Muskulatur mit einer verstärkten Reizantwort, die sich in einer vermehrten Ausscheidung von Calciumsalzen durch den Harn zeigt. Folge: Es kommt zu Verteilungsstörungen bis hin zu einem Mangel.

Ein großes Einsatzgebiet finden wir an der Haut, an den Schleimhäuten, an den Verdauungsdrüsen und an den Muskeln und Gefäßen. In der Kinderheilkunde ist es ein Mineralsalz, das man bei Infektanfälligkeit, Abnahme der Widerstandskräfte und bei Bronchitis zur Regulierung der Sekretausscheidung einsetzen kann.

Alle Beschwerden sind begleitet von übermäßigem Durst und Müdigkeit. Vermehrtes Verlangen nach Essen.

Calcium sulfuratum hilft, Übersäuerungszustände mit gesteigerten Oxidationsprozessen zu mindern und fördert die Glukosespeicherung in den Zellen, in der Leber und in der Muskulatur.

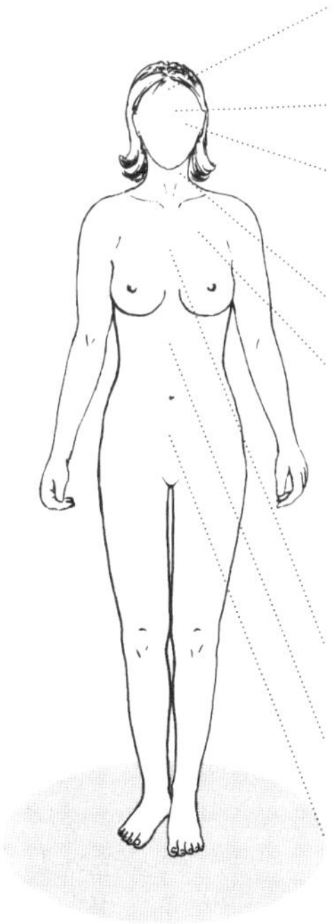

Nr. 19 Cuprum arsenicosum D 12 (Kupferarsenit)

Schwerpunkt: kolikartige Schmerzen, Nierenleiden, Nervenumstimmungsmittel

Kupfer ist ein lebenswichtiges Spurenelement und dadurch wichtiger Bestandteil verschiedener Enzyme, die sich am Sauerstofftransport beteiligen.

Cuprum arsenicosum beeinflusst deshalb die Hämoglobinbildung, das Zellwachstum und die Bildung roter Blutkörperchen aus dem Knochenmark. Es wirkt wie ein Biokatalysator und übt deshalb einen positiven Effekt auf infektiöse und entzündliche Krankheiten wie Reizungen und Absonderungen von zellhaltigen Flüssigkeiten (Exsudat) an den Schleimhäuten und an der Haut aus.

Der Kupferspiegel erhöht sich bei Psychosen, Schizophrenie, Paranoia und Depressionen. Ein Zusammenhang zwischen Kupferbelastung und psychischen Erkrankungen wird diskutiert.

An Blutgefäßen führt ein Mangel zu Anämie, Gefäßspasmen (z. B. Morbus Raynaud), Durchblutungsstörungen und Thrombose. Wir setzen es bevorzugt bei Krämpfen des Magen-Darm-Traktes und bei Nieren- und Gallenkoliken ein. Wadenkrämpfe, die sich durch die Gabe der „Heißen 7" nicht lösen, können zusätzlich mit Salz Nr. 19 behandelt werden. Leberentzündungen, Leberbeschwerden, Übelkeit und Kopfschmerzen, krampfartige brennende Schmerzen mit Zucken der Beine und chronische Nierenleiden sind Einsatzmöglichkeiten. Bei krampfartigem Schwangerschaftserbrechen empfiehlt es sich, der „Heißen 7" 3 Tab. des Salzes Nr. 19 hinzuzufügen.

Arsen ist ein wichtiges Spurenelement, das auf alle Körperzellen Einfluss ausübt. In Spuren (wie bei biochemischen Mineralsalzen üblich) unterstützt es physiologische Prozesse.

Alle Beschwerden wie Nervenschmerzen, Ischialgien verschlimmern sich durch Stillliegen. Das Trinken von kaltem Wasser lindert die Beschwerden.

Salz Nr. 19 übt einen günstigen Einfluss auf die Behandlung von Eisenmangelanämien aus.

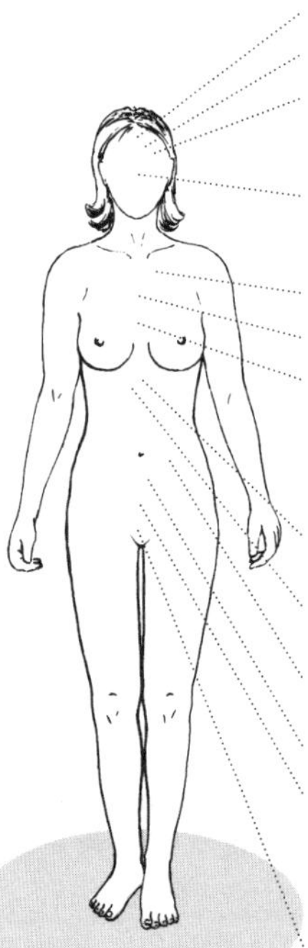

Nr. 20 Kalium Aluminium sulfuricum D 6
(Kaliumaluminiumsulfat, Alaun)

Schwerpunkt: Blähungskoliken, belastetes Nervensystem

Salz Nr. 20 unterstützt das zentrale und periphere Nervensystem, insbesondere aber das vegetative Nervensystem. Seine bevorzugten Einsatzgebiete sind deshalb der Schwindel besonders in Rückenlage, Sensibilitätsstörungen, „Ameisenlaufen", das Gefühl von „Spinnweben im Gesicht", Erschöpfungszustände und Altersjucken.

Bei den Verdauungsorganen finden wir auf der einen Seite die Darm- und Blähungskoliken, auf der anderen Seite besteht auch die Möglichkeit der atonischen Obstipation (langsam arbeitender Darm) verbunden mit Blähungen, wenig bis gar keinem Stuhlgang oder Hämorrhoiden, die durch venöse Stauungen im Venensystem hervorgerufen werden.

Atemwegserkrankungen zeigen sich als Katarrhe mit gelbschleimigen Absonderungen, als trockener Husten – besonders im Winter- und bei älteren Menschen als Asthma bronchiale mit zähem Auswurf.

Der Bewegungsapparat zeichnet sich durch Gangunsicherheit und zittrige Schwäche der Beine aus.

Essigsauere Tonerde wird äußerlich und innerlich bei Erkrankungen mit Schwellungen wie z. B. Insektenstichen, Gelenkergüssen und dergleichen in der Volksheilkunde traditionell angewendet.

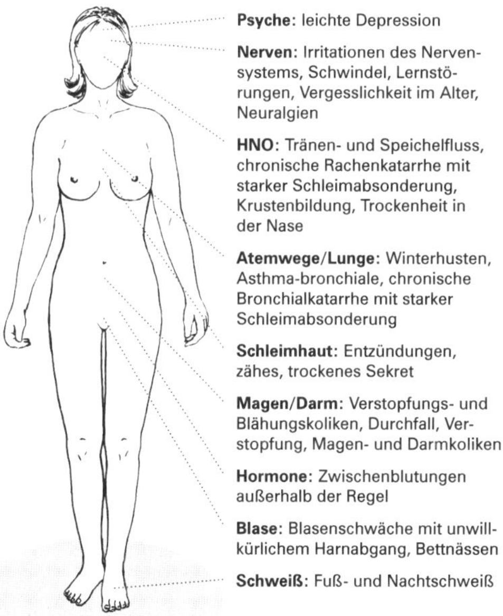

Salz Nr. 20 kann bei Nervenschwäche mit Kalium phos. (Nr. 5), bei Schweiß mit Calcium phos. (Nr. 2) (besonders Nachtschweiß) oder Silicea (Nr. 11) (besonders Fußschweiß) kombiniert werden; zur Förderung des Klärstroms auch mit Natrium sulf. (Nr. 10).

Besserungen der Beschwerden finden im allgemeinen durch Wärme und im Sommer statt. Große Kälteempfindlichkeit.

Kalium Aluminium sulfuricum reguliert die Membrandurchlässigkeit und schützt vor Mineral- und Wasserverlust. Es beeinflusst Oxidations- und Reduktionsprozesse.

Nr. 21 Zincum chloratum D 6 (Zinkchlorid)

Schwerpunkt: belasteter Stoffwechsel, Menstruationsbeschwerden, Nervenberuhigungs- und Schmerzmittel, Immunsystem

Zincum chloratum gilt als ein sehr wichtiges Spurenelement, das Bestandteil der Zellen und der Immunabwehr ist. Weiterhin ein Bestandteil von Enzymen und Gewebesäften und als Oxidationskatalysator ein hervorragendes Nervenberuhigungs- und Schmerzlinderungsmittel, besonders bei Neuralgien und reizbaren Zuständen des Nervensystems (z. B. Lichtsehen, Augenmigräne, Tränen der Augen), Nervenschwäche, Hirnreizung und Krämpfen, Schwindel, „Restless legs" (unruhige Beine), Rückenschmerzen, Kopfschmerzen, Gesichtslähmung (Fazialislähmung) und MS.

Beim Aufbau von Enzymen wird Zink benötigt. Es übt einen wichtigen Einfluss auf die Bildung der Antikörper (Phagozytose) aus. Äußerlich angewandt beschleunigt es die Wundheilung durch hemmenden Einfluss auf das Bakterienwachstum. Hormone (Mangel äußert sich durch PMS-Beschwerden, Wechseljahrsbeschwerden, Magersucht), Knorpel und Knochen werden beeinflusst.

Mangel führt zu Störungen der Verdauungsenzymbildung, zur Störung der Insulinbildung in der Bauchspeicheldrüse, zu Hauterkrankungen und zur Verschlechterung der Vitamin- A-Verwertung im Körper. Zinkmangel bei erhöhtem Verlust, ausgelöst durch Darmerkrankungen oder eine gestörte Aufnahme über Schleimhäute, führt zu: Wachstumsverzögerungen bei Kindern, Unfruchtbarkeit, Störungen der Wundheilung, Abwehrschwäche, Depressionen, Haarausfall.

Krankheiten erfahren Besserung im Freien und durch Bewegung. Verschlimmerung besonders nach Reizmittelmissbrauch und Weingenuss, bei ruhigem Sitzen.

Zincum chloratum in seiner Funktion als Oxidations-Katalysator wirkt v. a. auf das zentrale und vegetative Nervensystem.

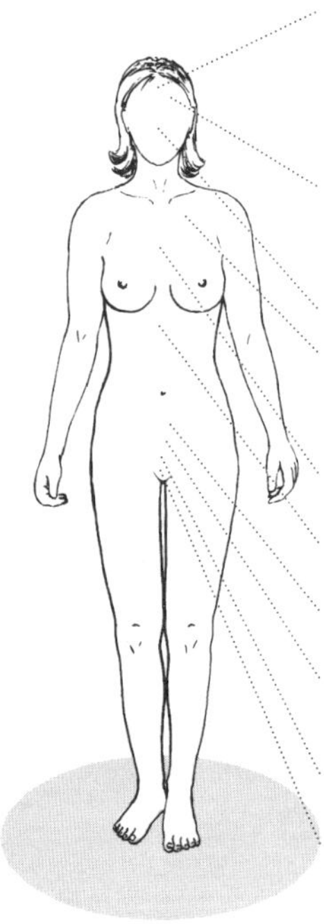

Nr. 22 Calcium carbonicum Hahnemanni D6
(Kalziumcarbonat)

Schwerpunkt: Erschöpfungszustände, frühzeitiges Altern, Kindermittel

Calcium carbonicum übt eine außergewöhnliche Anziehungskraft auf den Stoffwechsel aus, indem es z. B. die Ausscheidung intrazellulärer Stoffwechselrückstände begünstigt und entsäuernd auf das humorale Gewebe einwirkt. Es wirkt langsam, aber sehr nachhaltig und wird in der Kinderheilkunde und gegen frühzeitige Alterungsprozesse, bei Erschöpfungszuständen, nach Krankheiten zur Rekonvaleszenz eingesetzt. Salz Nr. 22 erhöht den Grundumsatz und verbessert die Calcium-Resorption im Darm. Es übt einen Einfluss auf die Erregbarkeit von Nerven und Muskeln (auch Herzmuskel) aus.

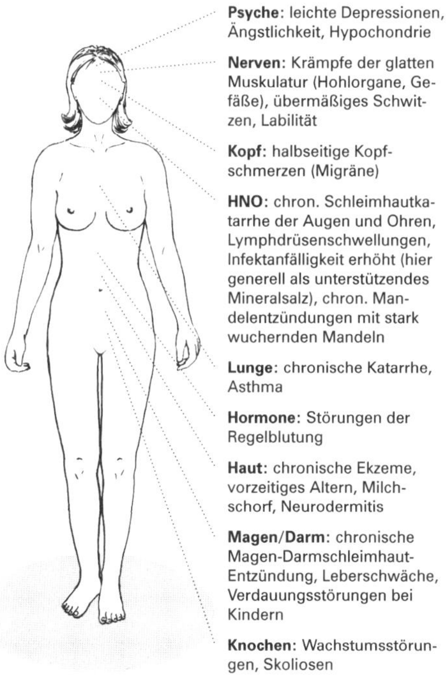

Durch Bezug zum Lymphsystem geben wir es gerne bei Erkrankungen, die mit Lymphknotenschwellungen einhergehen, im HNO-Bereich, bei chronischen Schleimhautkatarrhen der Augen, Ohren und Luftwege, bei Allergien.

Mangel zeigt sich durch Unterfunktion an Schild- und Keimdrüsen, Störungen im neurovegetativen Nervensystem, Labilität, Neurasthenie, Parästhäsien, im Bewegungsapparat durch Skoliosen, die Neigung zu Rheuma und Gicht bis hin zur degenerativen Arthrose.

Im Säuglingsalter führt Mangel zu einer verzögerten Entwicklung und zu verspätetem Zahndurchbruch. Häufig haben die betroffenen Kinder feucht-kalte Füße, Lernschwierigkeiten, eventuell verzögertes Wachstum von inneren Organen, z. B. Herz, Keimdrüsen.

Bei Knochenwachstumsstörungen sollte Salz Nr. 22 mit Calcium phos. (Nr. 2) kombiniert werden. Weitere Kombinationsmöglichkeiten mit Calcium fluor. (Nr. 1), Magnesium phos. (Nr. 7) und Silicea (Nr. 11).

Beschwerden verschlimmern sich durch Kälte und Feuchtigkeit, v. a. um den Vollmond. Besserung durch trockene und warme Witterung.

Salz Nr. 22 hat seine spezielle Wirkung durch Reizsetzung im mesenchymalen Grundgewebe. Bei Mangel herrscht im Verdauungstrakt Säure vor, was sich durch saures Aufstoßen und sauren Geschmack äußert.

Nr. 23 Natrium bicarbonicum D 6 (Natriumbicarbonat, Natron, Natriumhydrogencarbonat)

Schwerpunkt: Säureüberladung, Schlackenausscheidung

Natrium bicarbonicum übt einen aktivierenden Einfluss auf den Stoffwechsel, hier insbesondere auf die Ausscheidung von harnpflichtigen Substanzen (Harnsäure) aus; damit wird es zu einem wichtigen Mineralsalz bei allgemeiner Übersäuerung. Folglich sind alle Krankheiten, die mit einem verminderten Stoffwechsel und einer unvollständigen Ausscheidung von Stoffwechselendprodukten einhergehen, beeinflussbar, z. B. Fettsucht, Diabetes, Rheuma und Gicht Daher verwenden wir es grundsätzlich bei Harnsäureüberladungen von Blut und Gewebe und bei trägem Stoffwechsel mit ungenügender Entschlackung.

Salz Nr. 23 beruhigt und mildert die krankhaft gereizten, übererregten Magen-Darmnerven, weil es hemmend auf die Übersäuerung einwirkt.

Speisesoda/Natron wird in der Volksheilkunde bei Magenübersäuerung und Sodbrennen eingesetzt. Beim Kochen von Linsen und Bohnen hat es die Mutter zugegeben, damit diese uns nicht blähen. Heute erfährt Natriumbicarbonat eine große Wiedergeburt im Wellnessbereich (Entsäuerungs-, Entschlackungsbäder).

Alle Beschwerden gehen mit einer Übersäuerung einher.

Natrium bicarbonat hat die wichtige Aufgabe im Organismus, das sich ständig bildende Kohlendioxid zu binden und abzutransportieren.

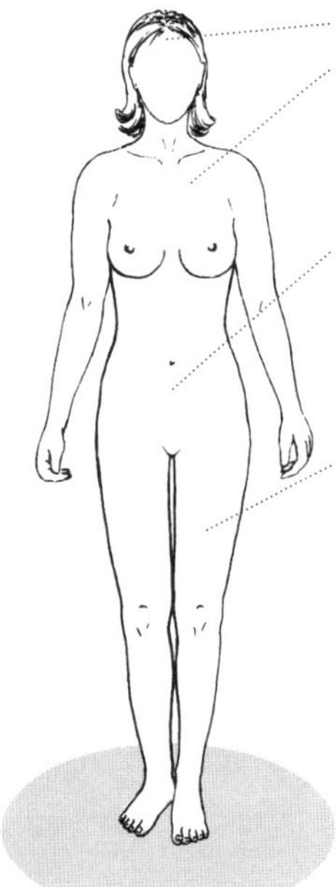

Nr. 24 Arsenum jodatum D 6 (Arsentrijodid)

Schwerpunkt: Haut, nässende Ekzeme, jugendliche Akne

Wird Arsenum jodatum in kleinsten Mengen gereicht (wie es natürlicherweise in den Lebensmitteln vorkommt, bei Einnahme max. 4–6 Tab. pro Tag), konzentriert es sich in seiner Wirkbreite auf die serösen Häute der Lunge, der Haut und der Lymphdrüsen. Allergische Reaktionen wie Heuschnupfen, Asthma, Entzündungen am Herzbeutel, am Lungenfell und chronische Sehnenscheidenentzündungen sind ein dankbares Einsatzgebiet für Salz Nr. 24. Organische Arsenverbindungen sind zum Teil wirksame Heilmittel.

Arsenum jodatum, speziell der Jodanteil, hilft der Schilddrüse, das Hormon Thyroxin gleichmäßig aufzubauen. Bei einem Mangel von Thyroxin kann es zu einer Struma bzw. zu einer basedowschen Erkrankung kommen.

Alle Beschwerden verschlimmern sich bei Anstrengungen geistiger und körperlicher Art, während der Menstruation, durch Kälte und durch Föhn.

Die Selbstbehandlung beschränkt sich auf die Potenz D 6, tiefere Potenzen sind nur unter fachkundiger Anleitung zu nehmen.

Arsenum jodatum wirkt trotz seines Jodanteiles auf den Stoffwechsel dämpfend und energiesparend. Es saugt Ergüsse auf und wirkt in kleinen Gaben appetitanregend.

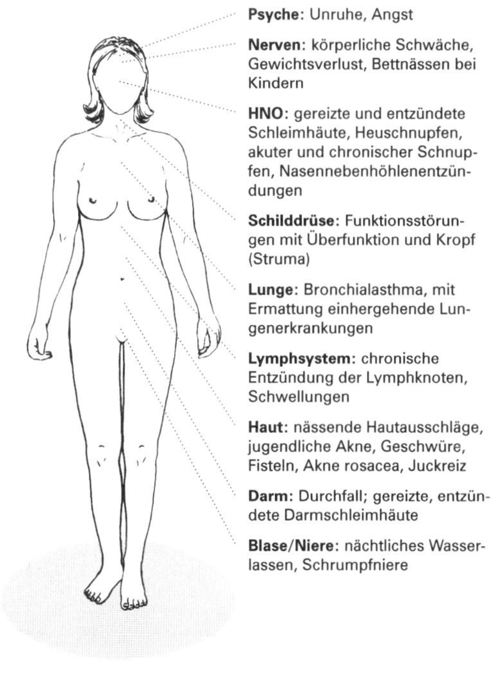

IX. Krankheiten von A–Z

Einführung

Eine große Bandbreite von Beschwerden und Krankheiten können mit Hilfe von Schüßler-Salzen erfolgreich behandelt werden – vorausgesetzt, Sie finden das richtige Mittel. Im folgenden Register können Sie in alphabetischer Reihenfolge nach Ihrem persönlichen Krankheitsbild suchen, mit den entsprechenden Einnahmehinweisen der Schüßler-Salze. Bitte beachten Sie jedoch, dass Sie bei heftigen Schmerzen und Beschwerden unbedingt einen Arzt oder Heilpraktiker aufsuchen sollten.

Als Einnahmeempfehlung gilt, 2–3 x täglich 1–2 Tabletten zu lutschen – am besten 30 Min. vor oder nach einer Mahlzeit; in einer Akutphase 1 Tablette alle 10 Min (siehe Kap. I. 3. Empfehlungen zur Einnahme). Davon abweichende Dosierungsempfehlungen finden Sie separat vermerkt.

In den beiden Tabellen auf dieser Seite gebe ich Ihnen eine Symbolik an die Hand, mit der Sie übersichtlich und schnell die für Sie geeignete Therapie herausfinden können. In manchen Fällen empfiehlt es sich, die Hintergrundinformationen auf den angegebenen Seiten im Ratgeber zusätzlich nachzulesen.

Einnahmevorschriften bzw. -empfehlungen	
In unserer Tabelle verwenden wir die folgende Symbolik:	
▲	im Wechsel mit ebenfalls durch ▲ gekennzeichnetem Mineralsalz einnehmen
tgl. ▲	dito, jedoch täglich abwechseln
stdl.▲	dito, jedoch stündlich abwechseln
+	mit/und
oder	alternativ, je nach Mittelbeschreibung

Hinweise zur Spalte „Tipps“	
Folgende Kurzhinweise finden Sie oft im Anschluss an die Auflistung der in Frage kommenden Mineralsalze. Die ausführliche Erklärung steht in den entsprechenden Kapiteln.	
Basenbäder	siehe Anhang A
Ernährung	siehe Kap. I. 4. Allgemeine Empfehlungen zur Ernährung
Leberwickel	siehe Kap. VII. 1. Frühjahrskur
Meridianbürstmassage	siehe Anhang C
Nierenpflege	siehe Anhang D
Salbenanwendung	siehe Anhang B
Zungenbelag beachten	siehe Kap. I. 5. Die biochemischen Mittel im Überblick

Krankheitsbild/Symptome		Mineralsalze	Tipps
Ablagerungen			
durch Eiweiß		Nr. 2 Calc. phos. D 6	Salbenanwendung
	+	Nr. 9 Natr. phos. D 6	
durch Säure		Nr. 9 Natr. phos. D 6	Salbenanwendung
	+	Nr. 11 Silicea D 12	
bei Schmerzen		Nr. 7 Magn. phos. D 6	„Heiße Sieben"
Salzbad, Ernährung ohne tier. Eiweiß, Salbenanwendungen.			
Abmagerung			
grundsätzlich		Nr. 2 Calc. phos. D 6	
	+	Nr. 8 Natr. chlor. D 6	
mit Durchfall		Nr. 5 Kal. phos. D 6	
durch Übersäuerung		Nr. 9 Natr. phos. D 6	
	+	Nr. 11 Silicea D 12	
des Bindegewebes		Nr. 11 Silicea D 12	
	+	Nr. 9 Natr. phos. D 6	
trotz Heißhunger		Nr. 12 Calc. sulf. D 6	
durch Schwächezustände		Nr. 13 Kal. ars. D 6	
Ernährung, Meridianbürstmassage.			
Absonderungen			Zungenbelag beachten!
ätzend		Nr. 1 Calc. fluor. D 12	Salbenanwendung
	+	Nr. 8 Natr. chlor. D 6	
brennend		Nr. 8 Natr. chlor. D 6	
	oder	Nr. 12 Calc. sulf. D 6	
dick, zäh, weißlich		Nr. 4 Kal. chlor. D 6	
dünn, scharf		Nr. 8 Natr. chlor. D 6	
eitrig		Nr. 9 Natr. phos. D 6	
	+	Nr. 11 Silicea D 12	ohne Abfluss
	oder	Nr. 12 Calc. sulf. D 6	mit Abfluss
eiweißhaltig		Nr. 2 Calc. phos. D 6	
fließend, wässrig		Nr. 8 Natr. chlor. D 6	
flockig	▲	Nr. 2 Calc. phos. D 6	
	▲	Nr. 4 Kal. chlor. D 6	
	▲	Nr. 9 Natr. phos. D 6	
gelatineartig		Nr. 8 Natr. chlor. D 6	
gelb, eitrig		Nr. 9 Natr. phos. D 6	
	+	Nr. 11 Silicea D 12	
gelb, schleimig		Nr. 6 Kal. sulf. D 6	
gelbgrünlich, blutig, dick		Nr. 12 Calc. sulf. D 6	
gelblichgrün		Nr. 10 Natr. sulf. D 6	
glasig		Nr. 8 Natr. chlor. D 6	
goldgelb, rahmartig		Nr. 9 Natr. phos. D 6	
grünlich		Nr. 10 Natr. sulf. D 6	
hell, wässrig, schleimig		Nr. 8 Natr. chlor. D 6	
honiggelb, rahmartig		Nr. 9 Natr. phos. D 6	
käsig riechend		Nr. 6 Kal. sulf. D 6	
körnig		Nr. 1 Calc. fluor. D 12	
lockerer Schleim		Nr. 12 Calc. sulf. D 6	
ockerfarbig		Nr. 6 Kal. sulf. D 6	
reichlich scharf		Nr. 11 Silicea D 12	
scharf, stinkend		Nr. 11 Silicea D 12	
stinkend, schmierig	▲	Nr. 5 Kal. phos. D 6	
	▲	Nr. 8 Natr. chlor. D 6	
wässrig		Nr. 8 Natr. chlor. D 6	
weiß		Nr. 2 Calc. phos. D 6	
	▲	Nr. 4 Kal. chlor. D 6	

Krankheitsbild/Symptome		Mineralsalze	Tipps
	▲	Nr. 9 Natr. phos. D 6	
weiß, Faden ziehend		Nr. 4 Kal. chlor. D 6	
Absonderungen, trockene			
gelbe Eiterkrusten		Nr. 11 Silicea D 12	
gelbliche Schuppen		Nr. 10 Natr. sulf. D 6	
schmierige Schuppen oder Krusten		Nr. 5 Kal. phos. D 6	
honiggelbe Krusten		Nr. 9 Natr. phos. D 6	
viele Oberhautschuppen, klebriger Grund		Nr. 6 Kal. sulf. D 6	
weiß, weißgrau, kleienartige Schuppen		Nr. 4 Kal. chlor. D 6	
weißgelbe Krusten		Nr. 2 Calc. phos. D 6	
Abszess			
allgemein	▲	Nr. 3 Ferr. phos. D 12	sofort alle 10 Minuten
	▲	Nr. 5 Kal. phos. D 6	äußere Anwendung ratsam
bei Eiter	▲	Nr. 9 Natr. phos. D 6	
	▲	Nr. 11 Silicea D 12	ohne Abfluss
	oder	Nr. 12 Calc. sulf. D 6	mit Abfluss
bei hohem Fieber		Nr. 5 Kal. phos. D 6	*Arzt (!) wegen möglicher Blutvergiftung konsultieren*
brennend		Nr. 8 Natr. chlor. D 6	
brennend mit Abfluss		Nr. 12 Calc. sulf. D 6	
Eiter, grünlich		Nr. 10 Natr. sulf. D 6	2 x tgl. heiße Dauerbäder
Eiter, wässrig		Nr. 10 Natr. sulf. D 6	
Eiter, blutig, jauchig, stinkend		Nr. 5 Kal. phos. D 6	
pochend, schmerzend		Nr. 3 Ferr. phos. D 12	
verhärtet	▲	Nr. 1 Calc. fluor. D 12	Salbenanwendung
	▲	Nr. 11 Silicea D 12	
zur Narbenpflege, monatelang		Nr. 1 Calc. fluor. D 12	Salbe Nr. 1, monatelang
Grundsätzlich empfehlenswert sind 2 x tgl. heiße Dauerbäder des gesamten Körperteils (40-45°C), je eine Std. lang unter Zusatz von Schmierseife.			
Achselschweiß/Fußschweiß			
	▲	Nr. 9 Natr. phos. D 6	siehe Füße
	▲	Nr. 11 Silicea D 12	
	▲	Nr. 8 Natr. chlor. D 6	
	▲	Nr. 10 Natr. sulf. D 6	
Bei Fußschweiß beachten: 2 x tgl. Strümpfe (Baumwolle!) wechseln. Tgl. lauwarmes Fußbad mit 10 Tab. Silicea (Nr. 11), leichte Lederschuhe. Ernährung ohne tierisches Eiweiß.			
After			Ernährung
Einrisse	▲	Nr. 1 Calc. fluor. D 12	Salbenanwendung Nr. 1 und Nr. 3, für guten Stuhl sorgen
	▲	Nr. 11 Silicea D 12	
Einrisse durch harten Stuhl		Nr. 8 Natr. chlor. D 6	
Schließmuskelkrampf		Nr. 7 Magn. phos. D 6	
wund ohne Entzündung	▲	Nr. 9 Natr. phos. D 6	äußere Anwendungen!
	▲	Nr. 8 Natr. chlor. D 6	
wund mit Entzündung	▲	Nr. 3 Ferr. phos. D 12	äußere Anwendung mit Nr. 1 und Nr. 3
	▲	Nr. 1 Calc. fluor. D 12	
Afterjucken			
mit Bläschen		Nr. 8 Natr. chlor. D 6	
durch Hämorrhoiden		Nr. 1 Calc. fluor. D 12	äußere Anwendung
	+	Nr. 3 Ferr. phos. D 12	Sitzbäder
	+	Nr. 11 Silicea D 12	
nervositätsbedingt		Nr. 2 Calc. phos. D 6	„Heiße Zwei" morgens und vormittags
		Nr. 7 Magn. phos. D 6	„Heiße Sieben" nachmittags und abends
durch Würmer		Nr. 4 Kal. chlor. D 6	siehe auch Würmer
bei Madenwürmern		Nr. 8 Natr. chlor. D 6	

Krankheitsbild/Symptome		Mineralsalze	Tipps
bei Spulwürmern		Nr. 9 Natr. phos. D 6	
	+	Nr. 11 Silicea D 12	
Akne			siehe Pubertät
allgemein	▲	Nr. 3 Ferr. phos. D 12	
	▲	Nr. 4 Kal. chlor. D 6	
	▲	Nr. 8 Natr. chlor. D 6	
	▲	Nr. 9 Natr. phos. D 6	
mit Entzündungen		Nr. 3 Ferr. phos. D 12	
Pubertätsakne	▲	Nr. 11 Silicea D 12	
	▲	Nr. 12 Calc. sulf. D 6	
mit Verhärtungen		Nr. 1 Calc. fluor. D 12	Salbenanwendung
Auf Absonderungen achten, Gesichtsmasken, Salbenanwendungen, Leberwickel mit Salbe Nr. 10, Ernährung, Auswahl der Getränke.			
Alkoholbelastung			
	▲	Nr. 4 Kal. chlor. D 6	
	▲	Nr. 10 Natr. sulf. D 6	Leberwickel mit Salbe Nr. 10
Alkoholentwöhnung			
Hauptmittel		Nr. 7 Magn. phos. D 6	häufige Gabe, „Heiße Sieben“
		Nr. 8 Natr. chlor. D 6	vor- und nachmittags
		Nr. 10 Natr. sulf. D 6	abends als „Heiße 10“
Gesprächsbegleitung.			
Allergien			
Zur Zellhüllenstabilisierung		Nr. 2 Calc. phos. D 6	
Hauptmittel		Nr. 3 Ferr. phos. D 12	
Hauptmittel, bei weiß-grauem Zungenbelag und weißer Schleimabsonderung		Nr. 4 Kal. chlor. D 6	
Hauptmittel bei Fließschnupfen, Niesen, tränenden Augen	▲	Nr. 8 Natr. chlor. D 6	
	▲	Nr. 10 Natr. sulf. D 6	häufige Gabe
Auf Absonderungen achten, Leberwickel mit Salbe Nr. 10, Salzbäder, Ernährung ohne tierisches Eiweiß, Rohkost meiden, rohes Obst meiden. Salbenanwendungen mit Salben Nr. 4 und Nr. 8: Salben mehrmals tgl. in die Nase einbringen, um die Augen reiben, in beide Ellenbeugen. Besonderes wichtig, bevor Sie das Haus verlassen.			
Alpträume			
		Nr. 5 Kal. phos. D 6	über den Tag verteilt, nicht nach 15 Uhr
		Nr. 7 Magn. phos. D 6	„Heiße Sieben“, abends und vor dem Schlafengehen
Schlafplatz auf Störstrahlen überprüfen, schweres Essen abends meiden, Leberwickel mit Salbe Nr. 10.			
Altern			
frühzeitig		Nr. 1 Calc. fluor. D 12	äußere Anwendungen ratsam
	+	Nr. 11 Silicea D 12	
Amalgambelastung			
	▲	Nr. 8 Natr. chlor. D 6	Leberwickel mit Salbe Nr. 6 und Nr. 10 wechselnd
	▲	Nr. 10 Natr. sulf. D 6	
	▲	Nr. 6 Kal. sulf. D 6	
Ausleitung unter fachkundiger Betreuung.			
Anämie			siehe Blut
Analekzem			Salbenanwendungen
	tgl. ▲	Nr. 6 Kal. sulf. D 6	
	tgl. ▲	Nr. 7 Magn. phos. D 6	„Heiße Sieben“
	tgl. ▲	Nr. 8 Natr. chlor. D 6	

Krankheitsbild/Symptome		Mineralsalze	Tipps
Angina			
allgemein	stdl. ▲	Nr. 3 Ferr. phos. D 12	
	stdl. ▲	Nr. 4 Kal. chlor. D 6	
bei Eiter ohne Abfluss	stdl. ▲	Nr. 9 Natr. phos. D 6	*Arzt konsultieren*
	stdl. ▲	Nr. 11 Silicea D 12	
Neigung zu Drüsenleiden		Nr. 11 Silicea D 12	
bei Harnsäurenaturen		Nr. 11 Silicea D 12	
		Nr. 9 Natr. phos. D 6	
bei gleichzeitiger Herzmuskelschwäche	▲	Nr. 3 Ferr. phos. D 12	
	▲	Nr. 5 Kal. phos. D 6	
	▲	Nr. 6 Kal. sulf. D 6	
Ernährung ohne tierisches Eiweiß, auch Umschläge, Einläufe, Fußbäder, Kräutertees, Salbeitee gurgeln.			
Angina pectoris			*Arzt konsultieren*
	▲	Nr. 2 Calc. phos. D 6	
	▲	Nr. 7 Magn. phos. D 6	„Heiße Sieben“
	▲	Nr. 5 Kal. phos. D 6	
Salze alle 5 Min. im Wechsel einnehmen.			
Angst			
Platzangst		Nr. 2 Calc. phos. D 6	
wegen Luftmangel		Nr. 6 Kal. sulf. D 6	
fehlender Mut		Nr. 5 Kal. phos. D 6	häufige Gabe
bei Blutandrang zum Kopf	▲	Nr. 5 Kal. phos. D 6	
	▲	Nr. 3 Ferr. phos. D 12	
		Nr. 7 Magn. phos. D 6	„Heiße Sieben“
Psychotherapie, Leberwickel mit Salbe Nr. 6 und Nr. 10 im Wechsel, Ernährung.			
Apathie			
		Nr. 5 Kal. phos. D 6	Salbe auf die Nieren
Teilnahmslosigkeit		Nr. 8 Natr. chlor. D 6	
Gleichgültigkeit		Nr. 3 Ferr. phos. D 12	
Leberwickel mit Salbe Nr. 10.			
Aphten			
allgemein	▲	Nr. 3 Ferr. phos. D 12	
	▲	Nr. 4 Kal. chlor. D 6	
		Nr. 7 Magn. phos. D 6	
		Nr. 8 Natr. chlor. D 6	Hauptmittel
mit Bläschen		Nr. 8 Natr. chlor. D 6	
mit hellrotem Rand		Nr. 5 Kal. phos. D 6	
weißer, weißgrauer Belag		Nr. 4 Kal. chlor. D 6	
Bei Mittelwahl auf Absonderungen achten. Äußere Anwendungen ratsam, dazu Tabletten der Wahl als Brei auftragen.			
Appetit			
Appetit übermäßig		Nr. 2 Calc. phos. D 6	
Appetitlosigkeit			
bei Nervosität		Nr. 5 Kal. phos. D 6	Magentee
		Nr. 7 Magn. phos. D 6	abends, Bauchmassage mit Salbe Nr. 7
bei Blutarmut, Schwäche		Nr. 2 Calc. phos. D 6	
		Nr. 8 Natr. chlor. D 6	
bei Druckempfindlichkeit am Magen		Nr. 3 Ferr. phos. D 12	
bei Speichelfluss, Trockenheit der Zunge, Durstgefühl		Nr. 8 Natr. chlor. D 6	
Schleimerbrechen zäh, fadenziehend		Nr. 4 Kal. chlor. D 6	
Schleimerbrechen glasig, salzig		Nr. 8 Natr. chlor. D 6	
Schleimerbrechen gallig bitter		Nr. 10 Natr. sulf. D 6	
bei Windestauungen, Blähungen, krampfartigen Schmerzen		Nr. 7 Magn. phos. D 6	„Heiße Sieben“

Krankheitsbild/Symptome		Mineralsalze	Tipps
bei Säureüberschuss, saurem Aufstoßen		Nr. 9 Natr. phos. D 6	Magenpulver, Magentropfen, Salbe Nr. 9 auf den Oberbauch
Appetitmangel		Nr. 2 Calc. phos. D 6	morgens
		Nr. 5 Kal. phos. D 6	bis 15 Uhr
		Nr. 8 Natr. chlor. D 6	bis 16 Uhr
Appetitverlust	▲	Nr. 5 Kal. phos. D 6	Salbenanwendung auf Oberbauch
	▲	Nr. 8 Natr. chlor. D 6	
	▲	Nr. 3 Ferr. phos. D 12	
In allen Fällen Magentee kurmäßig anwenden! Ursachen abklären, Vitaminhaushalt, Darmaufbau, Bitterstoffe.			
Arbeitsfähigkeit			
morgens gering		Nr. 5 Kal. phos. D 6	
		Nr. 9 Natr. phos. D 6	
	+	Nr. 11 Silicea D 12	
nur mit Kaffee, Zigarette		Nr. 7 Magn. phos. D 6	
zur Stärkung		Nr. 3 Ferr. phos. D 12	
	▲	Nr. 5 Kal. phos. D 6	
	▲	Nr. 8 Natr. chlor. D 6	
Ärger			
grundsätzlich		Nr. 7 Magn. phos. D 6	
	+	Nr. 9 Natr. phos. D 6	
		Nr. 10 Natr. sulf. D 6	
Abbau von Ärger		Nr. 6 Kal. sulf. D 6	
		Nr. 10 Natr. sulf. D 6	
		Nr. 5 Kal. phos. D 6	
Ernährung, Entsäuern, Leberwickel mit Salbe Nr. 6 und Nr. 10 tgl. wechselnd. Lebensumstände beachten, Gespräche.			
Arterienverkalkung			
allgemein	tgl. ▲	Nr. 1 Calc. fluor. D 12	Hauptmittel
	tgl. ▲	Nr. 2 Calc. phos. D 6	
	tgl. ▲	Nr. 3 Ferr. phos. D 12	
	tgl. ▲	Nr. 7 Magn. phos. D 6	
durch Übersäuerung	▲	Nr. 9 Natr. phos. D 6	über Monate
	▲	Nr. 11 Silicea D 12	über Monate
Wenig Rohkost, eiweißarme Ernährung.			
Arthritis			siehe Gelenkentzündung
Arthrose			
	tgl. ▲	Nr. 1 Calc. fluor. D 12	
	tgl. ▲	Nr. 2 Calc. phos. D 6	
	tgl. ▲	Nr. 8 Natr. chlor. D 6	
		Nr. 7 Magn. phos. D 6	als Zwischenmittel 2-3 Wochen lang
Asthma			
grundsätzlich		Nr. 3 Ferr. phos. D 12	*Arzt konsultieren*
		Nr. 4 Kal. chlor. D 6	zur Schleimverflüssigung
	+	Nr. 10 Natr. sulf. D 6	auf Zungenbelag achten
		Nr. 5 Kal. phos. D 6	
		Nr. 6 Kal. sulf. D 6	
Bronchialasthma		Nr. 2 Calc. phos. D 6	
		Nr. 4 Kal. chlor. D 6	
		Nr. 7 Magn. phos. D 6	
mit Fieber		Nr. 3 Ferr. phos. D 12	Einläufe
		Nr. 6 Kal. sulf. D 6	
		Nr. 10 Natr. sulf. D 6	
mit Herzschlag, unruhig		Nr. 2 Calc. phos. D 6	
		Nr. 7 Magn. phos. D 6	
		Nr. 10 Natr. sulf. D 6	

Krankheitsbild/Symptome		Mineralsalze	Tipps
mit Krämpfen		Nr. 2 Calc. phos. D 6	
		Nr. 7 Magn. phos. D 6	Hauptmittel, „Heiße Sieben"
		Nr. 10 Natr. sulf. D 6	
nervös (siehe auch Energieschaukel in Kap. VII. 1. Frühjahrskur)		Nr. 2 Calc. phos. D 6	Fußbäder
	+	Nr. 5 Kal. phos. D 6	
	+	Nr. 7 Magn. phos. D 6	
	▲	Nr. 8 Natr. chlor. D 6	
		Nr. 14 Kal. brom. D 6	
Ernährung, Salbenanwendungen, auf Absonderungen achten.			
Atmung			
Beschwerden		Nr. 3 Ferr. phos. D 12	
bei Sauerstoffmangel		Nr. 6 Kal. sulf. D 6	
		Nr. 7 Magn. phos. D 6	häufige Gabe
Aufregung			
allgemein		Nr. 2 Calc. phos. D 6	
		Nr. 7 Magn. phos. D 6	
gereizte Nerven		Nr. 9 Natr. phos. D 6	auch bei Übersäuerung
	+	Nr. 11 Silicea D 12	
Aufstoßen			Ernährung
bitter	stdl. ▲	Nr. 3 Ferr. phos. D 12	
	stdl. ▲	Nr. 10 Natr. sulf. D 6	
mit Blähungen	▲	Nr. 6 Kal. sulf. D 6	
	▲	Nr. 7 Magn. phos. D 6	„Heiße Sieben"
Brennen in der Speiseröhre		Nr. 2 Calc. phos. D 6	
lautes		Nr. 11 Silicea D 12	
von Luft		Nr. 7 Magn. phos. D 6	
sauer	stdl. ▲	Nr. 3 Ferr. phos. D 12	
	stdl. ▲	Nr. 10 Natr. sulf. D 6	
	stdl. ▲	Nr. 9 Natr. phos. D 6	
unverdauter Speisen		Nr. 3 Ferr. phos. D 12	
Wasser im Mund mit Aufstoßen		Nr. 8 Natr. chlor. D 6	
Augen			
allgemein			*Arzt konsultieren*
Augäpfel gelblich-grün		Nr. 7 Magn. phos. D 6	siehe auch Absonderungen
		Nr. 10 Natr. sulf. D 6	
Augenbrennen		Nr. 1 Calc. fluor. D 12	
		Nr. 8 Natr. chlor. D 6	Hauptmittel
		Nr. 12 Calc. sulf. D 6	
Augenjucken		Nr. 7 Magn. phos. D 6	
Augen tränen im Freien		Nr. 8 Natr. chlor. D 6	Salbe Nr. 8 leicht um die Augenhöhlen einklopfen
Augen tränen ständig		Nr. 8 Natr. chlor. D 6	Salbe Nr. 8 leicht um die Augenhöhlen einklopfen
Augen trocken wie Sand		Nr. 8 Natr. chlor. D 6	
Augenüberdruck		Nr. 10 Natr. sulf. D 6	
Augen verklebt, honiggelb		Nr. 9 Natr. phos. D 6	
Bindehautentzündung akut		Nr. 3 Ferr. phos. D 12	Augenabsonderungen beachten
Bindehautentzündung subakut		Nr. 4 Kal. chlor. D 6	Augenabsonderungen beachten
Bindehautentzündung chronisch		Nr. 6 Kal. sulf. D 6	Augenabsonderungen beachten
Doppeltsehen	stdl. ▲	Nr. 1 Calc. fluor. D 12	
	stdl. ▲	Nr. 7 Magn. phos. D 6	„Heiße Sieben"
	stdl. ▲	Nr. 9 Natr. phos. D 6	
Bei heftigen Schmerzen oder Blutandrang im Kopf		Nr. 3 Ferr. phos. D 12	als „Heiße Drei"

Krankheitsbild/Symptome		Mineralsalze	Tipps
Funkensehen	stdl. ▲	Nr. 7 Magn. phos. D 6	„Heiße Sieben"
	stdl. ▲	Nr. 9 Natr. phos. D 6	
	stdl. ▲	Nr. 10 Natr. sulf. D 6	
	stdl. ▲	Nr. 11 Silicea D 12	
Grauer Star (Katarakt) (Biochemie zur Vor- und Nachbehandlung bei Operation)		Nr. 1 Calc. fluor. D 12	morgens
	stdl. ▲	Nr. 4 Kal. chlor. D 6	tagsüber alle 2 Std. im Wechsel
	stdl. ▲	Nr. 8 Natr. chlor. D 6	tagsüber alle 2 Std. im Wechsel
		Nr. 9 Natr. phos. D 6	Zwischenmittel
		Nr. 11 Silicea D 12	abends
Grüner Star (Glaukom)			*Arzt konsultieren, OP*
		Nr. 1 Calc. fluor. D 12	morgens
		Nr. 11 Silicea D 12	abends
	stdl. ▲	Nr. 2 Calc. phos. D 6	tagsüber alle 2 Std. im Wechsel
	stdl. ▲	Nr. 8 Natr. chlor. D 6	tagsüber alle 2 Std. im Wechsel
		Nr. 10 Natr. sulf. D 6	
Lichtempfindlichkeit		Nr. 2 Calc. phos. D 6	
	▲	Nr. 3 Ferr. phos. D 12	
	▲	Nr. 8 Natr. chlor. D 6	
		Nr. 9 Natr. phos. D 6	
Mückensehen (Mouches volantes)	▲	Nr. 14 Kal. brom. D 6	
	▲	Nr. 5 Kal. phos. D 6	
Netzhautentzündung (Retinitis)		Nr. 4 Kal. chlor. D 6	Absonderungen beachten
Netzhautentzündung, durch unterdrückten Fußschweiß hervorgerufen		Nr. 11 Silicea D 12	
Regenbogenhautentzündung (Iritis)		Nr. 3 Ferr. phos. D 12	*Arzt konsultieren*
		Nr. 4 Kal. chlor. D 6	siehe auch Absonderungen
		Nr. 8 Natr. chlor. D 6	
		Nr. 11 Silicea D 12	
Schielen		Nr. 1 Calc. fluor. D 12	*fachkundige Betreuung,* Ursache behandeln!
		Nr. 5 Kal. phos. D 6	
Schielen, krampfhaft		Nr. 7 Magn. phos. D 6	
		Nr. 11 Silicea D 12	
Schielen, Würmer als Ursache		Nr. 8 Natr. chlor. D 6	
	+	Nr. 9 Natr. phos. D 6	
	+	Nr. 10 Natr. sulf. D 6	
Schwäche, Erschöpfung		Nr. 5 Kal. phos. D 6	
	+	Nr. 8 Natr. chlor. D 6	
Sehen strengt an		Nr. 11 Silicea D 12	
Sehkraft vermindert		Nr. 1 Calc. fluor. D 12	
	+	Nr. 9 Natr. phos. D 6	
	+	Nr. 11 Silicea D 12	
Tränen, ätzend		Nr. 1 Calc. fluor. D 12	
		Nr. 8 Natr. chlor. D 6	Salbenanwendung um Augenhöhle
Augenlid			
Entzündung		Nr. 3 Ferr. phos. D 12	auch äußere Anwendung
		Nr. 4 Kal. chlor. D 6	Absonderungen beachten
		Nr. 9 Natr. phos. D 6	
		Nr. 12 Calc. sulf. D 6	mit Abfluss
Schwellungen		Nr. 10 Natr. sulf. D 6	
Krampf		Nr. 7 Magn. phos. D 6	„Heiße Sieben"
Lähmung		Nr. 5 Kal. phos. D 6	*fachkundliche Abklärung*
		Nr. 7 Magn. phos. D 6	„Heiße Sieben"
Rötung	▲	Nr. 3 Ferr. phos. D 12	äußere Anwendung ratsam
	▲	Nr. 4 Kal. chlor. D 6	

Krankheitsbild/Symptome		Mineralsalze	Tipps
	▲	Nr. 8 Natr. chlor. D 6	wenn auch brennend und tränend
Verhärtung		Nr. 1 Calc. fluor. D 12	Salbenanwendung
		Nr. 11 Silicea D 12	
Zuckungen	▲	Nr. 11 Silicea D 12	
	▲	Nr. 7 Magn. phos. D 6	„Heiße Sieben“
eventuell statt Nr. 7		Nr. 5 Kal. phos. D 6	„Heiße Fünf“
morgens verklebt	▲	Nr. 9 Natr. phos. D 6	
	▲	Nr. 6 Kal. sulf. D 6	
gelbe Eiterkrusten	▲	Nr. 11 Silicea D 12	
	▲	Nr. 6 Kal. sulf. D 6	
Gerstenkorn (Hordeolum)	▲	Nr. 3 Ferr. phos. D 12	Kompressen
	▲	Nr. 11 Silicea D 12	
	▲	Nr. 1 Calc. fluor. D 12	
Hagelkorn (Chalazion)	▲	Nr. 11 Silicea D 12	
	▲	Nr. 3 Ferr. phos. D 12	
Augenschmerzen			
grundsätzlich		Nr. 11 Silicea D 12	auch Kompressen, Waschungen
bei Bewegung		Nr. 3 Ferr. phos. D 12	
bei Fieber		Nr. 3 Ferr. phos. D 12	
nach Grippe		Nr. 10 Natr. sulf. D 6	
neuralgisch tränend		Nr. 8 Natr. chlor. D 6	
rheumatisch	▲	Nr. 8 Natr. chlor. D 6	
	▲	Nr. 9 Natr. phos. D 6	
stechend		Nr. 7 Magn. phos. D 6	
beim Vorbeugen des Kopfes	▲	Nr. 9 Natr. phos. D 6	
	▲	Nr. 10 Natr. sulf. D 6	
Ausleitung			
allgemein		Nr. 6 Kal. sulf. D 6	
		Nr. 8 Natr. chlor. D 6	
		Nr. 10 Natr. sulf. D 6	
von Fremdkörpern	▲	Nr. 10 Natr. sulf. D 6	
	▲	Nr. 11 Silicea D 12	
Giftstoffe, Medikamente		Nr. 4 Kal. chlor. D 6	
		Nr. 8 Natr. chlor. D 6	
		Nr. 10 Natr. sulf. D 6	
Genügend Flüssigkeit zuführen, leichte Ernährung, Einläufe, Leberwickel, Bewegung, Auswahl der Mittel nach Art der Absonderungen.			
Ausscheidungen			
fadenziehend		Nr. 2 Calc. phos. D 6	
fadenziehend, weiß-grauer Zungenbelag		Nr. 4 Kal. chlor. D 6	
gallig		Nr. 10 Natr. sulf. D 6	
gelblichgrün		Nr. 10 Natr. sulf. D 6	
klar, wässrig		Nr. 8 Natr. chlor. D 6	
ockerfarbig		Nr. 6 Kal. sulf. D 6	
sauer riechend		Nr. 9 Natr. phos. D 6	
schleimige Kotklumpen		Nr. 8 Natr. chlor. D 6	
stark stinkend		Nr. 5 Kal. phos. D 6	
Ausscheidungsmittel			
Nierenanregung, Säuren		Nr. 10 Natr. sulf. D 6	morgens und vormittags
	+	Nr. 9 Natr. phos. D 6	tagsüber
	+	Nr. 11 Silicea D 12	abends
Leberanregung		Nr. 10 Natr. sulf. D 6	nachmittags
	+	Nr. 6 Kal. sulf. D 6	abends
Darmanregung		Nr. 10 Natr. sulf. D 6	mittags
	+	Nr. 8 Natr. chlor. D 6	morgens und abends

Krankheitsbild/Symptome		Mineralsalze	Tipps
Hautanregung		Nr. 8 Natr. chlor. D 6	tagsüber
	+	Nr. 11 Silicea D 12	abends
Austrocknung			
allgemein		Nr. 8 Natr. chlor. D 6	ausreichend trinken
Auswüchse (Überbein)			
knochenhart		Nr. 1 Calc. fluor. D 12	Salbenanwendung
	+	Nr. 11 Silicea D 12	
Auswurf			
blutig-eitrig, stinkend		Nr. 11 Silicea D 12	
durchsichtig		Nr. 8 Natr. chlor. D 6	
Eiter, gelb		Nr. 9 Natr. phos. D 6	
Eiter, grünlich		Nr. 10 Natr. sulf. D 6	
faulig, stinkend		Nr. 5 Kal. phos. D 6	
von Gallenflüssigkeit		Nr. 10 Natr. sulf. D 6	
gelblichgrün		Nr. 10 Natr. sulf. D 6	
honiggelb		Nr. 10 Natr. sulf. D 6	
kleine Kügelchen		Nr. 1 Calc. fluor. D 12	
ockerfarbig		Nr. 6 Kal. sulf. D 6	
schaumig, glasig		Nr. 8 Natr. chlor. D 6	
wässrig		Nr. 8 Natr. chlor. D 6	
weiß bis weißgrau, zäh		Nr. 4 Kal. chlor. D 6	
weißer, zäher Schleim		Nr. 4 Kal. chlor. D 6	
	+	Nr. 8 Natr. chlor. D 6	
mit Würgegefühl		Nr. 7 Magn. phos. D 6	
Auswürgen			
von zähem Schleim		Nr. 4 Kal. chlor. D 6	
	+	Nr. 7 Magn. phos. D 6	
Backengeschwulst			
allgemein		Nr. 4 Kal. chlor. D 6	auch Salbenanwendung und Mundspülung
	+	Nr. 9 Natr. phos. D 6	
	+	Nr. 11 Silicea D 12	
mit Fieber		Nr. 3 Ferr. phos. D 12	
bei Verhärtung		Nr. 1 Calc. fluor. D 12	
Bänder			
Erschlaffung		Nr. 1 Calc. fluor. D 12	Salbenanwendungen
	+	Nr. 11 Silicea D 12	
	+	Nr. 8 Natr. chlor. D 6	
schmerzend		Nr. 1 Calc. fluor. D 12	Salbenanwendungen
	+	Nr. 9 Natr. phos. D 6	
	+	Nr. 11 Silicea D 12	
		Nr. 7 Magn. phos. D 6	„Heiße Sieben"
Bandscheiben			*fachkundliche Abklärung!*
Beschwerden		Nr. 1 Calc. fluor. D 12	
	+	Nr. 2 Calc. phos. D 6	
	+	Nr. 7 Magn. phos. D 6	
	+	Nr. 8 Natr. chlor. D 6	
	+	Nr. 11 Silicea D 12	
Regeneration	tgl. ▲	Nr. 1 Calc. fluor. D 12	äußere Anwendungen
	tgl. ▲	Nr. 2 Calc. phos. D 6	
		Nr. 5 Kal. phos. D 6	mittags bis 15 Uhr
	tgl. ▲	Nr. 8 Natr. chlor. D 6	vor- oder nachmittags
	tgl. ▲	Nr. 9 Natr. phos. D 6	vor- oder nachmittags
		Nr. 11 Silicea D 12	abends
Meridianbürstmassagen, Salbenanwendungen, Ernährung, Entsäuern, Bäder.			

Krankheitsbild/Symptome		Mineralsalze	Tipps
Basedowsche Krankheit			*Arzt konsultieren;* siehe Schilddrüse
allgemein begleitende Behandlung		Nr. 5 Kal. phos. D 6	D 12 !
Hals wie abgeschnürt	▲	Nr. 7 Magn. phos. D 6	
	▲	Nr. 15 Kal. jod. D 6	
Grundsätzlich Aufregung vermeiden!			
Bauch			
hängend		Nr. 1 Calc. fluor. D 12	auch Salbenanwendung
		Nr. 9 Natr. phos. D 6	
	+	Nr. 11 Silicea D 12	
Muskelerschlaffung	▲	Nr. 1 Calc. fluor. D 12	Hauptmittel, auch als Salbe
	▲	Nr. 3 Ferr. phos. D 12	
Völlegefühl		Nr. 6 Kal. sulf. D 6	Salbenanwendung
Bauchfellentzündung			*fachärztliche Abklärung unerlässlich!*
allgemein		Nr. 3 Ferr. phos. D 12	auch Salbenanwendung
		Nr. 4 Kal. chlor. D 6	
mit hohem Fieber	stdl.▲	Nr. 5 Kal. phos. D 6	häufiger Wechsel!
	stdl.▲	Nr. 8 Natr. chlor. D 6	
mit Krämpfen		Nr. 7 Magn. phos. D 6	„Heiße Sieben“
mit Verstopfung, Windestau		Nr. 10 Natr. sulf. D 6	
mit Eiter		Nr. 11 Silicea D 12	sehr häufig einnehmen
Blähungen mit Säureüberschuss		Nr. 9 Natr. phos. D 6	
Genesungsphase		Nr. 2 Calc. phos. D 6	monatelang einnehmen
Bauchschmerzen			siehe Schmerzen
Bauchspeicheldrüsenentzündung			*fachärztliche Abklärung unerlässlich!*
allgemein	▲	Nr. 3 Ferr. phos. D 12	sehr häufige Gaben im Wechsel
	▲	Nr. 5 Kal. phos. D 6	
	▲	Nr. 11 Silicea D 12	
chronisch		Nr. 4 Kal. chlor. D 6	
		Nr. 10 Natr. sulf. D 6	mittags bis 14 Uhr
		Nr. 11 Silicea D 12	abends
Beine			
Ulcus cruris	stdl.▲	Nr. 1 Calc. fluor. D 12	Grunderkrankung beachten
	stdl.▲	Nr. 5 Kal. phos. D 6	
schwach, wackelig		Nr. 3 Ferr. phos. D 12	
		Nr. 5 Kal. phos. D 6	
		Nr. 8 Natr. chlor. D 6	
schwer		Nr. 6 Kal. sulf. D 6	
Zucken im Schlaf		Nr. 11 Silicea D 12	
Beine, offen			
wenn salzige Absonderungen vorliegen (klebrig, scharf machend, ätzend und juckend)		Nr. 8 Natr. chlor. D 6	Montag
		Nr. 1 Calc. fluor. D 12	Dienstag
		Nr. 9 Natr. phos. D 6	Mittwoch
		Nr. 10 Natr. sulf. D 6	Donnerstag
		Nr. 1 Calc. fluor. D 12	Freitag
		Nr. 8 Natr. chlor. D 6	Samstag
		Nr. 9 Natr. phos. D 6	Sonntag
Dazu Salbe Nr. 3 morgens und Salbe Nr. 1 abends aufstreichen. Wenn Eiterungen vorliegen, dann Mineralsalz Nr. 8 durch Nr. 11 ersetzen und morgens mit Salbe Nr. 3 einstreichen, abends dagegen mit Salbe Nr. 11. Strenges Kochsalzverbot. Keine Fleischbrühe, Wurst, Schinken, Räucherware, Rohkost und Margarine. Außerdem Leberwickel mit Salbe Nr. 6 und Nr. 10 im Wechsel und abends Salbenanwendungen mit Salbe Nr. 6 und Nr. 10 auf Oberbauch.			
Benommenheit			auf Trinkmenge achten!
		Nr. 5 Kal. phos. D 6	
	+	Nr. 8 Natr. chlor. D 6	

Krankheitsbild/Symptome		Mineralsalze	Tipps
Beschwerden			
abends zunehmend		Nr. 6 Kal. sulf. D 6	
		Nr. 11 Silicea D 12	
durch Bewegung verstärkt		Nr. 3 Ferr. phos. D 12	
		Nr. 11 Silicea D 12	
durch feuchtkühles Wetter		Nr. 8 Natr. chlor. D 6	
durch geistige Anstrengung		Nr. 5 Kal. phos. D 6	
	+	Nr. 8 Natr. chlor. D 6	
durch Kälte gelindert		Nr. 3 Ferr. phos. D 12	
durch Kälte, Nässe verstärkt		Nr. 8 Natr. chlor. D 6	
	+	Nr. 11 Silicea D 12	
nur auf linker Körperseite		Nr. 10 Natr. sulf. D 6	
morgens verstärkt		Nr. 5 Kal. phos. D 6	
	+	Nr. 8 Natr. chlor. D 6	
bei Neu-und Vollmond		Nr. 7 Magn. phos. D 6	
	+	Nr. 11 Silicea D 12	
periodisch wiederkehrend		Nr. 10 Natr. sulf. D 6	
nach Schwitzen verringert		Nr. 8 Natr. chlor. D 6	
in der Sonne		Nr. 8 Natr. chlor. D 6	
durch Überanstrengung		Nr. 9 Natr. phos. D 6	
bei Witterungswechsel		Nr. 7 Magn. phos. D 6	
	+	Nr. 8 Natr. chlor. D 6	
Besenreiser			Salbenanwendungen
		Nr. 1 Calc. fluor. D 12	
	+	Nr. 4 Kal. chlor. D 6	
	tgl. ▲	Nr. 9 Natr. phos. D 6	
	tgl. ▲	Nr. 11 Silicea D 12	
Bettnässen			
allgemein		Nr. 10 Natr. sulf. D 6	
im Alter		Nr. 1 Calc. fluor. D 12	
	+	Nr. 2 Calc. phos. D 6	
nach Erkältung		Nr. 3 Ferr. phos. D 12	
	+	Nr. 10 Natr. sulf. D 6	
beim Husten		Nr. 3 Ferr. phos. D 12	
kleiner Kinder		Nr. 2 Calc. phos. D 6	
	+	Nr. 10 Natr. sulf. D 6	
bei Nervenschwäche		Nr. 5 Kal. phos. D 6	
	+	Nr. 8 Natr. chlor. D 6	
bei Wurmbefall		Nr. 9 Natr. phos. D 6	
	+	Nr. 10 Natr. sulf. D 6	
	+	Nr. 11 Silicea D 12	
Schlafplatz auf Störfelder überprüfen, kalte Füße vermeiden, ansteigende Fußbäder, Salbenanwendungen auf Fußsohlen, zu spätes Trinken vermeiden.			
Bindegewebe			
allgemein		Nr. 1 Calc. fluor. D 12	
	+	Nr. 11 Silicea D 12	
		Nr. 2 Calc. phos. D 6	Nebenmittel
Abmagerung		Nr. 9 Natr. phos. D 6	
	+	Nr. 11 Silicea D 12	
	+	Nr. 16 Lith. chlor. D 6	
Aufbaumittel	tgl. ▲	Nr. 1 Calc. fluor. D 12	
	tgl. ▲	Nr. 2 Calc. phos. D 6	
	+	Nr. 8 Natr. chlor. D 6	
	+	Nr. 11 Silicea D 12	
Austrocknung		Nr. 8 Natr. chlor. D 6	
Entzündung		Nr. 3 Ferr. phos. D 12	Hauptmittel

Krankheitsbild/Symptome		Mineralsalze	Tipps
	+	Nr. 9 Natr. phos. D 6	
	+	Nr. 10 Natr. sulf. D 6	
Entzündung, mit Eiter	▲	Nr. 5 Kal. phos. D 6	Ernährung beachten
	▲	Nr. 9 Natr. phos. D 6	
	▲	Nr. 11 Silicea D 12	ohne Abfluss
		Nr. 12 Calc. sulf. D 6	mit Abfluss
Erschlaffung, Schwäche		Nr. 1 Calc. fluor. D 12	Salbenanwendungen
	+	Nr. 11 Silicea D 12	Schachtelhalmtee
	+	Nr. 8 Natr. chlor. D 6	
Lange Anwendung der Mittel, Bürstenmassagen, Ernährung, Schlafplatz auf Störfelder überprüfen, Salbenanwendungen.			
Bindehautentzündung			siehe Augen
allgemein	stdl. ▲	Nr. 3 Ferr. phos. D 12	
	stdl. ▲	Nr. 4 Kal. chlor. D 6	
	+	Nr. 9 Natr. phos. D 6	
eitrig		Nr. 9 Natr. phos. D 6	
	+	Nr. 11 Silicea D 12	
trockene Augen, sandig		Nr. 8 Natr. chlor. D 6	
Absonderungen zur Mittelwahl beachten, äußerliche Anwendungen.			
Blähungen			
Hauptmittel		Nr. 7 Magn. phos. D 6	„Heiße Sieben"
leberbedingt	stdl. ▲	Nr. 10 Natr. sulf. D 6	Leberwickel, Bewegung, damit Gase abgehen, Leberwickel mit Salbe Nr. 6 und Nr. 10 im Wechsel
	stdl. ▲	Nr. 6 Kal. sulf. D 6	
rechter Oberbauch		Nr. 10 Natr. sulf. D 6	
mit Druckschmerz		Nr. 6 Kal. sulf. D 6	
kolikartig	▲	Nr. 7 Magn. phos. D 6	„Heiße Sieben"alle 5 Min. im Wechsel mit
	▲	Nr. 6 Kal. sulf. D 6	
nach faulen Eiern riechend		Nr. 4 Kal. chlor. D 6	
versetzte Winde, besonders rechts	▲	Nr. 10 Natr. sulf. D 6	
	▲	Nr. 6 Kal. sulf. D 6	
	▲	Nr. 8 Natr. chlor. D 6	
Blähungskoliken kleiner Kinder		Nr. 7 Magn. phos. D 6	
	+	Nr. 10 Natr. sulf. D 6	
Bläschen			
blutig stinkend		Nr. 5 Kal. phos. D 6	
Eiterbläschen	▲	Nr. 9 Natr. phos. D 6	
	▲	Nr. 11 Silicea D 12	ohne Abfluss
		Nr. 12 Calc. sulf. D 6	mit Abfluss
eitrig, goldgelb		Nr. 9 Natr. phos. D 6	
	+	Nr. 11 Silicea D 12	
mit gelben Flecken		Nr. 6 Kal. sulf. D 6	
grünlich-gelb, wässrig		Nr. 10 Natr. sulf. D 6	
mit hellrotem Rand		Nr. 5 Kal. phos. D 6	
honiggelbe Kruste		Nr. 9 Natr. phos. D 6	
um den Mund		Nr. 8 Natr. chlor. D 6	
trocken, mehlartig		Nr. 4 Kal. chlor. D 6	
trocken, weißgelb		Nr. 2 Calc. phos. D 6	
wässrig, glasklar		Nr. 8 Natr. chlor. D 6	
weiße Schuppen		Nr. 8 Natr. chlor. D 6	
Blase			
anregend		Nr. 8 Natr. chlor. D 6	
	+	Nr. 10 Natr. sulf. D 6	
Eiweiß im Urin		Nr. 2 Calc. phos. D 6	

Krankheitsbild/Symptome		Mineralsalze	Tipps
Blasenkatarrh		Nr. 3 Ferr. phos. D 12	Anfangsmittel, im ersten Stadium
		Nr. 4 Kal. chlor. D 6	Mittel im zweiten Stadium
mit Schmerzen		Nr. 7 Magn. phos. D 6	
mit Brennen, Harnträufeln		Nr. 8 Natr. chlor. D 6	
		Nr. 16 Lith. chlor. D 6	
Blasen- und Harngries		Nr. 9 Natr. phos. D 6	
Urin trüb, rotbraun		Nr. 9 Natr. phos. D 6	
Blasenkrampf		Nr. 3 Ferr. phos. D 12	
		Nr. 6 Kal. sulf. D 6	„Heiße Sieben"
Blasenlähmung		Nr. 3 Ferr. phos. D 12	Schlafplatz, Störfelder prüfen
		Nr. 5 Kal. phos. D 6	Hauptmittel
		Nr. 10 Natr. sulf. D 6	Nebenmittel
Blasenschwächen		Nr. 5 Kal. phos. D 6	wenn nervös bedingt
		Nr. 9 Natr. phos. D 6	bei Übersäuerung
	+	Nr. 10 Natr. sulf. D 6	
	+	Nr. 11 Silicea D 12	
Blasenstein	▲	Nr. 9 Natr. phos. D 6	
	▲	Nr. 11 Silicea D 12	
Brennen beim Wasserlassen		Nr. 3 Ferr. phos. D 12	
	+	Nr. 8 Natr. chlor. D 6	
Harnverhalten		Nr. 7 Magn. phos. D 6	„Heiße Sieben"
	stdl. ▲	Nr. 8 Natr. chlor. D 6	
	stdl. ▲	Nr. 10 Natr. sulf. D 6	
Inkontinenz allgemein		Nr. 10 Natr. sulf. D 6	Hauptmittel
		Nr. 1 Calc. fluor. D 12	Salbenanwendung auf unterem Rücken und Unterbauch, Beckenbodentraining
	▲	Nr. 5 Kal. phos. D 6	
	▲	Nr. 7 Magn. phos. D 6	„Heiße Sieben"
Reizblase (nervös bedingt)	stdl. ▲	Nr. 3 Ferr. phos. D 12	
	stdl. ▲	Nr. 7 Magn. phos. D 6	
	stdl. ▲	Nr. 9 Natr. phos. D 6	
Schließmuskelschwäche		Nr. 1 Calc. fluor. D 12	Salbenanwendung
	▲	Nr. 3 Ferr. phos. D 12	
	▲	Nr. 5 Kal. phos. D 6	Salbenanwendung
Schrumpfblase		Nr. 1 Calc. fluor. D 12	
	+	Nr. 9 Natr. phos. D 6	
Steinkoliken		Nr. 7 Magn. phos. D 6	„Heiße Sieben"alle 10 Min.
Blasenbildung			
nach Verbrennungen		Nr. 8 Natr. chlor. D 6	Salbenanwendungen
wässrig		Nr. 8 Natr. chlor. D 6	
wässrig, blutig		Nr. 5 Kal. phos. D 6	
wässrig mit gelblichem Inhalt		Nr. 10 Natr. sulf. D 6	
Blasenentzündung			
allgemein		Nr. 3 Ferr. phos. D 12	
akut		Nr. 4 Kal. chlor. D 6	
		Nr. 7 Magn. phos. D 6	„Heiße Sieben" bei Schmerzen
	▲	Nr. 8 Natr. chlor. D 6	häufig wechseln
	▲	Nr. 9 Natr. phos. D 6	häufig wechseln
	▲	Nr. 10 Natr. sulf. D 6	häufig wechseln
mit Brennen		Nr. 8 Natr. chlor. D 6	
chronisch		Nr. 6 Kal. sulf. D 6	
	+	Nr. 11 Silicea D 12	
		Nr. 12 Calc. sulf. D 6	
Urin, braun		Nr. 9 Natr. phos. D 6	
Urin, eitrig		Nr. 9 Natr. phos. D 6	
	+	Nr. 11 Silicea D 12	

Krankheitsbild/Symptome		Mineralsalze	Tipps
	stdl. ▲	Nr. 12 Calc. sulf. D 6	
Eventuell folgende Mineralsalze anhand der Symptome in Betracht ziehen und im Wechsel einnehmen:			
		Nr. 4 Kal. chlor. D 6	
		Nr. 5 Kal. phos. D 6	
		Nr. 10 Natr. sulf. D 6	
Viel trinken, Ernährung, Salbenanwendungen.			
Blasensteine			*Ärztliche Betreuung*
Ausscheidung	tgl. ▲	Nr. 9 Natr. phos. D 6	monatelang einnehmen
	tgl. ▲	Nr. 11 Silicea D 12	monatelang einnehmen
Blasensteinkolik		Nr. 7 Magn. phos. D 6	als „Heiße Sieben"
Vorbeugung		Nr. 2 Calc. phos. D 6	morgens
		Nr. 7 Magn. phos. D 6	abends
		Nr. 9 Natr. phos. D 6	im Laufe des Tages
	+	Nr. 11 Silicea D 12	im Laufe des Tages
Ernährung, ausreichend trinken.			
Blässe			
	tgl. ▲	Nr. 2 Calc. phos. D 6	morgens
	tgl. ▲	Nr. 3 Ferr. phos. D 12	morgens
	tgl. ▲	Nr. 7 Magn. phos. D 6	abends „Heiße Sieben"
	tgl. ▲	Nr. 8 Natr. chlor. D 6	vormittags
Ernährung, Licht, Luft, Bewegung, aber dennoch Ruhepausen.			
Bleichsucht (Chlorosis)			Ernährung
Hauptmittel		Nr. 2 Calc. phos. D 6	monatelang
		Nr. 8 Natr. chlor. D 6	monatelang
bei gleichzeitigem Kopfschmerz, Duchfall, Erbrechen		Nr. 3 Ferr. phos. D 12	
bei gedrückter Stimmung, Weinerlichkeit		Nr. 5 Kal. phos. D 6	
bei gleichzeitigem Drüsenleiden		Nr. 11 Silicea D 12	
bei Blutverwässerung (gedunsenes Gesicht)		Nr. 10 Natr. sulf. D 6	
bei Gesichtsausschlägen		Nr. 6 Kal. sulf. D 6	
Blut			
dick, schwarz, zäh		Nr. 4 Kal. chlor. D 6	
dickflüssig		Nr. 9 Natr. phos. D 6	
gerinnend, hellrot		Nr. 3 Ferr. phos. D 12	
nicht gerinnend		Nr. 2 Calc. phos. D 6	
		Nr. 12 Calc. sulf. D 6	
hellrot oder schwärzlich		Nr. 5 Kal. phos. D 6	
schwärzlich-rot, dickflüssig		Nr. 5 Kal. phos. D 6	
im Stuhl		Nr. 12 Calc. sulf. D 6	*Arzt konsultieren!*
wässrig	▲	Nr. 8 Natr. chlor. D 6	
	▲	Nr. 10 Natr. sulf. D 6	
Blutandrang			
zum Kopf	stdl. ▲	Nr. 3 Ferr. phos. D 12	
	stdl. ▲	Nr. 7 Magn. phos. D 6	
	+	Nr. 11 Silicea D 12	
Knie- und Beingüsse nach Kneipp mit lauwarmem Wasser.			
Blutbildung			Ernährung
		Nr. 2 Calc. phos. D 6	
	+	Nr. 8 Natr. chlor. D 6	
	+	Nr. 17 Mang. sulf. D 6	
Bluterhaltung			
		Nr. 3 Ferr. phos. D 12	

Krankheitsbild/Symptome		Mineralsalze	Tipps
	+	Nr. 4 Kal. chlor. D 6	
	▲	Nr. 5 Kal. phos. D 6	
	▲	Nr. 9 Natr. phos. D 6	
	▲	Nr. 10 Natr. sulf. D 6	
Auswahl entsprechend den Absonderungen. Ernährung, Bewegung, Meridianbürstmassagen.			
Blutdruck			
erhöht		Nr. 7 Magn. phos. D 6	„Heiße Sieben"
erhöht durch Aderverkalkung	▲	Nr. 1 Calc. fluor. D 12	
	▲	Nr. 15 Kal. jod. D 6	
		Nr. 2 Calc. phos. D 6	
mit Blutandrang zum Kopf		Nr. 3 Ferr. phos. D 12	
bei Anspannung der Gefäße		Nr. 7 Magn. phos. D 6	„Heiße Sieben"
		Nr. 8 Natr. chlor. D 6	
	+	Nr. 9 Natr. phos. D 6	
	+	Nr. 11 Silicea D 12	
niedrig	stdl. ▲	Nr. 5 Kal. phos. D 6	
	stdl. ▲	Nr. 7 Magn. phos. D 6	
Fuß- und Armbäder mit lauwarmem Wasser, Misteltee, Weißdorntee.			
Bluterguss			siehe auch Prellungen
		Nr. 1 Calc. fluor. D 12	auch äußere Anwendungen
	▲	Nr. 3 Ferr. phos. D 12	
	▲	Nr. 4 Kal. chlor. D 6	
	+	Nr. 11 Silicea D 12	
Blutfülle			fachkundige Betreuung
		Nr. 3 Ferr. phos. D 12	Hauptmittel
durch erschwerten Blutabfluss		Nr. 1 Calc. fluor. D 12	
		Nr. 7 Magn. phos. D 6	„Heiße Sieben"
	▲	Nr. 9 Natr. phos. D 6	
	▲	Nr. 11 Silicea D 12	
Blutgefäße			
erweitert		Nr. 1 Calc. fluor. D 12	
	▲	Nr. 3 Ferr. phos. D 12	
	▲	Nr. 11 Silicea D 12	
krampfhaft verengt		Nr. 7 Magn. phos. D 6	
Blutgerinnung			
zur Förderung	stdl. ▲	Nr. 2 Calc. phos. D 6	
	stdl. ▲	Nr. 4 Kal. chlor. D 6	
	stdl. ▲	Nr. 12 Calc. sulf. D 6	
Blutmangel, Anämie			Ernährung
Hauptmittel	stdl. ▲	Nr. 3 Ferr. phos. D 12	morgens 3-5 Tab.
	stdl. ▲	Nr. 8 Natr. chlor. D 6	
		Nr. 2 Calc. phos. D 6	morgens 10 Tab. in heißem Wasser, schluckweise trinken
je nach Konstitution	▲	Nr. 8 Natr. chlor. D 6	
	▲	Nr. 2 Calc. phos. D 6	
zur Ergänzung nach einiger Zeit	▲	Nr. 13 Kal. ars. D 6	
	▲	Nr. 17 Mang. sulf. D 6	
Blutreinigung			
		Nr. 8 Natr. chlor. D 6	Hauptmittel
		Nr. 9 Natr. phos. D 6	vor- und nachmittags
		Nr. 10 Natr. sulf. D 6	gegen 14 Uhr
		Nr. 11 Silicea D 12	abends
Blutungen			
bei Verletzungen		Nr. 3 Ferr. phos. D 12	auch äußere Anwendungen

Krankheitsbild/Symptome		Mineralsalze	Tipps
Blutvergiftung			*fachkundige Begleitung*
		Nr. 5 Kal. phos. D 6	
	+	Nr. 6 Kal. sulf. D 6	
	+	Nr. 7 Magn. phos. D 6	
Blutverwässerung			
		Nr. 8 Natr. chlor. D 6	
	+	Nr. 10 Natr. sulf. D 6	
Brandwunden			*Arzt konsultieren!*
allgemein		Nr. 3 Ferr. phos. D 12	häufige Gabe
		Nr. 7 Magn. phos. D 6	„Heiße Sieben"
eiternd		Nr. 9 Natr. phos. D 6	
	+	Nr. 11 Silicea D 12	ohne Abfluss
		Nr. 12 Calc. sulf. D 6	mit Abfluss
faulig		Nr. 5 Kal. phos. D 6	
	+	Nr. 8 Natr. chlor. D 6	
Brechdurchfall			
allgemein		Nr. 10 Natr. sulf. D 6	
mit Fieber bis 38,5°C		Nr. 3 Ferr. phos. D 12	
mit Kolik		Nr. 7 Magn. phos. D 6	
Bronchialkatarrh			siehe auch Husten
mit Fieber bis 38,5°C		Nr. 3 Ferr. phos. D 12	
Husten, bellend	stdl. ▲	Nr. 1 Calc. fluor. D 12	Salbenanwendungen auf Brustbereich
	stdl. ▲	Nr. 2 Calc. phos. D 6	
Husten, krampfartig		Nr. 7 Magn. phos. D 6	
Husten, trocken		Nr. 3 Ferr. phos. D 12	häufige Gabe
	+	Nr. 8 Natr. chlor. D 6	
mit Schleimbildung		Nr. 4 Kal. chlor. D 6	Absonderungen beachten
		Nr. 6 Kal. sulf. D 6	
		Nr. 10 Natr. sulf. D 6	
Brust			
Brusterschlaffung		Nr. 1 Calc. fluor. D 12	zusätzlich Salbenanwendung
Brustknoten		Nr. 1 Calc. fluor. D 12	
		Nr. 9 Natr. phos. D 6	
	+	Nr. 11 Silicea D 12	
Brustknoten, verhärtet		Nr. 1 Calc. fluor. D 12	
	+	Nr. 11 Silicea D 12	
Brustkorbbeklemmung		Nr. 3 Ferr. phos. D 12	
Eiterung		Nr. 8 Natr. chlor. D 6	
	+	Nr. 11 Silicea D 12	ohne Abfluss
	+	Nr. 12 Calc. sulf. D 6	mit Abfluss
Schleimrasseln		Nr. 8 Natr. chlor. D 6	Salbe Nr. 4 auf Brustbereich
Schwellung		Nr. 4 Kal. chlor. D 6	
Verhärtung		Nr. 1 Calc. fluor. D 12	
Brustdrüsen			*fachkundige Betreuung durch Arzt oder Hebamme*
Eiterung		Nr. 9 Natr. phos. D 6	häufige Gabe
	+	Nr. 11 Silicea D 12	ohne Abfluss
		Nr. 12 Calc. sulf. D 6	mit Abfluss
Eiterung, stinkend		Nr. 5 Kal. phos. D 6	
Entzündung beim Stillen			äußere Anwendung
bei heftigem Fieber		Nr. 3 Ferr. phos. D 12	
	+	Nr. 9 Natr. phos. D 6	
bei höherem Fieber		Nr. 5 Kal. phos. D 6	
	+	Nr. 9 Natr. phos. D 6	
bei Eiterung und stinkend		Nr. 11 Silicea D 12	
	+	Nr. 5 Kal. phos. D 6	

Krankheitsbild/Symptome		Mineralsalze	Tipps
bei Verhärtung		Nr. 1 Calc. fluor. D 12	
Ernährung, kein tierisches Eiweiß, Kohlkost meiden.			
Brustfellentzündung			*Arzt konsultieren*
		Nr. 3 Ferr. phos. D 12	Anfangsmittel, häufige Gabe
		Nr. 4 Kal. chlor. D 6	bei Schweißausbruch
bei hohem Fieber		Nr. 5 Kal. phos. D 6	zur Stärkung
		Nr. 8 Natr. chlor. D 6	Zwischenmittel
Zur Nachbehandlung		Nr. 2 Calc. phos. D 6	monatelang
Brustwarzen			
eiternd		Nr. 9 Natr. phos. D 6	Salben
	+	Nr. 11 Silicea D 12	ohne Abfluss
		Nr. 12 Calc. sulf. D 6	mit Abfluss
rissig		Nr. 1 Calc. fluor. D 12	
wund		Nr. 3 Ferr. phos. D 12	
	+	Nr. 8 Natr. chlor. D 6	
Cholesterinspiegel			
ausgleichend		Nr. 7 Magn. phos. D 6	
Darm			
Darmerschlaffung		Nr. 1 Calc. fluor. D 12	
	+	Nr. 3 Ferr. phos. D 12	
Darmgeschwür		Nr. 7 Magn. phos. D 6	*fachkundliche Abklärung*
		Nr. 9 Natr. phos. D 6	
	+	Nr. 11 Silicea D 12	
		Nr. 12 Calc. sulf. D 6	
Darmkolik		Nr. 7 Magn. phos. D 6	„Heiße Sieben" häufig
Darmlähmung		Nr. 5 Kal. phos. D 6	
	+	Nr. 7 Magn. phos. D 6	
Darmschmerzen, krampfartig		Nr. 2 Calc. phos. D 6	heiße Wickel, „Heiße Zwei"
		Nr. 7 Magn. phos. D 6	„Heiße Sieben"
Darmträgheit (Obstipation)		Nr. 3 Ferr. phos. D 12	Grundmittel
weiß belegte Zunge, heller Stuhl		Nr. 4 Kal. chlor. D 6	
Unverträglichkeit von Fett und Süßem, harte, bröckelige Stuhlmassen mit Schleimüberzug, Wechsel von Verstopfung und Durchfall		Nr. 8 Natr. chlor. D 6	
mit Blähungskoliken, harte Stuhlmassen		Nr. 10 Natr. sulf. D 6	
Schmerzen am After vor und nach Stuhlgang, Völlegefühl, Leberstörungen, mit Krämpfen		Nr. 7 Magn. phos. D 6	„Heiße Sieben"
sehr träger Darm, Stuhl dunkelbraun bis gelb-grün, Schleimüberzug		Nr. 5 Kal. phos. D 6	
atonischer Darm		Nr. 10 Natr. sulf. D 6	
	+	Nr. 11 Silicea D 12	
Mastdarmfistel		Nr. 9 Natr. phos. D 6	auch äußere Anwendungen
	+	Nr. 11 Silicea D 12	
Mastdarmrisse		Nr. 1 Calc. fluor. D 12	
	+	Nr. 11 Silicea D 12	
Mastdarmvorfall		Nr. 1 Calc. fluor. D 12	
		Nr. 7 Magn. phos. D 6	
		Nr. 11 Silicea D 12	
Zwölffingerdarmgeschwür		Nr. 5 Kal. phos. D 6	*Arzt konsultieren*
	+	Nr. 9 Natr. phos. D 6	Nr. 5 + Nr. 9 sind Hauptmittel, Bettruhe
leicht blutend		Nr. 3 Ferr. phos. D 12	
Blut schwarz, zäh, klumpig		Nr. 12 Calc. sulf. D 6	
	+	Nr. 4 Kal. chlor. D 6	
Blut wässrig, gerinnt nicht		Nr. 8 Natr. chlor. D 6	

Krankheitsbild/Symptome		Mineralsalze	Tipps
danach	tgl. ▲	Nr. 5 Kal. phos. D 6	monatelang und Magentee trinken
	tgl. ▲	Nr. 1 Calc. fluor. D 12	monatelang
	tgl. ▲	Nr. 9 Natr. phos. D 6	monatelang
Darmkatarrh			siehe Durchfall und Ausscheidungen
allgemein	stdl. ▲	Nr. 3 Ferr. phos. D 12	
	stdl. ▲	Nr. 4 Kal. chlor. D 6	
mit Blähungskolik		Nr. 7 Magn. phos. D 6	„Heiße Sieben"
		Nr. 10 Natr. sulf. D 6	
eitrig		Nr. 9 Natr. phos. D 6	
	+	Nr. 11 Silicea D 12	
	oder	Nr. 12 Calc. sulf. D 6	
nach fetten Speisen		Nr. 9 Natr. phos. D 6	
mit Fieber bis 38,5°C		Nr. 3 Ferr. phos. D 12	
mit Fieber über 38,5°C		Nr. 5 Kal. phos. D 6	
Genesungsphase		Nr. 2 Calc. phos. D 6	
	+	Nr. 6 Kal. sulf. D 6	
	+	Nr. 8 Natr. chlor. D 6	
Mund wässrig, schleimig		Nr. 8 Natr. chlor. D 6	
Denken			
Schwerfälligkeit		Nr. 1 Calc. fluor. D 12	
	+	Nr. 8 Natr. chlor. D 6	
strengt an		Nr. 5 Kal. phos. D 6	
	+	Nr. 11 Silicea D 12	
Unfähigkeit		Nr. 5 Kal. phos. D 6	
	+	Nr. 8 Natr. chlor. D 6	
Auf Trinkmenge achten, Meridianbürstmassage, Sauerstoff, Ernährung.			
Depressive Zustände			
		Nr. 2 Calc. phos. D 6	morgens
		Nr. 5 Kal. phos. D 6	mittags
		Nr. 10 Natr. sulf. D 6	14 Uhr
	tgl. ▲	Nr. 15 Kal. jod. D 6	
	tgl. ▲	Nr. 16 Lith. chlor. D 6	
Leberwickel, Ernährung, Lebenssituation?, Lebensaufgabe?, Meridianbürstmassage.			
Diabetes			
unterstützende Behandlung		Nr. 7 Magn. phos. D 6	Antlitzdiagnose
	▲	Nr. 10 Natr. sulf. D 6	
	▲	Nr. 17 Mang. sulf. D 6	
bei mageren Personen		Nr. 9 Natr. phos. D 6	
bei Eiweiß, Phosphat im Urin		Nr. 2 Calc. phos. D 6	
Drüsen			
allgemein unterstützend		Nr. 4 Kal. chlor. D 6	Hauptmittel
		Nr. 7 Magn. phos. D 6	
Drüseneiterung		Nr. 9 Natr. phos. D 6	
	+	Nr. 11 Silicea D 12	ohne Abfluss
		Nr. 12 Calc. sulf. D 6	mit Abfluss
Drüsenentzündung	▲	Nr. 3 Ferr. phos. D 12	häufige Gabe
	▲	Nr. 4 Kal. chlor. D 6	
Drüsenschwellung	▲	Nr. 4 Kal. chlor. D 6	häufige Gabe
	▲	Nr. 9 Natr. phos. D 6	
		Nr. 11 Silicea D 12	
Geschwulst, weich		Nr. 4 Kal. chlor. D 6	
steinhart		Nr. 1 Calc. fluor. D 12	Salbenanwendung
Unterzungendrüsenschwellung		Nr. 8 Natr. chlor. D 6	
Verhärtungen		Nr. 1 Calc. fluor. D 12	Hauptmittel

Krankheitsbild/Symptome		Mineralsalze	Tipps
	+	Nr. 9 Natr. phos. D 6	
	+	Nr. 11 Silicea D 12	
Durchfall			*Arzt konsultieren*
allgemein		Nr. 3 Ferr. phos. D 12	Hauptmittel
	+	Nr. 8 Natr. chlor. D 6	ausreichend Flüssigkeit und Elektrolyte zuführen
mit akutem Bauchschmerz		Nr. 7 Magn. phos. D 6	
blutig, eitrig		Nr. 9 Natr. phos. D 6	
	+	Nr. 11 Silicea D 12	
	oder	Nr. 12 Calc. sulf. D 6	
blutig, schleimig		Nr. 8 Natr. chlor. D 6	
	+	Nr. 12 Calc. sulf. D 6	
chronisch		Nr. 8 Natr. chlor. D 6	
goldgelb		Nr. 9 Natr. phos. D 6	
grünlichgelb		Nr. 10 Natr. sulf. D 6	
schaumig		Nr. 8 Natr. chlor. D 6	
mit Schleimhautfetzen		Nr. 6 Kal. sulf. D 6	
stinkend, faulig		Nr. 5 Kal. phos. D 6	
durch Übersäuerung		Nr. 9 Natr. phos. D 6	
	+	Nr. 11 Silicea D 12	
unverdaute Speisen		Nr. 3 Ferr. phos. D 12	
mit Verstopfung wechselnd		Nr. 10 Natr. sulf. D 6	
wässrig-gallig		Nr. 10 Natr. sulf. D 6	
wässrig, schleimig		Nr. 8 Natr. chlor. D 6	
Durstgefühl			
		Nr. 8 Natr. chlor. D 6	mit Übelkeit und Erbrechen
Eierstock			*fachkundige Betreuung*
Abszess		Nr. 11 Silicea D 12	ohne Abfluss
		Nr. 12 Calc. sulf. D 6	mit Abfluss
Entzündung	oder	Nr. 3 Ferr. phos. D 12	Hauptmittel
	stdl. ▲	Nr. 4 Kal. chlor. D 6	
	▲	Nr. 12 Calc. sulf. D 6	
Eisenmangel (Anämie)			siehe Blut
Eiterung			
allgemein		Nr. 9 Natr. phos. D 6	
	+	Nr. 11 Silicea D 12	ohne Abfluss
		Nr. 12 Calc. sulf. D 6	mit Abfluss
chronisch		Nr. 12 Calc. sulf. D 6	
dünn, grünlich-gelb,wässrig		Nr. 10 Natr. sulf. D 6	
Eiterfisteln		Nr. 12 Calc. sulf. D 6	
	stdl. ▲	Nr. 1 Calc. fluor. D 12	
Eiterfluss fördernd		Nr. 11 Silicea D 12	
Eiterpickel		Nr. 9 Natr. phos. D 6	Absonderungen beachten
	+	Nr. 11 Silicea D 12	
	oder	Nr. 12 Calc. sulf. D 6	
bei offener Wunde		Nr. 12 Calc. sulf. D 6	
stinkend, schmierig		Nr. 1 Calc. fluor. D 12	
	stdl. ▲	Nr. 5 Kal. phos. D 6	
	stdl. ▲	Nr. 8 Natr. chlor. D 6	
übelriechend		Nr. 5 Kal. phos. D 6	
	+	Nr. 11 Silicea D 12	
Ernährung, äußere Anwendungen.			
Eiweiß			
Aufbau		Nr. 2 Calc. phos. D 6	
im Urin		Nr. 2 Calc. phos. D 6	

Krankheitsbild/Symptome		Mineralsalze	Tipps
Ekzeme			Antlitzdiagnose
	▲	Nr. 6 Kal. sulf. D 6	häufige Gabe
	▲	Nr. 11 Silicea D 12	
Elastizitätsmangel			
		Nr. 1 Calc. fluor. D 12	
		Nr. 11 Silicea D 12	
Auf ausreichende Trinkmenge achten, Salbenanwendungen.			
Elektromagnetische Belastung			
		Nr. 4 Kal. chlor. D 6	
	+	Nr. 7 Magn. phos. D 6	
Embolie			*fachkundige Betreuung*
bei Herzbeschwerden	▲	Nr. 4 Kal. chlor. D 6	
	▲	Nr. 5 Kal. phos. D 6	
bei Krampfadern		Nr. 1 Calc. fluor. D 12	auch als Salbe
	tgl. ▲	Nr. 3 Ferr. phos. D 12	
	tgl. ▲	Nr. 4 Kal. chlor. D 6	
		Nr. 6 Kal. sulf. D 6	abends
bei venösen Stauungen	stdl. ▲	Nr. 4 Kal. chlor. D 6	auch als Salben
	stdl. ▲	Nr. 6 Kal. sulf. D 6	
Empfindlichkeit			
durch Feuchtigkeit		Nr. 6 Kal. sulf. D 6	
im Kopfbereich		Nr. 11 Silicea D 12	
gegen Lärm, Geräusche		Nr. 11 Silicea D 12	
gegen Licht		Nr. 5 Kal. phos. D 6	
	oder	Nr. 8 Natr. chlor. D 6	
	oder	Nr. 11 Silicea D 12	
bei Zugluft		Nr. 8 Natr. chlor. D 6	
Energiemangel			siehe auch Kap. VII. Kuren mit Biochemie
morgens		Nr. 2 Calc. phos. D 6	heiße Version, morgens
		Nr. 5 Kal. phos. D 6	heiße Version, mittags
		Nr. 7 Magn. phos. D 6	abends
Energieschaukel (s. Kap. VII. 1. Frühjahrskur), Fußbäder, Meridianbürstmassage.			
Entgiftung			
	tgl. ▲	Nr. 4 Kal. chlor. D 6	
	tgl. ▲	Nr. 6 Kal. sulf. D 6	
		Nr. 8 Natr. chlor. D 6	vor- und nachmittags
		Nr. 10 Natr. sulf. D 6	abends
Einläufe, auf Ernährung und ausreichende Trinkmenge achten.			
Entschlackung			
	tgl. ▲	Nr. 6 Kal. sulf. D 6	
	tgl. ▲	Nr. 10 Natr. sulf. D 6	
	+	Nr. 23 Natr. bicarb. D 6	
Einläufe, auf Ernährung und ausreichende Trinkmenge achten.			
Entwöhnung			
von Suchtmitteln wie Tabak, Alkohol Süßigkeiten		Nr. 7 Magn. phos. D 6	Hauptmittel
Entzündung			siehe auch Kap. VI. 1. Entzündungen
beginnend, 1. Stadium		Nr. 3 Ferr. phos. D 12	alle 5 Min. 1 Tab.
mit Schleimbildung, 2. Stadium		Nr. 4 Kal. chlor. D 6	stdl. 1 Tab., evtl. öfters
chronisch, 3. Stadium		Nr. 6 Kal. sulf. D 6	
chronisch, mit Eiterbildung		Nr. 11 Silicea D 12	ohne Abfluss
		Nr. 12 Calc. sulf. D 6	mit Abfluss
mit Hautabschuppung		Nr. 6 Kal. sulf. D 6	

Krankheitsbild/Symptome		Mineralsalze	Tipps
mit Schwellung		Nr. 4 Kal. chlor. D 6	
Auf Art der Entzündung achten; vor allem Absonderungen beachten! Ernährung.			
Epilepsie			*ärztliche Betreuung!* Siehe auch Kap. VI. 3. Erkrankungen des Nervensystems
allgemein		Nr. 2 Calc. phos. D 6	
		Nr. 9 Natr. phos. D 6	
		Nr. 11 Silicea D 12	
Blutandrang zum Kopf		Nr. 3 Ferr. phos. D 12	
Krampf-Nervenmittel	▲	Nr. 5 Kal. phos. D 6	
	▲	Nr. 7 Magn. phos. D 6	
bei weiß-grauem Zungenbelag		Nr. 4 Kal. chlor. D 6	
bei Säureüberschuss		Nr. 9 Natr. phos. D 6	
	+	Nr. 11 Silicea D 12	
Begleitende Maßnahmen: Antlitzdiagnose, Ernährung, tgl. Stuhlgang; Anstrengungen und seelische Überforderungen sowie Reizüberflutungen meiden.			
Erbrechen			
Brechreiz		Nr. 7 Magn. phos. D 6	
von dunklem Blut		Nr. 5 Kal. phos. D 6	
	+	Nr. 8 Natr. chlor. D 6	
bräunlich, schwärzlich		Nr. 5 Kal. phos. D 6	*Arzt konsultieren*
	+	Nr. 8 Natr. chlor. D 6	
von Galle allein		Nr. 10 Natr. sulf. D 6	
gallig, schleimig, blutig		Nr. 10 Natr. sulf. D 6	
bei Migräne	▲	Nr. 9 Natr. phos. D 6	
	▲	Nr. 10 Natr. sulf. D 6	
von glasigem Schleim		Nr. 8 Natr. chlor. D 6	
saurer Flüssigkeit		Nr. 9 Natr. phos. D 6	
von Schaum		Nr. 8 Natr. chlor. D 6	
von Speisen		Nr. 3 Ferr. phos. D 12	
während Schwangerschaft		Nr. 2 Calc. phos. D 6	morgens sofort
	▲	Nr. 5 Kal. phos. D 6	
	▲	Nr. 3 Ferr. phos. D 12	
von Wasser		Nr. 8 Natr. chlor. D 6	
während des Zahnens		Nr. 2 Calc. phos. D 6	
Erfrierungen (Frostbeulen)			
allgemein und bei frischen Erfrierungen	▲	Nr. 4 Kal. chlor. D 6	Salbenanwendungen
	▲	Nr. 10 Natr. sulf. D 6	
danach		Nr. 11 Silicea D 12	
Hände, Füße brandig		Nr. 5 Kal. phos. D 6	zusätzlich Breiumschläge
Erkältung			
allgemein	stdl. ▲	Nr. 3 Ferr. phos. D 12	ansteigende Fußbäder
	stdl. ▲	Nr. 4 Kal. chlor. D 6	Absonderungen beachten
	stdl. ▲	Nr. 8 Natr. chlor. D 6	
abklingend		Nr. 5 Kal. phos. D 6	Absonderungen beachten
		Nr. 6 Kal. sulf. D 6	nacharbeiten mit den erwählten Mineralsalztabletten über mindestens 3 Wochen in reduzierter Einnahmedosierung (3 x 1 Tab.)
		Nr. 8 Natr. chlor. D 6	
chronisch		Nr. 3 Ferr. phos. D 12	Ernährung
	▲	Nr. 4 Kal. chlor. D 6	
	▲	Nr. 6 Kal. sulf. D 6	
zur Vorbeugung	▲	Nr. 3 Ferr. phos. D 12	siehe auch Kap. VII. 2. Herbst-Winter-Kur
	▲	Nr. 5 Kal. phos. D 6	

Krankheitsbild/Symptome		Mineralsalze	Tipps
Ermüdung			
Mattheit durch Übersäuerung	▲	Nr. 9 Natr. phos. D 6	
	▲	Nr. 11 Silicea D 12	
allgemeine Ermüdung	▲	Nr. 5 Kal. phos. D 6	
	▲	Nr. 8 Natr. chlor. D 6	
durch Sauerstoffmangel	▲	Nr. 3 Ferr. phos. D 12	
	▲	Nr. 6 Kal. sulf. D 6	
Ernährung, Trinkmenge, Leberwickel, Lebenswandel.			
Erregungszustände			
allgemein		Nr. 7 Magn. phos. D 6	„Heiße Sieben"
Erektion schmerzhaft, morgens		Nr. 11 Silicea D 12	
bei Kindern	▲	Nr. 2 Calc. phos. D 6	morgens und vormittags
	▲	Nr. 11 Silicea D 12	abends
Erschöpfung			
allgemein	▲	Nr. 2 Calc. phos. D 6	
	▲	Nr. 5 Kal. phos. D 6	
	▲	Nr. 8 Natr. chlor. D 6	
		Nr. 22 Calc. carb. D 6	Zwischenmittel
bei Abmagerung		Nr. 2 Calc. phos. D 6	
	+	Nr. 16 Lith. chlor. D 6	
mit innerer Unruhe		Nr. 7 Magn. phos. D 6	„Heiße Sieben"
nervöse Unruhe	▲	Nr. 5 Kal. phos. D 6	
	▲	Nr. 8 Natr. chlor. D 6	
Ernährung, Bäder, Lebensumstände.			
Erste Hilfe			
		Nr. 3 Ferr. phos. D 12	auch äußere Anwendungen
Immer bei plötzlich auftretenden Krankheiten bzw. Gesundheitsstörungen.			
Essstörungen			
Esssucht		Nr. 7 Magn. phos. D 6	„Heiße Sieben"
Heißhunger		Nr. 9 Natr. phos. D 6	„Heiße Neun"
Unwohlsein nach dem Essen wie Völlegefühl, Magendruck	▲	Nr. 3 Ferr. phos. D 12	
	▲	Nr. 8 Natr. chlor. D 6	
Herzklopfen, Schläfrigkeit		Nr. 5 Kal. phos. D 6	
Faltenbildung			
	▲	Nr. 1 Calc. fluor. D 12	Salbenanwendungen
	▲	Nr. 11 Silicea D 12	langfristige Anwendung
Fehlgeburt			siehe auch Schwangerschaft
nach einer Fehlgeburt	tgl. ▲	Nr. 1 Calc. fluor. D 12	
	tgl. ▲	Nr. 2 Calc. phos. D 6	morgens
	tgl. ▲	Nr. 3 Ferr. phos. D 12	
		Nr. 5 Kal. phos. D 6	mittags
		Nr. 7 Magn. phos. D 6	abends
		Nr. 8 Natr. chlor. D 6	vor- oder nachmittags
Vorbeugung	▲	Nr. 1 Calc. fluor. D 12	
	▲	Nr. 5 Kal. phos. D 6	
	▲	Nr. 8 Natr. chlor. D 6	
Meridianbürstmassagen, Ernährung, Entsäuerung.			
Fersensporn			
allgemein	▲	Nr. 1 Calc. fluor. D 12	abends als Salbe
	▲	Nr. 2 Calc. phos. D 6	
bei Schmerzen		Nr. 3 Ferr. phos. D 12	morgens als Salbe
Fettgeschwulst			
		Nr. 9 Natr. phos. D 6	häufige Gabe

Krankheitsbild/Symptome		Mineralsalze	Tipps
	▲	Nr. 10 Natr. sulf. D 6	Salbenanwendung
	▲	Nr. 11 Silicea D 12	
Fettleibigkeit			*Arzt konsultieren*
schwammig		Nr. 2 Calc. phos. D 6	morgens
	+	Nr. 8 Natr. chlor. D 6	nachmittags bis 16 Uhr
	+	Nr. 10 Natr. sulf. D 6	vormittags - abends
bei Leberleiden		Nr. 10 Natr. sulf. D 6	Ernährung, Bewegung
bei Nierenleiden		Nr. 10 Natr. sulf. D 6	
bitterer Mundgeschmack		Nr. 10 Natr. sulf. D 6	
Übersäuerung		Nr. 9 Natr. phos. D 6	
	+	Nr. 11 Silicea D 12	
Feuermal			äußere Anwendungen
	▲	Nr. 1 Calc. fluor. D 12	morgens
	▲	Nr. 3 Ferr. phos. D 12	vor - und nachmittags
	tgl. ▲	Nr. 6 Kal. sulf. D 6	abends
	tgl. ▲	Nr. 11 Silicea D 12	abends
Fieber			Absonderungen beachten! Siehe Kap. VI. 1. Entzündungen
bis 38,5 °C		Nr. 3 Ferr. phos. D 12	häufige Gabe, heiße Version bevorzugen
über 38,5°C		Nr. 5 Kal. phos. D 6	häufige Gabe, heiße Version bevorzugen
Fieberkrampf	▲	Nr. 3 Ferr. phos. D 12	*Arzt konsultieren!* Häufige Gabe
	▲	Nr. 8 Natr. chlor. D 6	häufige Gabe
mit Schüttelfrost	▲	Nr. 3 Ferr. phos. D 12	häufige Gabe
	▲	Nr. 8 Natr. chlor. D 6	häufige Gabe
beim Zahnen	▲	Nr. 3 Ferr. phos. D 12	häufige Gabe
	▲	Nr. 11 Silicea D 12	häufige Gabe
Fieberblasen			äußere Anwendungen
		Nr. 8 Natr. chlor. D 6	
	+	Nr. 10 Natr. sulf. D 6	
Fischschuppenkrankheit			Ernährung
	▲	Nr. 1 Calc. fluor. D 12	Salbenanwendung
	▲	Nr. 2 Calc. phos. D 6	
		Nr. 6 Kal. sulf. D 6	abends
Fisteln			
gelb-schleimig		Nr. 2 Calc. phos. D 6	Hauptmittel
	+	Nr. 11 Silicea D 12	Hauptmittel
durch Übersäuerung		Nr. 9 Natr. phos. D 6	
	+	Nr. 11 Silicea D 12	
bei wässrigem Eiter		Nr. 10 Natr. sulf. D 6	plus Hauptmittel
mit Abfluss und bei hartnäckigen Fällen		Nr. 12 Calc. sulf. D 6	
Flechten			
		Nr. 2 Calc. phos. D 6	
	+	Nr. 7 Magn. phos. D 6	
	tgl. ▲	Nr. 8 Natr. chlor. D 6	
	tgl. ▲	Nr. 9 Natr. phos. D 6	
	+	Nr. 11 Silicea D 12	ohne Abfluss
	oder	Nr. 12 Calc. sulf. D 6	mit Abfluss
Bartflechte		Nr. 5 Kal. phos. D 6	Salbenanwendung, Hauptmittel
		Nr. 6 Kal. sulf. D 6	bei Abschuppung
	▲	Nr. 9 Natr. phos. D 6	bei Säurenatur; Salze Nr. 9, Nr. 10 und Nr. 11 im Wechsel
	▲	Nr. 10 Natr. sulf. D 6	
	▲	Nr. 11 Silicea D 12	
Ernährung, Bäder.			

Krankheitsbild/Symptome		Mineralsalze	Tipps
Fontanelle			
schlecht schließend	tgl. ▲	Nr. 1 Calc. fluor. D 12	2x2 Tab. als Brei
	tgl. ▲	Nr. 2 Calc. phos. D 6	2x2 Tab. als Brei in die Wangeninnentasche streichen
Frostbeulen			
frische	▲	Nr. 4 Kal. chlor. D 6	häufige Gabe
	▲	Nr. 10 Natr. sulf. D 6	häufige Gabe
danach		Nr. 11 Silicea D 12	monatelang
Frösteln			
		Nr. 3 Ferr. phos. D 12	
Frühjahrsmüdigkeit			siehe auch Kap. VII. 1. Frühjahrskur
	tgl. ▲	Nr. 3 Ferr. phos. D 12	
	tgl. ▲	Nr. 6 Kal. sulf. D 6	
		Nr. 9 Natr. phos. D 6	vormittags
		Nr. 10 Natr. sulf. D 6	abends
	+	Nr. 11 Silicea D 12	für ca. 6-8 Wochen
Ernährung, Bewegung, Trinkmenge, Bäder zur Entschlackung.			
Furunkel			
	▲	Nr. 3 Ferr. phos. D 12	
	▲	Nr. 6 Kal. sulf. D 6	
	+	Nr. 11 Silicea D 12	ohne Abfluss
	oder	Nr. 12 Calc. sulf. D 6	mit Abfluss
Füße			
feuchtkalt		Nr. 8 Natr. chlor. D 6	
Fußschweiß		Nr. 9 Natr. phos. D 6	äußere Anwendungen, Fußbäder
	+	Nr. 11 Silicea D 12	
Fußschweiß unterdrückt		Nr. 11 Silicea D 12	
Fußsohlen brennend		Nr. 12 Calc. sulf. D 6	äußere Anwendungen
Fußsohlen stark juckend		Nr. 6 Kal. sulf. D 6	
	+	Nr. 11 Silicea D 12	
geschwollen (Abdrücke sichtbar)		Nr. 4 Kal. chlor. D 6	morgens, häufige Gabe
	▲	Nr. 8 Natr. chlor. D 6	Salbenanwendung, leicht einklopfen
	▲	Nr. 10 Natr. sulf. D 6	
kalt		Nr. 3 Ferr. phos. D 12	
	+	Nr. 8 Natr. chlor. D 6	
kalte Füße mit heißer Stirn		Nr. 3 Ferr. phos. D 12	
wund gelaufen	stdl. ▲	Nr. 3 Ferr. phos. D 12	
	stdl. ▲	Nr. 8 Natr. chlor. D 6	
Ernährung, wärmende Gewürze, warmes Essen.			
Gähnen, häufiges			
durch Luftmangel	▲	Nr. 3 Ferr. phos. D 12	
	▲	Nr. 6 Kal. sulf. D 6	
duch Müdigkeit		Nr. 3 Ferr. phos. D 12	
	+	Nr. 5 Kal. phos. D 6	
	+	Nr. 22 Calc. carb. D 6	
Bewegung an frischer Luft, Atemübungen.			
Gallenblasenentzündung			*Arzt konsultieren*
akut entzündlich		Nr. 3 Ferr. phos. D 12	warme Wickel
		Nr. 10 Natr. sulf. D 6	Zungenbelag beachten
bei steigendem Fieber		Nr. 5 Kal. phos. D 6	„Heiße Fünf“
subakutes Stadium	▲	Nr. 4 Kal. chlor. D 6	
	▲	Nr. 10 Natr. sulf. D 6	
chronisches Stadium	▲	Nr. 5 Kal. phos. D 6	morgens und vormittags
	▲	Nr. 10 Natr. sulf. D 6	mittags und abends

Krankheitsbild/Symptome		Mineralsalze	Tipps
Gallensteine			
akut-entzündlicher Schub			siehe Gallenblasenentzündung
krampfartige Schmerzen im Oberbauch		Nr. 7 Magn. phos. D 6	„Heiße Sieben"
	+	Nr. 10 Natr. sulf. D 6	„Heiße Zehn"
im anfallsfreien Intervall	▲	Nr. 9 Natr. phos. D 6	1. Tag
	▲	Nr. 10 Natr. sulf. D 6	
	▲	Nr. 11 Silicea D 12	2. Tag
	▲	Nr. 10 Natr. sulf. D 6	monatelang fortsetzen
		Nr. 4 Kal. chlor. D 6	als Zwischenmittel
Gallenwege, Entzündung			
	stdl.▲	Nr. 3 Ferr. phos. D 12	
	stdl.▲	Nr. 10 Natr. sulf. D 6	
Gastritis			
akut		Nr. 3 Ferr. phos. D 12	
mit Wasserzusammenlaufen im Munde, Erbrechen		Nr. 8 Natr. chlor. D 6	Salbenanwendung
Schmerzen sofort nach dem Essen, nach kalten Getränken		Nr. 2 Calc. phos. D 6	
Ausscheidungsgastritis, z. B. bei Nierenleiden	stdl.▲	Nr. 10 Natr. sulf. D 6	
	stdl.▲	Nr. 13 Kal. ars. D 6	
Begleitgastritis bei Gallenleiden		Nr. 10 Natr. sulf. D 6	
Gastroenteritis	▲	Nr. 2 Calc. phos. D 6	
	▲	Nr. 17 Mang. sulf. D 6	
Gastritis nervlich bedingt		Nr. 5 Kal. phos. D 6	
leberbedingte Gastritis		Nr. 6 Kal. sulf. D 6	
mit Erbrechen		Nr. 8 Natr. chlor. D 6	
Auf Zungenbelag achten, Ernährung, Magentee, Wickel, Salbenanwendungen.			
Gaumen			siehe auch Absonderungen
Gaumenentzündung mit Röte		Nr. 3 Ferr. phos. D 12	
Gaumenlähmung des weichen Gaumens (Segel)		Nr. 5 Kal. phos. D 6	
	+	Nr. 8 Natr. chlor. D 6	
Gaumenschmerzen mit weißem Zungenbelag		Nr. 3 Ferr. phos. D 12	Mundspülungen mit Nr. 3
	+	Nr. 4 Kal. chlor. D 6	
Gaumenschwellung		Nr. 4 Kal. chlor. D 6	
	+	Nr. 10 Natr. sulf. D 6	
	oder	Nr. 12 Calc. sulf. D 6	
Gaumenzäpfchenentzündung		Nr. 8 Natr. chlor. D 6	
Trockenheit		Nr. 8 Natr. chlor. D 6	
Trockenheit des Gaumens mit Hitzegefühl		Nr. 3 Ferr. phos. D 12	
Gebärmutter			siehe auch Periode
Blutungen		Nr. 1 Calc. fluor. D 12	*Arzt konsultieren*
		Nr. 2 Calc. phos. D 6	auf Absonderungen achten, wie ist das Blut?
		Nr. 8 Natr. chlor. D 6	
		Nr. 3 Ferr. phos. D 12	
		Nr. 5 Kal. phos. D 6	
Gebärmuttersenkung		Nr. 1 Calc. fluor. D 12	äußere Anwendungen, Salben
	+	Nr. 11 Silicea D 12	
Gebärmutterverhärtung		Nr. 1 Calc. fluor. D 12	
	+	Nr. 11 Silicea D 12	
Gebärmuttervorfall		Nr. 1 Calc. fluor. D 12	
Gebärmutterentzündung			*Arzt konsultieren*
allgemein		Nr. 3 Ferr. phos. D 12	Absonderungen beachten!

Krankheitsbild/Symptome		Mineralsalze	Tipps
mit Blutfülle	▲	Nr. 3 Ferr. phos. D 12	
	▲	Nr. 7 Magn. phos. D 6	
eitrig	stdl. ▲	Nr. 9 Natr. phos. D 6	
	stdl. ▲	Nr. 11 Silicea D 12	
	oder	Nr. 12 Calc. sulf. D 6	
mit Geschwulst		Nr. 4 Kal. chlor. D 6	stdl. Einnahme
Geburt			siehe auch Kap. II. Schwangerschaft und Geburt
grundsätzlich		Nr. 7 Magn. phos. D 6	
zur Vorbereitung		Nr. 1 Calc. fluor. D 12	auch Salbenanwendungen
		Nr. 3 Ferr. phos. D 12	
		Nr. 5 Kal. phos. D 6	
		Nr. 7 Magn. phos. D 6	
		Nr. 8 Natr. chlor. D 6	
		Nr. 11 Silicea D 12	
zur Erleichterung		Nr. 1 Calc. fluor. D 12	
	+	Nr. 2 Calc. phos. D 6	
		Nr. 7 Magn. phos. D 6	„Heiße Sieben"
Wehen krampfartig		Nr. 7 Magn. phos. D 6	„Heiße Sieben"
Wehenschwäche		Nr. 1 Calc. fluor. D 12	
	stdl. ▲	Nr. 3 Ferr. phos. D 12	eventuell auch kürzere Zeitabstände
	stdl. ▲	Nr. 5 Kal. phos. D 6	
Abgang des Mutterkuchens		Nr. 1 Calc. fluor. D 12	
		Nr. 5 Kal. phos. D 6	
Nachwehen	stdl. ▲	Nr. 1 Calc. fluor. D 12	
	stdl. ▲	Nr. 5 Kal. phos. D 6	
	stdl. ▲	Nr. 7 Magn. phos. D 6	
Rückbildung der Gebärmutter		Nr. 1 Calc. fluor. D 12	Salbenanwendungen
	+	Nr. 3 Ferr. phos. D 12	
Gedächtnis			
Ermüdung		Nr. 5 Kal. phos. D 6	Ernährung
	+	Nr. 8 Natr. chlor. D 6	
Gedächtnislücken		Nr. 5 Kal. phos. D 6	Leberwickeln mit Salbe Nr. 10
	+	Nr. 8 Natr. chlor. D 6	
	tgl. ▲	Nr. 10 Natr. sulf. D 6	abends
	tgl. ▲	Nr. 11 Silicea D 12	abends
Gedächtnisschwäche		Nr. 2 Calc. phos. D 6	morgens
		Nr. 5 Kal. phos. D 6	mittags
		Nr. 8 Natr. chlor. D 6	vor- und nachmittags
		Nr. 11 Silicea D 12	abends
Gedächtnisverlust		Nr. 5 Kal. phos. D 6	häufige Gaben
	+	Nr. 8 Natr. chlor. D 6	
Gedankenberuhigung			
		Nr. 2 Calc. phos. D 6	morgens
		Nr. 7 Magn. phos. D 6	spätnachmittags; Leberwickel mit Salbe Nr. 10 gegen 14 Uhr
abends		Nr. 6 Kal. sulf. D 6	abends
		Nr. 11 Silicea D 12	vor dem Schlafengehen
Alle Salze als heiße Version, 5–10 Tab. aufgelöst, nehmen; vor dem Schlafen Fußbäder.			
Gefäßerweiterung			
		Nr. 1 Calc. fluor. D 12	Salben
	+	Nr. 11 Silicea D 12	
Gehirn			siehe auch Kap VI. 3. Erkrankungen des Nervensystems
Säfteerneuerung		Nr. 5 Kal. phos. D 6	
	+	Nr. 8 Natr. chlor. D 6	

Krankheitsbild/Symptome		Mineralsalze	Tipps
Gehirnerschütterung			*Arzt!* Bettruhe
Hauptmittel		Nr. 3 Ferr. phos. D 12	häufige Gabe
	+	Nr. 5 Kal. phos. D 6	
alte Fälle		Nr. 10 Natr. sulf. D 6	
mit Sehstörungen		Nr. 7 Magn. phos. D 6	
	+	Nr. 2 Calc. phos. D 6	
Gehirnhautentzündung			*Arzt!*
Hauptmittel		Nr. 3 Ferr. phos. D 12	alle 5-10 Min. 1 Tab.
	+	Nr. 5 Kal. phos. D 6	
mit Genickstarre		Nr. 2 Calc. phos. D 6	Salbenanwendungen mit Salbe Nr. 1 und Nr. 11
	+	Nr. 7 Magn. phos. D 6	
bei Krampf		Nr. 7 Magn. phos. D 6	„Heiße Sieben"
Lähmungserscheinungen		Nr. 5 Kal. phos. D 6	alle 5-10 Min. 1 Tab.
	+	Nr. 8 Natr. chlor. D 6	
Bettruhe, Zimmer abdunkeln, gut lüften, tgl. Stuhlgang.			
Gehirnschlag			*Arzt!*
allgemein		Nr. 2 Calc. phos. D 6	
	+	Nr. 5 Kal. phos. D 6	
	+	Nr. 8 Natr. chlor. D 6	
Aufsaugen des Blutergusses		Nr. 11 Silicea D 12	
		Nr. 3 Ferr. phos. D 12	
mit Blutfülle	▲	Nr. 3 Ferr. phos. D 12	häufige Gabe
	▲	Nr. 7 Magn. phos. D 6	„Heiße Sieben"
Blutstillung		Nr. 2 Calc. phos. D 6	
mit Lähmung		Nr. 5 Kal. phos. D 6	
	+	Nr. 8 Natr. chlor. D 6	
Vorbeugung		Nr. 1 Calc. fluor. D 12	morgens
		Nr. 9 Natr. phos. D 6	nachmittags
		Nr. 11 Silicea D 12	abends
Gelbsucht			*Arzt!*
Hauptmittel		Nr. 10 Natr. sulf. D 6	
	+	Nr. 7 Magn. phos. D 6	
mit hohem Fieber		Nr. 5 Kal. phos. D 6	
mit Hautjucken		Nr. 6 Kal. sulf. D 6	Salbenanwendung
		Nr. 7 Magn. phos. D 6	„Heiße Sieben"
bei Neugeborenen		Nr. 10 Natr. sulf. D 6	
bei Übersäuerung		Nr. 9 Natr. phos. D 6	
	+	Nr. 11 Silicea D 12	
zur Ausheilung monatelang	tgl. ▲	Nr. 7 Magn. phos. D 6	abends
	tgl. ▲	Nr. 9 Natr. phos. D 6	vor- und nachmittags
	tgl. ▲	Nr. 10 Natr. sulf. D 6	mittags
	tgl. ▲	Nr. 11 Silicea D 12	abends
Ursache feststellen, Vorsicht Steinverschluss, Leberwickel mit Salbe Nr. 10, Ernährung, vegetarische Kost, Absonderungen beachten.			
Gelenke			äußere Anwendungen
Gelenkschmiere		Nr. 8 Natr. chlor. D 6	
knackend		Nr. 1 Calc. fluor. D 12	morgens
	+	Nr. 11 Silicea D 12	abends
		Nr. 15 Kal. jod. D 6	Zwischenmittel
Knorpelbildung		Nr. 1 Calc. fluor. D 12	Salbenanwendungen
	+	Nr. 4 Kal. chlor. D 6	
	+	Nr. 8 Natr. chlor. D 6	
	▲	Nr. 2 Calc. phos. D 6	Zwischenmittel
	▲	Nr. 9 Natr. phos. D 6	Zwischenmittel
	▲	Nr. 5 Kal. phos. D 6	Zwischenmittel

Krankheitsbild/Symptome		Mineralsalze	Tipps
	▲	Nr. 11 Silicea D 12	Zwischenmittel
Schlottergelenke		Nr. 1 Calc. fluor. D 12	Salbe
steif	tgl. ▲	Nr. 7 Magn. phos. D 6	
	tgl. ▲	Nr. 2 Calc. phos. D 6	
	+	Nr. 8 Natr. chlor. D 6	
	+	Nr. 11 Silicea D 12	
Gelenkentzündung			
akut		Nr. 3 Ferr. phos. D 12	
allgemein		Nr. 2 Calc. phos. D 6	
	▲	Nr. 3 Ferr. phos. D 12	
	▲	Nr. 4 Kal. chlor. D 6	
		Nr. 8 Natr. chlor. D 6	
		Nr. 9 Natr. phos. D 6	
abends schlimmer		Nr. 6 Kal. sulf. D 6	
eitrig		Nr. 9 Natr. phos. D 6	
	+	Nr. 11 Silicea D 12	
mit Hitze		Nr. 3 Ferr. phos. D 12	
mit Kribbeln, nachts		Nr. 2 Calc. phos. D 6	
mit Lähmung		Nr. 5 Kal. phos. D 6	
Salbenanwendungen, säurearme Ernährung, tierisches Eiweiß meiden.			
Gelenkschwellung			
akut		Nr. 3 Ferr. phos. D 12	
allgemein	▲	Nr. 1 Calc. fluor. D 12	
	▲	Nr. 2 Calc. phos. D 6	
		Nr. 4 Kal. chlor. D 6	bei weißgrauem Zungenbelag
		Nr. 5 Kal. phos. D 6	
		Nr. 8 Natr. chlor. D 6	
durch Übersäuerung		Nr. 9 Natr. phos. D 6	vormittags
	+	Nr. 10 Natr. sulf. D 6	mittags bis 14 Uhr
	+	Nr. 11 Silicea D 12	abends
entzündlich	▲	Nr. 3 Ferr. phos. D 12	
	▲	Nr. 4 Kal. chlor. D 6	häufige Gaben
	▲	Nr. 7 Magn. phos. D 6	
mit rheumatischen Schmerzen	▲	Nr. 8 Natr. chlor. D 6	häufige Gaben
	▲	Nr. 9 Natr. phos. D 6	
	+	Nr. 11 Silicea D 12	
	oder	Nr. 12 Calc. sulf. D 6	
		Nr. 23 Natr. bicarb. D 6	
mit Wasserinhalt		Nr. 8 Natr. chlor. D 6	häufige Gabe
	+	Nr. 10 Natr. sulf. D 6	häufige Gabe
		Nr. 11 Silicea D 12	abends
Zungenbelag beachten, Salben, Ernährung.			
Gelenkrheumatismus			
akut		Nr. 3 Ferr. phos. D 12	alle 2 Std. 1 Tab.
	+	Nr. 1 Calc. fluor. D 12	
Durst, Schweißausbrüche		Nr. 8 Natr. chlor. D 6	
weißgrauer Zungenbelag		Nr. 4 Kal. chlor. D 6	
durch Übersäuerung		Nr. 9 Natr. phos. D 6	
	+	Nr. 11 Silicea D 12	
	oder	Nr. 12 Calc. sulf. D 6	
		Nr. 16 Lith. chlor. D 6	
Zungenbelag beachten, Rheumatee trinken.			
Gemütszustände			siehe auch Kap. VI. 3. Erkrankungen des Nervensystems
Hauptmittel		Nr. 5 Kal. phos. D 6	häufige Gabe

Krankheitsbild/Symptome		Mineralsalze	Tipps
	+	Nr. 8 Natr. chlor. D 6	
ängstlich		Nr. 2 Calc. phos. D 6	
	+	Nr. 8 Natr. chlor. D 6	
gereizt, lebhaft		Nr. 2 Calc. phos. D 6	
	+	Nr. 11 Silicea D 12	
niedergeschlagen, depressiv		Nr. 5 Kal. phos. D 6	
schreckhaft		Nr. 5 Kal. phos. D 6	
	+	Nr. 8 Natr. chlor. D 6	
	+	Nr. 11 Silicea D 12	
innere Unruhe		Nr. 7 Magn. phos. D 6	„Heiße Sieben“
wechselhaft		Nr. 5 Kal. phos. D 6	
	+	Nr. 8 Natr. chlor. D 6	
Neigung zum Weinen		Nr. 5 Kal. phos. D 6	
	+	Nr. 8 Natr. chlor. D 6	
zaghaft		Nr. 2 Calc. phos. D 6	
Salbenanwendungen, Ernährung, Leberwickel, Fußbäder, stimmungsaufhellende Kräutertees.			
Genesungsphase			Fußbäder
		Nr. 2 Calc. phos. D 6	morgens
		Nr. 5 Kal. phos. D 6	mittags
		Nr. 7 Magn. phos. D 6	vor- und nachmittags
Genickstarre			*Arzt*
		Nr. 1 Calc. fluor. D 12	Salben
	+	Nr. 2 Calc. phos. D 6	
		Nr. 7 Magn. phos. D 6	„Heiße Sieben“
		Nr. 11 Silicea D 12	„Heiße Elf“
Gereiztheit			
		Nr. 2 Calc. phos. D 6	häufige Gaben
		Nr. 5 Kal. phos. D 6	
		Nr. 7 Magn. phos. D 6	„Heiße Sieben“
		Nr. 11 Silicea D 12	
Salben, Leberwickel, Fußbäder.			
Gerstenkorn (Hordeolum)			siehe Augenleiden
Geruchsverlust			
		Nr. 8 Natr. chlor. D 6	Salbenanwendungen in die Nase und um die Augenhöhlen
Geschmack			
bitter		Nr. 10 Natr. sulf. D 6	
salzig		Nr. 8 Natr. chlor. D 6	
sauer		Nr. 9 Natr. phos. D 6	
Geschmacksverlust		Nr. 8 Natr. chlor. D 6	
Geschwulst			*Arzt*
		Nr. 1 Calc. fluor. D 12	Salbenanwendungen
		Nr. 3 Ferr. phos. D 12	
brandig		Nr. 5 Kal. phos. D 6	
wenn eitrig		Nr. 9 Natr. phos. D 6	
	+	Nr. 11 Silicea D 12	
Gesicht			
fettig, glänzend		Nr. 9 Natr. phos. D 6	
grünlich, gelblich		Nr. 10 Natr. sulf. D 6	
Muskellähmung		Nr. 5 Kal. phos. D 6	
	+	Nr. 7 Magn. phos. D 6	„Heiße Sieben“
Neuralgie		Nr. 7 Magn. phos. D 6	
Pickel		Nr. 4 Kal. chlor. D 6	Absonderungen beachten

Krankheitsbild/Symptome		Mineralsalze	Tipps
		Nr. 9 Natr. phos. D 6	Salbenanwendungen
	+	Nr. 11 Silicea D 12	
		Nr. 10 Natr. sulf. D 6	
wässrig, gedunsen		Nr. 8 Natr. chlor. D 6	
Zuckungen		Nr. 11 Silicea D 12	
Salben, Ernährung, Bürstenmassagen, Basenbäder.			
Gesichtsrose			*Arzt*
Hauptmittel bei leichten Fällen monatelang		Nr. 3 Ferr. phos. D 12	
	+	Nr. 4 Kal. chlor. D 6	
Hauptmittel bei schweren Fällen monatelang		Nr. 5 Kal. phos. D 6	
	+	Nr. 6 Kal. sulf. D 6	
bei Abschuppungen		Nr. 6 Kal. sulf. D 6	
Fieber bis 38,5°C	▲	Nr. 3 Ferr. phos. D 12	häufige Gabe
	▲	Nr. 4 Kal. chlor. D 6	
Fieber über 38,5°C		Nr. 5 Kal. phos. D 6	häufige Gabe
		Nr. 6 Kal. sulf. D 6	Zwischenmittel
Heilungsphase		Nr. 1 Calc. fluor. D 12	
	+	Nr. 6 Kal. sulf. D 6	
bei Schmerzen		Nr. 7 Magn. phos. D 6	„Heiße Sieben“
bei harten Schwellungen		Nr. 9 Natr. phos. D 6	
bei weichen Schwellungen		Nr. 10 Natr. sulf. D 6	
bei Eiterungen		Nr. 11 Silicea D 12	
Genesungsstadium (monatelang)		Nr. 1 Calc. fluor. D 12	Salbenanwendung
		Nr. 6 Kal. sulf. D 6	
Salben, Ernährung, Entsäuern, Stuhlgang, trocken-warme Umschläge, Leberwickel mit Salbe Nr. 10.			
Gicht			
im akuten Anfall mit Fieber	▲	Nr. 3 Ferr. phos. D 12	
	▲	Nr. 9 Natr. phos. D 6	
im akuten Anfall ohne Fieber	▲	Nr. 10 Natr. sulf. D 6	
	▲	Nr. 9 Natr. phos. D 6	
außerhalb des akuten Schubes		Nr. 9 Natr. phos. D 6	
zur Dauerbehandlung	▲	Nr. 11 Silicea D 12	
	▲	Nr. 16 Lith. chlor. D 6	
abends schlimmer		Nr. 6 Kal. sulf. D 6	
chronisch		Nr. 16 Lith. chlor. D 6	
in den Füßen		Nr. 10 Natr. sulf. D 6	
mit Hand- und Fußschweiß		Nr. 11 Silicea D 12	
durch Harnsäure		Nr. 9 Natr. phos. D 6	
	+	Nr. 11 Silicea D 12	
	+	Nr. 23 Natr. bicarb. D 6	
mit Knacken der Gelenke		Nr. 8 Natr. chlor. D 6	
mit Knoten an Sehnen, Nerven		Nr. 11 Silicea D 12	
mit wandernden Schmerzen		Nr. 6 Kal. sulf. D 6	oder Nr. 7 Magn. phos. D 6
	+	Nr. 17 Mang. sulf. D 6	
mit starkem Schweiß		Nr. 8 Natr. chlor. D 6	
mit Schweißausbruch morgens		Nr. 8 Natr. chlor. D 6	
mit Schwindel beim Bücken		Nr. 11 Silicea D 12	
wässrige Anschwellung		Nr. 4 Kal. chlor. D 6	häufige Gaben
	▲	Nr. 8 Natr. chlor. D 6	
	▲	Nr. 10 Natr. sulf. D 6	
Ernährung, tierisches Eiweiß meiden, ebenso Rohkost, Spinat und Rhabarber. Nachtschattengewächse wie Kartoffeln, Paprika und Tomaten nicht am Abend essen. Basenbäder, Nierenpflege, Leberwickel mit Salbe Nr. 10.			

Krankheitsbild/Symptome		Mineralsalze	Tipps
Gleichgültigkeit			
		Nr. 5 Kal. phos. D 6	häufige Gaben
		Nr. 8 Natr. chlor. D 6	
		Nr. 10 Natr. sulf. D 6	
Meridianbürstmassagen, Lebensfreude wieder entdecken, sich kleinen Aufgaben stellen, die eigene Stärke wieder finden.			
Gliederschmerzen			siehe auch Schmerzen
besser in Bewegung		Nr. 2 Calc. phos. D 6	
	+	Nr. 5 Kal. phos. D 6	
zu Beginn der Bewegung		Nr. 5 Kal. phos. D 6	
	+	Nr. 8 Natr. chlor. D 6	
Bewegung verschlimmert		Nr. 3 Ferr. phos. D 12	
Nervenschmerzen		Nr. 9 Natr. phos. D 6	
	+	Nr. 11 Silicea D 12	
Nervenschmerzen oft wechselnd		Nr. 7 Magn. phos. D 6	„Heiße Sieben"
schlimmer nachts, in Ruhe, oft mit Kribbeln		Nr. 2 Calc. phos. D 6	vor dem Schlafengehen als „Heiße Zwei"
mit Steifheit		Nr. 1 Calc. fluor. D 12	
mit Taubheitsgefühl		Nr. 2 Calc. phos. D 6	
mit Wasseranschwellung		Nr. 4 Kal. chlor. D 6	keine Druckschmerzen, Abdruck bleibt sichtbar
	▲	Nr. 8 Natr. chlor. D 6	häufige Gaben
	▲	Nr. 10 Natr. sulf. D 6	
bei Witterungswechsel	▲	Nr. 2 Calc. phos. D 6	
	▲	Nr. 10 Natr. sulf. D 6	
Salben, Ernährung, Leberwickel mit Salbe Nr. 10, Nierenpflege.			
Gliedmaßen			
Einschlafen		Nr. 2 Calc. phos. D 6	Salbenanwendung
	+	Nr. 11 Silicea D 12	
matt, schwer		Nr. 6 Kal. sulf. D 6	
	+	Nr. 9 Natr. phos. D 6	
schwabbelig		Nr. 8 Natr. chlor. D 6	
zittern, siehe auch Energieschaukel (s. Kap. VII. 1. Frühjahrskur)		Nr. 2 Calc. phos. D 6	morgens
		Nr. 5 Kal. phos. D 6	mittags
		Nr. 7 Magn. phos. D 6	abends, als „Heiße Sieben"
	+	Nr. 11 Silicea D 12	abends
Zucken		Nr. 11 Silicea D 12	
Grippe			siehe auch Erkältungen
allgemein		Nr. 3 Ferr. phos. D 12	
		Nr. 10 Natr. sulf. D 6	
mit Fieber über 38,5°C		Nr. 5 Kal. phos. D 6	
Vorbeugung		Nr. 3 Ferr. phos. D 12	siehe Kap. VII. 2. Herbst-Winter-Kur
	+	Nr. 5 Kal. phos. D 6	
Stuhlgang, Ernährung.			
Gürtelrose			*Arzt*
am Anfang häufige Gaben	▲	Nr. 7 Magn. phos. D 6	
	▲	Nr. 8 Natr. chlor. D 6	
dann		Nr. 5 Kal. phos. D 6	
bei Schmerzen zusätzlich		Nr. 7 Magn. phos. D 6	als „Heiße Sieben"
weißgrauer Zungenbelag		Nr. 4 Kal. chlor. D 6	
Zungenbelag und Absonderungen beachten, Ernährung, tierisches Eiweiß und Rohkost meiden, Leberwickel mit Salbe Nr. 10, Nierenpflege, Basensocken.			
Haarausfall			
allgemein		Nr. 5 Kal. phos. D 6	

Krankheitsbild/Symptome		Mineralsalze	Tipps
		Nr. 11 Silicea D 12	
		Nr. 8 Natr. chlor. D 6	
mit Jucken und Überempfindlichkeit der Kopfhaut		Nr. 11 Silicea D 12	
	▲	Nr. 2 Calc. phos. D 6	
	▲	Nr. 6 Kal. sulf. D 6	
nach geistigen Anstrengungen	▲	Nr. 5 Kal. phos. D 6	
	▲	Nr. 11 Silicea D 12	
Kahlköpfigkeit		Nr. 9 Natr. phos. D 6	
	+	Nr. 11 Silicea D 12	
kreisrund		Nr. 5 Kal. phos. D 6	
	+	Nr. 7 Magn. phos. D 6	
	+	Nr. 10 Natr. sulf. D 6	
durch Übersäuerung		Nr. 9 Natr. phos. D 6	
	+	Nr. 11 Silicea D 12	
Ernährung beachten, Entsäuern, Mineralienzufuhr, Spurenelemente, Basenbildner bevorzugen.			
Haare			
brüchig, spaltend		Nr. 11 Silicea D 12	
früh ergraut		Nr. 2 Calc. phos. D 6	morgens
		Nr. 5 Kal. phos. D 6	vormittags
	tgl. ▲	Nr. 8 Natr. chlor. D 6	
	tgl. ▲	Nr. 9 Natr. phos. D 6	
	+	Nr. 11 Silicea D 12	
Funken beim Kämmen		Nr. 9 Natr. phos. D 6	
	+	Nr. 11 Silicea D 12	
Haarboden schmerzt		Nr. 11 Silicea D 12	
Haarspitzenkatarrh		Nr. 11 Silicea D 12	Schmerzen beim Kämmen
Haarwuchs anregend		Nr. 11 Silicea D 12	lange Einnahme nötig
Schuppenbildung		Nr. 8 Natr. chlor. D 6	
Schuppen, fettig		Nr. 9 Natr. phos. D 6	
Schuppen, klebrig		Nr. 6 Kal. sulf. D 6	
Schuppen, trocken		Nr. 8 Natr. chlor. D 6	
Ernährung, Entsäuern, Nierenpflege, Leberwickel mit Salbe Nr. 10, Meridianbürstmassagen.			
Hals			auch äußerliche Anwendungen
Druckgefühl		Nr. 15 Kal. jod. D 6	*Arzt*
Kitzelgefühl	▲	Nr. 3 Ferr. phos. D 12	
	▲	Nr. 8 Natr. chlor. D 6	
Kloßgefühl		Nr. 7 Magn. phos. D 6	„Heiße Sieben“
rauh		Nr. 1 Calc. fluor. D 12	
		Nr. 3 Ferr. phos. D 12	
		Nr. 8 Natr. chlor. D 6	
Schmerzen		Nr. 2 Calc. phos. D 6	
		Nr. 3 Ferr. phos. D 12	
		Nr. 4 Kal. chlor. D 6	
Zäpfchen vergrößert		Nr. 1 Calc. fluor. D 12	
Absonderungen und Zungenbelag beachten.			
Halsentzündung			Salbenanwendungen
allgemein	▲	Nr. 3 Ferr. phos. D 12	häufige Gaben
	▲	Nr. 4 Kal. chlor. D 6	
mit chronischer Schwellung	▲	Nr. 1 Calc. fluor. D 12	
	▲	Nr. 4 Kal. chlor. D 6	
eitrig		Nr. 9 Natr. phos. D 6	
	+	Nr. 11 Silicea D 12	ohne Abfluss
		Nr. 12 Calc. sulf. D 6	mit Abfluss

Krankheitsbild/Symptome		Mineralsalze	Tipps
Neigung zu Halsentzündung		Nr. 9 Natr. phos. D 6	Gurgeln mit Salbeitee
	+	Nr. 11 Silicea D 12	
Mandeln gerötet		Nr. 3 Ferr. phos. D 12	
		Nr. 9 Natr. phos. D 6	
Mandelschmerzen	▲	Nr. 2 Calc. phos. D 6	
	▲	Nr. 5 Kal. phos. D 6	
Mandeln verhärtet		Nr. 1 Calc. fluor. D 12	
mit Mundgeruch		Nr. 5 Kal. phos. D 6	
Schluckbeschwerden		Nr. 10 Natr. sulf. D 6	
Fieber bis 38,5°C		Nr. 3 Ferr. phos. D 12	
Fieber über 38,5°C		Nr. 5 Kal. phos. D 6	
Halsumschlag, Halstuch aus reiner Wolle, Seide oder Baumwolle; keine Synthetik, zieht Bakterien an.			
Haltungsschäden			
	tgl. ▲	Nr. 1 Calc. fluor. D 12	3x2 Tab. vormittags
	tgl. ▲	Nr. 2 Calc. phos. D 6	3x2 Tab. vormittags
Ernährung beachten, Salbenanwendungen, Phosphate meiden.			
Hämorrhoiden			
Hauptmittel		Nr. 1 Calc. fluor. D 12	
Anfall	▲	Nr. 3 Ferr. phos. D 12	
	▲	Nr. 8 Natr. chlor. D 6	
bei Nachlassen der Beschwerden		Nr. 4 Kal. chlor. D 6	
außerdem		Nr. 9 Natr. phos. D 6	
	+	Nr. 11 Silicea D 12	
ätzend, brennend		Nr. 1 Calc. fluor. D 12	
blutend, helles Blut	▲	Nr. 3 Ferr. phos. D 12	
	▲	Nr. 11 Silicea D 12	
brennende Schmerzen	▲	Nr. 8 Natr. chlor. D 6	
	▲	Nr. 9 Natr. phos. D 6	
heftige Schmerzen		Nr. 7 Magn. phos. D 6	„Heiße Sieben"
juckend		Nr. 7 Magn. phos. D 6	„Heiße Sieben"
juckend und brennend		Nr. 5 Kal. phos. D 6	
Knotenbildung		Nr. 1 Calc. fluor. D 12	
Knoten, eiternd		Nr. 11 Silicea D 12	*Arzt*
Knoten, entzündet		Nr. 1 Calc. fluor. D 12	
	+	Nr. 6 Kal. sulf. D 6	
mit Einrissen und Fissuren		Nr. 1 Calc. fluor. D 12	
	+	Nr. 11 Silicea D 12	
Leberwickel mit Salbe Nr. 10, Nierenpflege, Ernährung, tierisches Eiweiß, Rote Beete und Karotten während der Akutphase meiden.			
Hände			
kalt		Nr. 8 Natr. chlor. D 6	
Kribbeln, Taubheitsgefühl		Nr. 2 Calc. phos. D 6	
rissig		Nr. 1 Calc. fluor. D 12	
	+	Nr. 11 Silicea D 12	
Schweiß		Nr. 8 Natr. chlor. D 6	
	+	Nr. 11 Silicea D 12	
Harn			
Abgang, unwillkürlich	▲	Nr. 5 Kal. phos. D 6	
	▲	Nr. 10 Natr. sulf. D 6	
Ablagerungen		Nr. 2 Calc. phos. D 6	
Blut im Harn		Nr. 3 Ferr. phos. D 12	*Arzt*
		Nr. 9 Natr. phos. D 6	
	+	Nr. 11 Silicea D 12	
Brennen beim Wasserlassen		Nr. 8 Natr. chlor. D 6	Blasen- und Nierentee, Trinkmenge
	+	Nr. 3 Ferr. phos. D 12	

Krankheitsbild/Symptome		Mineralsalze	Tipps
Harndrang, häufig		Nr. 8 Natr. chlor. D 6	
Harndrang, plötzlich auftretend		Nr. 8 Natr. chlor. D 6	
Harnträufeln		Nr. 1 Calc. fluor. D 12	
	+	Nr. 7 Magn. phos. D 6	
Harnvergiftung		Nr. 5 Kal. phos. D 6	*Arzt,* Ursache finden, auf Ernährung achten, kein tierisches Eiweiß; Hauptmittel
	+	Nr. 10 Natr. sulf. D 6	Hauptmittel
		Nr. 4 Kal. chlor. D 6	
		Nr. 7 Magn. phos. D 6	
		Nr. 9 Natr. phos. D 6	
Harnverhalten bei Kindern		Nr. 2 Calc. phos. D 6	
Harnverhalten, krampfhaft		Nr. 10 Natr. sulf. D 6	Hauptmittel
		Nr. 3 Ferr. phos. D 12	bei Entzündungen
		Nr. 5 Kal. phos. D 6	nervös bedingt
		Nr. 7 Magn. phos. D 6	Krämpfe der Schließmuskulatur
Urin, braun		Nr. 9 Natr. phos. D 6	*Abklärung durch Arzt*
Urin, eitrig		Nr. 9 Natr. phos. D 6	
	+	Nr. 11 Silicea D 12	
	oder	Nr. 12 Calc. sulf. D 6	
Urin, eiweißhaltig		Nr. 2 Calc. phos. D 6	
Urin, vermindert, scharf, sauer		Nr. 9 Natr. phos. D 6	
Urin, zuckerhaltig		Nr. 5 Kal. phos. D 6	
		Nr. 6 Kal. sulf. D 6	
		Nr. 7 Magn. phos. D 6	
		Nr. 8 Natr. chlor. D 6	
		Nr. 10 Natr. sulf. D 6	
Absonderungen und Zungenbelag beachten, Ernährung beachten.			
Harngrieß			Abklärung durch Arzt
allgemein		Nr. 2 Calc. phos. D 6	
		Nr. 7 Magn. phos. D 6	
		Nr. 9 Natr. phos. D 6	
	+	Nr. 11 Silicea D 12	
Schmerzen, kolikartig		Nr. 7 Magn. phos. D 6	„Heiße Sieben“, häufige Gabe
		Nr. 9 Natr. phos. D 6	
	+	Nr. 11 Silicea D 12	
zur Vorbeugung	▲	Nr. 9 Natr. phos. D 6	
	▲	Nr. 23 Natr. bicarb. D 6	
Ernährung beachten, Nierenpflege, Basenbäder, Meridianbürstmassagen.			
Harnsäure			Ernährung beachten
Abbau		Nr. 9 Natr. phos. D 6	längere Zeit einnehmen
	+	Nr. 11 Silicea D 12	Zwischenmittel
	+	Nr. 16 Lith. chlor. D 6	
	▲	Nr. 10 Natr. sulf. D 6	
	▲	Nr. 8 Natr. chlor. D 6	
Harnsäureüberschuss		Nr. 9 Natr. phos. D 6	
	+	Nr. 10 Natr. sulf. D 6	
	+	Nr. 11 Silicea D 12	
Harnwege			
Blutung durch Verletzung		Nr. 3 Ferr. phos. D 12	
Harnröhre verengt	▲	Nr. 1 Calc. fluor. D 12	Salbenanwendung
	▲	Nr. 7 Magn. phos. D 6	„Heiße Sieben“
	▲	Nr. 11 Silicea D 12	
Harnwege akut entzündet	▲	Nr. 3 Ferr. phos. D 12	häufige Gabe
	▲	Nr. 8 Natr. chlor. D 6	

Krankheitsbild/Symptome		Mineralsalze	Tipps
		Nr. 7 Magn. phos. D 6	„Heiße Sieben“
Harnwege chronisch entzündet	▲	Nr. 6 Kal. sulf. D 6	
	▲	Nr. 12 Calc. sulf. D 6	
		Nr. 4 Kal. chlor. D 6	
		Nr. 5 Kal. phos. D 6	
		Nr. 10 Natr. sulf. D 6	
Absonderungen und Zungenbelag beachten.			
Haut			
Abschuppung		Nr. 6 Kal. sulf. D 6	
gerötet, fleckig		Nr. 3 Ferr. phos. D 12	häufige Gabe
	▲	Nr. 7 Magn. phos. D 6	
	▲	Nr. 11 Silicea D 12	
Knötchen, warzenähnlich		Nr. 1 Calc. fluor. D 12	auch als Breiauflage
	+	Nr. 4 Kal. chlor. D 6	
	+	Nr. 10 Natr. sulf. D 6	
rauh, rissig, schrundig		Nr. 1 Calc. fluor. D 12	
schlaff	▲	Nr. 1 Calc. fluor. D 12	
	▲	Nr. 11 Silicea D 12	
trocken		Nr. 8 Natr. chlor. D 6	
trocken, schuppend		Nr. 6 Kal. sulf. D 6	
unrein		Nr. 11 Silicea D 12	
Veränderungen		Nr. 6 Kal. sulf. D 6	
Salbenanwendungen, Ernährung beachten, Basenbäder, Leberwickel mit Salbe Nr. 10, Nierenpflege.			
Hautabsonderungen			
allgemein		Nr. 2 Calc. phos. D 6	Aufbaumittel
		Nr. 4 Kal. chlor. D 6	
	tgl.▲	Nr. 24 Ars. jod. D 6	
	tgl.▲	Nr. 21 Zinc. chlor.	
ätzend		Nr. 1 Calc. fluor. D 12	
mit blauem Hof		Nr. 10 Natr. sulf. D 6	
blutig		Nr. 5 Kal. phos. D 6	
brennend		Nr. 8 Natr. chlor. D 6	
darunter blutig		Nr. 5 Kal. phos. D 6	
darunter grüngelb		Nr. 10 Natr. sulf. D 6	
darunter verhärtet		Nr. 1 Calc. fluor. D 12	
eitrig		Nr. 9 Natr. phos. D 6	
	+	Nr. 11 Silicea D 12	
faserstoffhaltig		Nr. 4 Kal. chlor. D 6	
eiweißhaltig		Nr. 2 Calc. phos. D 6	
	+	Nr. 11 Silicea D 12	
fettig		Nr. 9 Natr. phos. D 6	
gelblichgrün		Nr. 10 Natr. sulf. D 6	
gelbschleimig		Nr. 6 Kal. sulf. D 6	
honiggelb		Nr. 9 Natr. phos. D 6	
jauchig		Nr. 5 Kal. phos. D 6	
mehlartig		Nr. 4 Kal. chlor. D 6	
rahmartig		Nr. 9 Natr. phos. D 6	
schmierig		Nr. 5 Kal. phos. D 6	
schuppend		Nr. 6 Kal. sulf. D 6	
stinkend		Nr. 5 Kal. phos. D 6	
trocken, grünlich-gelb		Nr. 10 Natr. sulf. D 6	
trocken, klebrig		Nr. 6 Kal. sulf. D 6	
trocken, mehlartig		Nr. 4 Kal. chlor. D 6	
trocken, schmierig		Nr. 5 Kal. phos. D 6	
trocken weiß-gelblich		Nr. 2 Calc. phos. D 6	

Krankheitsbild/Symptome		Mineralsalze	Tipps
verhärtet		Nr. 1 Calc. fluor. D 12	
wasserhelle Flüssigkeit		Nr. 8 Natr. chlor. D 6	
wässrig		Nr. 10 Natr. sulf. D 6	
wässrig, glasig		Nr. 8 Natr. chlor. D 6	
wässriger Schleim		Nr. 8 Natr. chlor. D 6	
weiß oder weißgrau		Nr. 4 Kal. chlor. D 6	
Hautpflege			Auswahl des Salzes je nach Hautbild
allgemein		Nr. 1 Calc. fluor. D 12	
		Nr. 4 Kal. chlor. D 6	
		Nr. 5 Kal. phos. D 6	
		Nr. 6 Kal. sulf. D 6	
		Nr. 8 Natr. chlor. D 6	
		Nr. 11 Silicea D 12	
Empfindlichkeit gegen Sonne		Nr. 2 Calc. phos. D 6	
	+	Nr. 3 Ferr. phos. D 12	
	+	Nr. 8 Natr. chlor. D 6	
Salbenanwendungen, Ernährung beachten, Schlafplatz, Basenbäder.			
Heiserkeit			
akut	▲	Nr. 3 Ferr. phos. D 12	
	▲	Nr. 4 Kal. chlor. D 6	
belegte Stimme		Nr. 9 Natr. phos. D 6	Räuspern löst
		Nr. 4 Kal. chlor. D 6	Räuspern löst nicht
chronisch		Nr. 4 Kal. chlor. D 6	
	+	Nr. 6 Kal. sulf. D 6	
bei Erkältung		Nr. 1 Calc. fluor. D 12	Auswahl je nach Zungenbelag
		Nr. 3 Ferr. phos. D 12	
		Nr. 4 Kal. chlor. D 6	
		Nr. 6 Kal. sulf. D 6	
		Nr. 9 Natr. phos. D 6	
bei Kloßgefühl		Nr. 15 Kal. jod. D 6	
bei Schmerzen		Nr. 7 Magn. phos. D 6	als „Heiße Sieben"
in geschlossenen Räumen		Nr. 6 Kal. sulf. D 6	
mit trockenem Hustenreiz	▲	Nr. 3 Ferr. phos. D 12	
	▲	Nr. 8 Natr. chlor. D 6	
nach Überanstrengung der Stimmbänder	stdl. ▲	Nr. 5 Kal. phos. D 6	
	stdl. ▲	Nr. 7 Magn. phos. D 6	
Halswickel, Gurgeln, Ernährung beachten, sich Ruhe geben, Nierenpflege, Leberwickel mit Salbe Nr. 10.			
Heißhunger			
allgemein		Nr. 7 Magn. phos. D 6	
mit großem Durst		Nr. 8 Natr. chlor. D 6	
mit schneller Sättigung		Nr. 8 Natr. chlor. D 6	
Herpes			
sofort		Nr. 7 Magn. phos. D 6	häufige Gabe
Hauptmittel		Nr. 8 Natr. chlor. D 6	Breiauflage mit Nr. 8 auf das beginnende Bläschen
	+	Nr. 11 Silicea D 12	
	▲	Nr. 5 Kal. phos. D 6	
	▲	Nr. 10 Natr. sulf. D 6	
Ernährung, Absonderungen und Zungenbelag beachten.			
Herzenge (Stenokardie)			*Arzt*
bei drohendem Anfall		Nr. 5 Kal. phos. D 6	abwechselnd alle 5 Minuten 1 Tablette lutschen
	+	Nr. 7 Magn. phos. D 6	auch gelöst einnehmen
Zusatzmittel bei Blutarmut		Nr. 2 Calc. phos. D 6	

Krankheitsbild/Symptome		Mineralsalze	Tipps
Zusatzmittel bei Harnsäure		Nr. 9 Natr. phos. D 6	
	+	Nr. 11 Silicea D 12	
Zusatzmittel bei Herzmuskelschwäche		Nr. 3 Ferr. phos. D 12	
	+	Nr. 6 Kal. sulf. D 6	
Warme Unterarmbäder mit ansteigender Temperatur, ansteigende Fußbäder, seelische Entspannung, Flüssigkeitszufuhr beachten, Verbot von Nikotin.			
Herz			*Arzt*
Entzündung, beginnend	▲	Nr. 3 Ferr. phos. D 12	häufige Gaben
	▲	Nr. 7 Magn. phos. D 6	häufige Gaben
	▲	Nr. 9 Natr. phos. D 6	häufige Gaben
Entzündung chronisch		Nr. 4 Kal. chlor. D 6	
	+	Nr. 11 Silicea D 12	
hämmert nach jeder Bewegung		Nr. 11 Silicea D 12	
Herzerweiterung		Nr. 1 Calc. fluor. D 12	Hauptmittel
		Nr. 5 Kal. phos. D 6	Hauptmittel
		Nr. 9 Natr. phos. D 6	Hauptmittel
Verschlimmerung bei feuchtem Wetter	▲	Nr. 10 Natr. sulf. D 6	
	▲	Nr. 6 Kal. sulf. D 6	
Herzflattern		Nr. 2 Calc. phos. D 6	
Herzklappenfehler		Nr. 1 Calc. fluor. D 12	Hauptmittel
		Nr. 3 Ferr. phos. D 12	Hauptmittel
bei Schwäche durch Blutarmut		Nr. 2 Calc. phos. D 6	Hauptmittel
		Nr. 5 Kal. phos. D 6	Hauptmittel, stärkt das Herz, nicht nach 15 Uhr
bei Verschlimmerung abends und in geschlossenen Räumen		Nr. 6 Kal. sulf. D 6	
Herzrhythmusstörung		Nr. 2 Calc. phos. D 6	
	▲	Nr. 7 Magn. phos. D 6	„Heiße Sieben"
	▲	Nr. 8 Natr. chlor. D 6	
Herzschwäche		Nr. 2 Calc. phos. D 6	bei Schwäche durch Blutarmut
		Nr. 5 Kal. phos. D 6	stärkend
		Nr. 7 Magn. phos. D 6	entspannt
Herzverfettung		Nr. 9 Natr. phos. D 6	
	+	Nr. 11 Silicea D 12	
Kältegefühl		Nr. 11 Silicea D 12	
Unruhe		Nr. 2 Calc. phos. D 6	
	oder	Nr. 7 Magn. phos. D 6	
Herzbeutelentzündung			*Arzt*
akut, häufige Gaben		Nr. 3 Ferr. phos. D 12	Bettruhe, Flüssigkeitsbeschränkung, Ernährung beachten
mit Fieber über 38,5°C		Nr. 5 Kal. phos. D 6	
	+	Nr. 8 Natr. chlor. D 6	
Herzschmerzen, Verfall		Nr. 5 Kal. phos. D 6	
	+	Nr. 8 Natr. chlor. D 6	
nach Abklingen der Entzündung		Nr. 4 Kal. chlor. D 6	
	+	Nr. 1 Calc. fluor. D 12	
Genesungsphase		Nr. 2 Calc. phos. D 6	monatelang
	+	Nr. 5 Kal. phos. D 6	monatelang
Herzbeutelwassersucht			*Arzt!*
allgemein	▲	Nr. 8 Natr. chlor. D 6	Hauptmittel
	▲	Nr. 10 Natr. sulf. D 6	Hauptmittel
bei Blutarmut		Nr. 2 Calc. phos. D 6	
	+	Nr. 3 Ferr. phos. D 12	
	+	Nr. 8 Natr. chlor. D 6	
Herzerweiterung		Nr. 1 Calc. fluor. D 12	

Krankheitsbild/Symptome		Mineralsalze	Tipps
mit Leber-, Nierenstörung		Nr. 4 Kal. chlor. D 6	
	+	Nr. 6 Kal. sulf. D 6	
bei Scharlach		Nr. 4 Kal. chlor. D 6	
	+	Nr. 5 Kal. phos. D 6	
Herzinfarkt			*Arzt*
Vorbeugung, Nachbehandlung		Nr. 1 Calc. fluor. D 12	Salbenanwendungen
		Nr. 3 Ferr. phos. D 12	morgens
		Nr. 5 Kal. phos. D 6	mittags, jedoch NICHT bei Bluthochdruck!
		Nr. 6 Kal. sulf. D 6	abends
		Nr. 7 Magn. phos. D 6	abends „Heiße Sieben" zur Entspannung, auch als Salbe
Herzklappenfehler			
allgemein		Nr. 1 Calc. fluor. D 12	
zur Kräftigung		Nr. 5 Kal. phos. D 6	fördert Diastole (Erweiterung)
		Nr. 2 Calc. phos. D 6	fördert Systole (Zusammenziehen)
Herzklopfen			
allgemein	tgl. ▲	Nr. 2 Calc. phos. D 6	alle 3 Std. 2 Tab.
	tgl. ▲	Nr. 5 Kal. phos. D 6	alle 3 Std. 2 Tab.
	tgl. ▲	Nr. 7 Magn. phos. D 6	alle 3 Std. 2 Tab.
Herzschlag beschleunigt		Nr. 2 Calc. phos. D 6	
den Körper erschütternd		Nr. 8 Natr. chlor. D 6	
schlimmer bei linksseitigem Liegen		Nr. 8 Natr. chlor. D 6	
bei starkem Beklemmungsgefühl		Nr. 7 Magn. phos. D 6	„Heiße Sieben"
mit heißem Kopf		Nr. 3 Ferr. phos. D 12	
nachts		Nr. 6 Kal. sulf. D 6	
nachts, plötzlich auftretend		Nr. 2 Calc. phos. D 6	
nervös bedingt	▲	Nr. 2 Calc. phos. D 6	
	▲	Nr. 5 Kal. phos. D 6	
mit stechendem Schmerz		Nr. 8 Natr. chlor. D 6	
bei Übersäuerung		Nr. 9 Natr. phos. D 6	bei akuten Fällen alle 10 Min. 1–2 Tab.
	+	Nr. 11 Silicea D 12	abwechselnd
Herzschwäche			*Arzt*
allgemein		Nr. 2 Calc. phos. D 6	beruhigt
		Nr. 5 Kal. phos. D 6	regt an
		Nr. 13 Kal. ars.	
		Nr. 11 Silicea D 12	
bei Aussetzen des Herzschlags	▲	Nr. 5 Kal. phos. D 6	
	▲	Nr. 8 Natr. chlor. D 6	
Kollapsneigung		Nr. 8 Natr. chlor. D 6	alle 5 Min. 1 Tab.
zur Muskelkräftigung		Nr. 2 Calc. phos. D 6	
Ernährung beachten, keine Aufregung, keine Überanstrengung.			
Heuschnupfen			
akut	▲	Nr. 2 Calc. phos. D 6	auf Zungenbelag und Absonderungen achten, sehr häufige Gaben, Salbenanwendungen, besonders Salbe Nr. 8 in die Nase, um die Augenhöhlen, Ellenbeugen, Ohren
	▲	Nr. 3 Ferr. phos. D 12	
	▲	Nr. 8 Natr. chlor. D 6	
aufgedunsenes Gesicht	▲	Nr. 8 Natr. chlor. D 6	
	▲	Nr. 10 Natr. sulf. D 6	
krampfartiges Niesen		Nr. 7 Magn. phos. D 6	„Heiße Sieben"
bei Übersäuerung		Nr. 9 Natr. phos. D 6	
	+	Nr. 11 Silicea D 12	
vorbeugend		Nr. 2 Calc. phos. D 6	

Krankheitsbild/Symptome		Mineralsalze	Tipps
		Nr. 3 Ferr. phos. D 12	
		Nr. 8 Natr. chlor. D 6	
Salbenanwendungen, Ernährung; tierisches Eiweiß meiden; Leberwickel, Nierenpflege.			
Hexenschuss			
akut		Nr. 7 Magn. phos. D 6	„Heiße Sieben"
	+	Nr. 3 Ferr. phos. D 12	
chronisch	tgl. ▲	Nr. 1 Calc. fluor. D 12	
	tgl. ▲	Nr. 2 Calc. phos. D 6	Auswahl des Salzes unter Berücksichtigung des Zungenbelages und der Absonderungen
		Nr. 3 Ferr. phos. D 12	morgens und nachmittags
		Nr. 5 Kal. phos. D 6	mittags
		Nr. 7 Magn. phos. D 6	abends
		Nr. 8 Natr. chlor. D 6	vor- und nachmittags
durch Übersäuerung		Nr. 9 Natr. phos. D 6	
	+	Nr. 11 Silicea D 12	
Schmerz bei Bewegung		Nr. 3 Ferr. phos. D 12	
Schmerz, reißend		Kalium arsenicosum Nr. 13	
Schmerzen, wandernd		Nr. 7 Magn. phos. D 6	als „Heiße Sieben"
mit Schwellung		Nr. 4 Kal. chlor. D 6	
durch Übersäuerung		Nr. 9 Natr. phos. D 6	
	+	Nr. 11 Silicea D 12	
durch Verstopfung	▲	Nr. 8 Natr. chlor. D 6	
	▲	Nr. 10 Natr. sulf. D 6	
	+	Nr. 11 Silicea D 12	
Salbenanwendungen, Ernährung beachten, Basenbäder, Meridianbürstmassagen.			
Hitzschlag			besondere Vorsicht!
bei leichten Fällen	▲	Nr. 3 Ferr. phos. D 12	häufige Einnahme
	▲	Nr. 5 Kal. phos. D 6	
	▲	Nr. 11 Silicea D 12	
vorbeugend	stdl. ▲	Nr. 3 Ferr. phos. D 12	
	stdl. ▲	Nr. 5 Kal. phos. D 6	
	stdl. ▲	Nr. 8 Natr. chlor. D 6	
bei Zusammenbruch		Nr. 8 Natr. chlor. D 6	Hauptmittel + Waschungen mit Nr. 8, alle 5 Minuten 1 Tablette einnehmen
	▲	Nr. 3 Ferr. phos. D 12	
	▲	Nr. 5 Kal. phos. D 6	
	▲	Nr. 11 Silicea D 12	
Hoden			
Hodenbruch		Nr. 1 Calc. fluor. D 12	Salbenanwendungen mit Nr. 1 und Nr. 11
	+	Nr. 11 Silicea D 12	
Hodenentzündung		Nr. 2 Calc. phos. D 6	
	stdl. ▲	Nr. 3 Ferr. phos. D 12	
	stdl. ▲	Nr. 4 Kal. chlor. D 6	
Hodenvergrößerung	▲	Nr. 1 Calc. fluor. D 12	
	▲	Nr. 4 Kal. chlor. D 6	
Hodenverhärtung		Nr. 1 Calc. fluor. D 12	morgens, Salbenanwendungen
		Nr. 11 Silicea D 12	abends, Salbenanwendungen
Ernährung, Leberwickel mit Salbe Nr. 10, Basenbäder, Meridianbürstmassage, Nierenpflege.			
Hornhaut			
an Händen und Füßen		Nr. 1 Calc. fluor. D 12	Salbenanwendungen

Krankheitsbild/Symptome		Mineralsalze	Tipps
Hornstoff			
Ablagerungen		Nr. 1 Calc. fluor. D 12	
Austritt		Nr. 1 Calc. fluor. D 12	
Hühneraugen			Salbenanwendungen und Fußbäder
		Nr. 1 Calc. fluor. D 12	
	+	Nr. 8 Natr. chlor. D 6	
	+	Nr. 11 Silicea D 12	
Hungergefühl			
allgemein		Nr. 7 Magn. phos. D 6	
	+	Nr. 8 Natr. chlor. D 6	
mit Durst		Nr. 8 Natr. chlor. D 6	
nach dem Essen		Nr. 5 Kal. phos. D 6	
beim Fasten		Nr. 3 Ferr. phos. D 12	
	+	Nr. 4 Kal. chlor. D 6	
Husten			
abends schlimmer		Nr. 6 Kal. sulf. D 6	
bellend		Nr. 2 Calc. phos. D 6	
krampfartig		Nr. 2 Calc. phos. D 6	Salben auf Brust
		Nr. 7 Magn. phos. D 6	„Heiße Sieben"
locker, Schmerz in der Brust		Nr. 10 Natr. sulf. D 6	
quälend, trocken		Nr. 17 Mang. sulf. D 6	
stärker durch kaltes Trinken und durch Sprechen		Nr. 11 Silicea D 12	
trocken, ohne Auswurf		Nr. 3 Ferr. phos. D 12	
	+	Nr. 8 Natr. chlor. D 6	
trocken, rauh		Nr. 15 Kal. jod. D 6	
trockener Husten nachts mit morgendlicher Atemnot		Nr. 10 Natr. sulf. D 6	
trockener Kitzelhusten		Nr. 8 Natr. chlor. D 6	
Rasselgeräusche, Besserung an frischer Luft		Nr. 6 Kal. sulf. D 6	
heller, glasiger Auswurf mit Wundheitsgefühl		Nr. 2 Calc. phos. D 6	
großblasige Rasselgeräusche		Nr. 2 Calc. phos. D 6	
lang andauernder Erkältungshusten		Nr. 15 Kal. jod. D 6	
festsitzender, schwer abhustbarer Schleim		Nr. 4 Kal. chlor. D 6	
Auswahl des Salzes unter Beachtung des Zungenbelages und der Art des Auswurfs, viel trinken! Ernährung, Schleimbildner meiden, Leberwickel mit Salbe Nr. 10, ansteigende Fußbäder, Nierenpflege.			
Hüsteln			
		Nr. 11 Silicea D 12	
Hysterie			
allgemein, Einnahme über einen langen Zeitraum		Nr. 1 Calc. fluor. D 12	
Hauptmittel	▲	Nr. 5 Kal. phos. D 6	
	▲	Nr. 7 Magn. phos. D 6	
bei Blutarmut, Kribbelgefühl		Nr. 2 Calc. phos. D 6	
Blutandrang zum Kopf		Nr. 3 Ferr. phos. D 12	
große Schwäche, Weinerlichkeit		Nr. 5 Kal. phos. D 6	
	+	Nr. 8 Natr. chlor. D 6	
Ernährung beachten, Leberwickel mit Salbe Nr. 10, Nierenpflege, ansteigende Fußbäder (basisch), Meridianbürstmassagen.			
Impffolgen			
Vorbeugung		Nr. 4 Kal. chlor. D 6	morgens und abends, drei Wochen vor der Impfung beginnen, jeweils 2 x 2 Tab.
	+	Nr. 11 Silicea D 12	siehe oben

Krankheitsbild/Symptome		Mineralsalze	Tipps
Nachbehandlung	▲	Nr. 4 Kal. chlor. D 6	ca. 6 Wochen lang die Salze Nr. 4, Nr. 5 und Nr. 11 nach der Impfung alle 2 Std. im Wechsel einnehmen
	▲	Nr. 5 Kal. phos. D 6	
	▲	Nr. 11 Silicea D 12	tgl. Nacharbeit für 6 Wochen mit den Salzen je 1 Gabe
Immunsystem			siehe auch Kap. VII. Kuren mit Biochemie
zur Kräftigung	tgl. ▲	Nr. 2 Calc. phos. D 6	
	tgl. ▲	Nr. 3 Ferr. phos. D 12	
	tgl. ▲	Nr. 6 Kal. sulf. D 6	
	tgl. ▲	Nr. 7 Magn. phos. D 6	
	tgl. ▲	Nr. 9 Natr. phos. D 6	
	tgl. ▲	Nr. 23 Natr. bicarb. D 6	
Ernährung beachten, Lebensfreude, Leberwickel, entschlackende Bäder, Bewegung an frischer Luft, Nierenpflege.			
Infektionskrankheiten			siehe auch Kap. VII. Kuren mit Biochemie
vorbeugend	tgl. ▲	Nr. 3 Ferr. phos. D 12	
	tgl. ▲	Nr. 5 Kal. phos. D 6	
Inkontinenz			
	tgl. ▲	Nr. 1 Calc. fluor. D 12	
	tgl. ▲	Nr. 2 Calc. phos. D 6	
		Nr. 5 Kal. phos. D 6	
		Nr. 10 Natr. sulf. D 6	
Beckenbodentraining, Entsäuern, Ernährung beachten, Basenbäder, Meridianbürstmassagen.			
Insektenstiche			*Arzt*, häufige Gaben
allgemein		Nr. 8 Natr. chlor. D 6	Anwendung auch als Salbenbrei auf der Stichstelle
Bienenstich		Nr. 4 Kal. chlor. D 6	
Verdacht auf Blutvergiftung		Nr. 5 Kal. phos. D 6	
bei Schwellung		Nr. 4 Kal. chlor. D 6	
Ischias			
Ausstrahlung in die Hüfte		Nr. 5 Kal. phos. D 6	
		Nr. 9 Natr. phos. D 6	
	+	Nr. 11 Silicea D 12	
bei heißem Kopf		Nr. 3 Ferr. phos. D 12	
chronisch, rezidiv (wiederkehrend)	▲	Nr. 1 Calc. fluor. D 12	
	▲	Nr. 11 Silicea D 12	
Kribbeln, Taubheitsgefühl		Nr. 2 Calc. phos. D 6	Hauptmittel
		Nr. 7 Magn. phos. D 6	Hauptmittel
bei Säurenaturen		Nr. 9 Natr. phos. D 6	
	+	Nr. 11 Silicea D 12	
Schmerz, ausstrahlend-reißend		Nr. 8 Natr. chlor. D 6	
Schmerz, schießend	▲	Nr. 7 Magn. phos. D 6	„Heiße Sieben“
	▲	Nr. 5 Kal. phos. D 6	„Heiße Fünf“
Verschlimmerung durch Feuchtigkeit		Nr. 5 Kal. phos. D 6	
	+	Nr. 10 Natr. sulf. D 6	
Ernährung beachten, Leberwickel, Basenbäder, Nierenpflege, Salbenanwendungen, häufige Gaben.			
Juckreiz, allgemeiner			
Hauptmittel bei allen Formen		Nr. 7 Magn. phos. D 6	„Heiße Sieben“
allgemeines Hautjucken, tagsüber auftretend		Nr. 11 Silicea D 12	
allgemeines Hautjucken, nächtlich auftretend		Nr. 6 Kal. sulf. D 6	

Krankheitsbild/Symptome		Mineralsalze	Tipps
Hautjucken, als Folge nach innen geschlagener Krankheiten, mit Schuppen der Haut		Nr. 6 Kal. sulf. D 6	
Altersjucken	▲	Nr. 7 Magn. phos. D 6	
	▲	Nr. 11 Silicea D 12	
dünne, trockene, rissige Haut, Verschlechterung bei Wärme	▲	Nr. 7 Magn. phos. D 6	
	▲	Nr. 1 Calc. fluor. D 12	
Hautjucken mit sauren Schweißen und bei chronischen Nierenleiden		Nr. 9 Natr. phos. D 6	
Hautjucken bei harnsaurer Diathese	▲	Nr. 9 Natr. phos. D 6	
	▲	Nr. 11 Silicea D 12	
Hautjucken bei Leber- und Gallenleiden		Nr. 10 Natr. sulf. D 6	
Hautjucken bei Diabetes		Nr. 7 Magn. phos. D 6	
Ernährung beachten, Allergie abklären, Basenbäder, Leberwickel mit Salbe Nr. 10, Nierenpflege, kein Reizmittelabusus.			
Juckreiz, lokaler			
bei Krampfadern, Ulcus cruris	▲	Nr. 8 Natr. chlor. D 6	
	▲	Nr. 4 Kal. chlor. D 6	
während des Auskleidens und bei ödematösen Schwellungen		Nr. 10 Natr. sulf. D 6	
mit Schmerzen		Nr. 3 Ferr. phos. D 12	
mit Kribbeln an Fußsohlen und Handflächen	▲	Nr. 5 Kal. phos. D 6	
	▲	Nr. 2 Calc. phos. D 6	
an der Nasenspitze und in der Nase		Nr. 11 Silicea D 12	
an Beinen und Schenkeln	▲	Nr. 4 Kal. chlor. D 6	
	▲	Nr. 5 Kal. phos. D 6	
im Gesicht	▲	Nr. 8 Natr. chlor. D 6	
	▲	Nr. 7 Magn. phos. D 6	
	▲	Nr. 11 Silicea D 12	
Kribbelgefühl mit Juckreiz an Extremitäten, schlimmer nachts in Ruhe und in Wärme		Nr. 2 Calc. phos. D 6	
nach Gürtelrose	▲	Nr. 11 Silicea D 12	
	▲	Nr. 5 Kal. phos. D 6	
Kallusbildung			
	tgl. ▲	Nr. 1 Calc. fluor. D 12	auch Salbenanwendungen
	tgl. ▲	Nr. 2 Calc. phos. D 6	
		Nr. 8 Natr. chlor. D 6	
Zur beschleunigten Heilung bei Knochenbrüchen auch Salbenanwendungen.			
Kältegefühl			
der Extremitäten		Nr. 8 Natr. chlor. D 6	
der Glieder		Nr. 2 Calc. phos. D 6	
	+	Nr. 8 Natr. chlor. D 6	
am Kopf		Nr. 2 Calc. phos. D 6	
entlang der Wirbelsäule		Nr. 8 Natr. chlor. D 6	
Nierenpflege, immer für warme Füße sorgen, ansteigende Fußbäder, Salbenanwendungen.			
Karbunkel			siehe auch Abszess
		Nr. 1 Calc. fluor. D 12	häufige Gabe
		Nr. 5 Kal. phos. D 6	Zwischenmittel
		Nr. 10 Natr. sulf. D 6	Zwischenmittel
		Nr. 11 Silicea D 12	ohne Abfluss
		Nr. 12 Calc. sulf. D 6	mit Abfluss
Ernährung beachten, tierisches Eiweiß und Rohkost meiden, Leberwickel mit den Salben Nr. 10 und Nr. 6 im Wechsel, Nierenpflege.			

Krankheitsbild/Symptome		Mineralsalze	Tipps
Karies			
	tgl. ▲	Nr. 1 Calc. fluor. D 12	
	tgl. ▲	Nr. 2 Calc. phos. D 6	
		Nr. 8 Natr. chlor. D 6	
		Nr. 11 Silicea D 12	
Ernährung, Darmaufbau, Zahnpflege.			
Katarrh			
chronisch		Nr. 6 Kal. sulf. D 6	Absonderungen beachten
		Nr. 12 Calc. sulf. D 6	
Katarrh der oberen Luftwege			
Anfangsmittel	▲	Nr. 3 Ferr. phos. D 12	
	▲	Nr. 8 Natr. chlor. D 6	
als Folgemittel bei Mandelschwellung		Nr. 4 Kal. chlor. D 6	
schleimig-eitrige Sekretion		Nr. 6 Kal. sulf. D 6	zum Abschluss
Kehlkopfentzündung			
Hauptmittel		Nr. 3 Ferr. phos. D 12	
		Nr. 9 Natr. phos. D 6	
		Nr. 4 Kal. chlor. D 6	
mit Heiserkeit		Nr. 3 Ferr. phos. D 12	
	+	Nr. 2 Calc. phos. D 6	
mit gelbem Zungenbelag		Nr. 6 Kal. sulf. D 6	
chronisch	▲	Nr. 9 Natr. phos. D 6	monatelang
	▲	Nr. 11 Silicea D 12	monatelang
Absonderungen beachten, Ernährung, Leberwickel, Nierenpflege.			
Keuchhusten			*Arzt!* häufige Gaben
1. Stadium	▲	Nr. 3 Ferr. phos. D 12	
	▲	Nr. 4 Kal. chlor. D 6	
2. Stadium		Nr. 7 Magn. phos. D 6	als „Heiße Sieben"
bei Speiseerbrechen	+	Nr. 8 Natr. chlor. D 6	
3. Stadium	▲	Nr. 6 Kal. sulf. D 6	
	▲	Nr. 2 Calc. phos. D 6	
mit Fieber bis 38,5°C		Nr. 3 Ferr. phos. D 12	
mit Fieber ab 38,5°C		Nr. 5 Kal. phos. D 6	
Genesungsphase		Nr. 2 Calc. phos. D 6	monatelang
	+	Nr. 8 Natr. chlor. D 6	monatelang
Stuhlgang fördern, Ernährung, kein tierisches Eiweiß.			
Kieferhöhlenvereiterung			siehe auch Abszess
akut	stdl. ▲	Nr. 9 Natr. phos. D 6	
	stdl. ▲	Nr. 11 Silicea D 12	
	stdl. ▲	Nr. 12 Calc. sulf. D 6	
chronisch	▲	Nr. 6 Kal. sulf. D 6	abends
	▲	Nr. 9 Natr. phos. D 6	vor- und nachmittags
	tgl. ▲	Nr. 10 Natr. sulf. D 6	
	tgl. ▲	Nr. 11 Silicea D 12	
Auf Absonderungen achten, Salben, Ernährung, ausreichende Trinkmenge, Leberwickel, Nierenpflege, Schleimbildner meiden.			
Kiefersperre			
	▲	Nr. 1 Calc. fluor. D 12	häufige Gaben
	▲	Nr. 2 Calc. phos. D 6	häufige Gaben
		Nr. 7 Magn. phos. D 6	„Heiße Sieben"
Nacken mit Salben und Gaumen mit Salbenbrei massieren.			
Kinder			siehe auch Kap. III. Kinderheilkunde
alt, grau aussehend		Nr. 11 Silicea D 12	
Arme, Beine sehr dünn		Nr. 11 Silicea D 12	

Krankheitsbild/Symptome		Mineralsalze	Tipps
Gehenlernen	tgl. ▲	Nr. 1 Calc. fluor. D 12	
	tgl. ▲	Nr. 2 Calc. phos. D 6	
		Nr. 7 Magn. phos. D 6	
Gehenlernen mit Angst	▲	Nr. 2 Calc. phos. D 6	
	▲	Nr. 5 Kal. phos. D 6	
		Nr. 9 Natr. phos. D 6	
	+	Nr. 11 Silicea D 12	
reizbar		Nr. 2 Calc. phos. D 6	
		Nr. 9 Natr. phos. D 6	
	+	Nr. 11 Silicea D 12	
unruhige	▲	Nr. 2 Calc. phos. D 6	alle 4 Std. 1-2 Tabletten
	▲	Nr. 11 Silicea D 12	
		Nr. 7 Magn. phos. D 6	abends „Heiße Sieben“
		Nr. 14 Kal. brom. D 6	wenn dieses Mittel aufgrund der Symptome angezeigt ist, dann alle 10 Min. 2-3 Tab. anstelle von Nr. 7
will unbedeckt bleiben		Nr. 6 Kal. sulf. D 6	abends
		Nr. 12 Calc. sulf. D 6	
weinerlich		Nr. 5 Kal. phos. D 6	
	+	Nr. 8 Natr. chlor. D 6	
zurückgebliebene Kinder	tgl. ▲	Nr. 2 Calc. phos. D 6	monatelang
	tgl. ▲	Nr. 11 Silicea D 12	monatelang
Ernährung beachten: Süßigkeiten, starke Gewürze und Kochsalz meiden.			
Knickfuß			Salbenanwendungen
		Nr. 1 Calc. fluor. D 12	morgens
		Nr. 8 Natr. chlor. D 6	vor- und nachmittags
		Nr. 11 Silicea D 12	abends
Knochen			
Aufbau	tgl. ▲	Nr. 1 Calc. fluor. D 12	
	tgl. ▲	Nr. 2 Calc. phos. D 6	
		Nr. 7 Magn. phos. D 6	
Auswüchse		Nr. 1 Calc. fluor. D 12	
	+	Nr. 11 Silicea D 12	
brüchig	tgl. ▲	Nr. 1 Calc. fluor. D 12	
	tgl. ▲	Nr. 2 Calc. phos. D 6	
		Nr. 7 Magn. phos. D 6	
Deformierungen		Nr. 1 Calc. fluor. D 12	
Eiterung		Nr. 1 Calc. fluor. D 12	siehe auch Eiterung, Fisteln
	▲	Nr. 5 Kal. phos. D 6	
	▲	Nr. 8 Natr. chlor. D 6	
		Nr. 9 Natr. phos. D 6	
	+	Nr. 11 Silicea D 12	
Erweichung			siehe Rachitis
Knochenmarkentzündung		Nr. 3 Ferr. phos. D 12	häufige Gaben
	▲	Nr. 5 Kal. phos. D 6	
	▲	Nr. 8 Natr. chlor. D 6	
		Nr. 9 Natr. phos. D 6	
	+	Nr. 11 Silicea D 12	
Knochenbruch			
akut	stdl. ▲	Nr. 1 Calc. fluor. D 12	auch Salbenanwendung
	stdl. ▲	Nr. 2 Calc. phos. D 6	auch Salbenanwendung
	stdl. ▲	Nr. 3 Ferr. phos. D 12	auch Salbenanwendung
	stdl. ▲	Nr. 11 Silicea D 12	auch Salbenanwendung
	stdl. ▲	Nr. 8 Natr. chlor. D 6	auch Salbenanwendung
Beschwerden an alten Bruchstellen		Nr. 7 Magn. phos. D 6	bei akutem Schmerz

Krankheitsbild/Symptome		Mineralsalze	Tipps
	▲	Nr. 8 Natr. chlor. D 6	
	▲	Nr. 9 Natr. phos. D 6	
	▲	Nr. 11 Silicea D 12	
mit Schwellung		Nr. 4 Kal. chlor. D 6	
Knochenhautentzündung			
allgemein	▲	Nr. 1 Calc. fluor. D 12	
	▲	Nr. 3 Ferr. phos. D 12	
	▲	Nr. 4 Kal. chlor. D 6	
	▲	Nr. 5 Kal. phos. D 6	
	+	Nr. 11 Silicea D 12	
akut, ohne Eiter, nur mit Schwellung	stdl. ▲	Nr. 3 Ferr. phos. D 12	
	stdl. ▲	Nr. 2 Calc. phos. D 6	
	stdl. ▲	Nr. 5 Kal. phos. D 6	
mit Eiterung		Nr. 1 Calc. fluor. D 12	
	+	Nr. 11 Silicea D 12	
mit Schwellung	▲	Nr. 1 Calc. fluor. D 12	alle halbe bis ganze Stunde 1-2 Tab. im Wechsel einnehmen
	▲	Nr. 2 Calc. phos. D 6	
	▲	Nr. 3 Ferr. phos. D 12	
	▲	Nr. 5 Kal. phos. D 6	
Verhärtung		Nr. 1 Calc. fluor. D 12	auch Salben
	+	Nr. 11 Silicea D 12	auch Salben
Salbenanwendungen, auf Zungenbelag achten, Ernährung.			
Knorpel			halbstündlich bis stündlich im Wechsel
Aufbau	▲	Nr. 8 Natr. chlor. D 6	Hauptmittel
	▲	Nr. 5 Kal. phos. D 6	
Entzündung	▲	Nr. 1 Calc. fluor. D 12	
	▲	Nr. 3 Ferr. phos. D 12	
	▲	Nr. 8 Natr. chlor. D 6	
Geschwulst	▲	Nr. 1 Calc. fluor. D 12	Salbenverband
	▲	Nr. 5 Kal. phos. D 6	
	▲	Nr. 8 Natr. chlor. D 6	Hauptmittel
		Nr. 11 Silicea D 12	abends
Schäden		Nr. 8 Natr. chlor. D 6	Hauptmittel
Koliken			
allgemein		Nr. 7 Magn. phos. D 6	als „Heiße Sieben"
bei Kindern mit Anziehen der Beine		Nr. 7 Magn. phos. D 6	
bei Säuglingen mit Durchfall		Nr. 2 Calc. phos. D 6	
	+	Nr. 8 Natr. chlor. D 6	
mit saurem Aufstoßen		Nr. 9 Natr. phos. D 6	
in der Nabelgegend		Nr. 7 Magn. phos. D 6	
	+	Nr. 10 Natr. sulf. D 6	
mit übelriechenden Stühlen		Nr. 5 Kal. phos. D 6	
mit grasgrünen Stühlen		Nr. 10 Natr. sulf. D 6	
mit Windstauungen		Nr. 10 Natr. sulf. D 6	
bei Säuglingen mit Durchfall	▲	Nr. 2 Calc. phos. D 6	
	▲	Nr. 3 Ferr. phos. D 12	
	+	Nr. 8 Natr. chlor. D 6	
Kollaps			Arzt
	▲	Nr. 2 Calc. phos. D 6	Antlitzdiagnose
	▲	Nr. 5 Kal. phos. D 6	Brei in Wangentasche zergehen lassen
		Nr. 7 Magn. phos. D 6	häufige Gabe
	▲	Nr. 8 Natr. chlor. D 6	
Konzentrationsmangel	▲	Nr. 3 Ferr. phos. D 12	
	▲	Nr. 5 Kal. phos. D 6	

Krankheitsbild/Symptome		Mineralsalze	Tipps
	▲	Nr. 6 Kal. sulf. D 6	
	▲	Nr. 8 Natr. chlor. D 6	
Siehe auch Gedächtnis; auf Ernährung achten, Leberwickel mit Salbe Nr. 10, Basenbäder, Meridianbürstmassagen, für ausreichend Schlaf sorgen.			
Kopf			
Engegefühl		Nr. 2 Calc. phos. D 6	
Kälteempfinden	▲	Nr. 8 Natr. chlor. D 6	
	▲	Nr. 11 Silicea D 12	
Kopfhaut			
empfindlich gegen Druck		Nr. 11 Silicea D 12	
Haarboden schmerzt		Nr. 3 Ferr. phos. D 12	
	+	Nr. 11 Silicea D 12	
Knötchen		Nr. 11 Silicea D 12	
Schuppen	▲	Nr. 8 Natr. chlor. D 6	
	▲	Nr. 1 Calc. fluor. D 12	
Schuppen, klebrig		Nr. 6 Kal. sulf. D 6	
Kopfschmerz			
abends stärker		Nr. 6 Kal. sulf. D 6	
Augenhöhlen, Druck		Nr. 10 Natr. sulf. D 6	
wie durch Druck eines Hutes		Nr. 2 Calc. phos. D 6	
dumpf		Nr. 6 Kal. sulf. D 6	
einseitig, Migräne	▲	Nr. 7 Magn. phos. D 6	„Heiße Sieben"
	▲	Nr. 8 Natr. chlor. D 6	
mit Fieber bis 38,5°C		Nr. 3 Ferr. phos. D 12	
mit Galleerbrechen		Nr. 3 Ferr. phos. D 12	
	▲	Nr. 4 Kal. chlor. D 6	
	▲	Nr. 7 Magn. phos. D 6	bei Kolik
	▲	Nr. 8 Natr. chlor. D 6	
	+	Nr. 10 Natr. sulf. D 6	
durch geistige Überanstrengung		Nr. 5 Kal. phos. D 6	
	+	Nr. 8 Natr. chlor. D 6	
bei Berührung der Haare		Nr. 11 Silicea D 12	
hämmernd, im Hinterkopf beginnend		Nr. 8 Natr. chlor. D 6	
	+	Nr. 11 Silicea D 12	
bei Kindern		Nr. 3 Ferr. phos. D 12	Zwischenmittel
	+	Nr. 5 Kal. phos. D 6	
Kribbeln, Taubheitsgefühl		Nr. 2 Calc. phos. D 6	morgens, vormittags
		Nr. 7 Magn. phos. D 6	spätnachmittags, abends
vom Nacken zum Hinterkopf		Nr. 8 Natr. chlor. D 6	
am Oberhaupt		Nr. 10 Natr. sulf. D 6	
mit großer Schwäche		Nr. 5 Kal. phos. D 6	
mit Speichelfluss		Nr. 8 Natr. chlor. D 6	
rasend		Nr. 8 Natr. chlor. D 6	
ringförmig		Nr. 11 Silicea D 12	
schießend, pochend, stechend		Nr. 7 Magn. phos. D 6	
stechend		Nr. 7 Magn. phos. D 6	
	+	Nr. 11 Silicea D 12	
Stirnkopfschmerz		Nr. 9 Natr. phos. D 6	
von der Stirn zum Hinterkopf		Nr. 2 Calc. phos. D 6	
mit scharfem Tränenfluss		Nr. 8 Natr. chlor. D 6	
bei oder nach Überanstrengung		Nr. 2 Calc. phos. D 6	
	+	Nr. 3 Ferr. phos. D 12	
Stelle wechselnd		Nr. 6 Kal. sulf. D 6	als „Heiße Sechs"
Ursache erforschen, Darmsanierung, Schwermetallbelastung?, Ernährung, Süßigkeiten meiden, Entsäuern, Leberwickel mit Salbe Nr. 10, Nierenpflege, ansteigende Fußbäder.			

Krankheitsbild/Symptome		Mineralsalze	Tipps
Kräfteverlust			
		Nr. 5 Kal. phos. D 6	
		Nr. 7 Magn. phos. D 6	
		Nr. 8 Natr. chlor. D 6	
Ernährung beachten, Leberwickel mit Salbe Nr. 10, Nierenpflege, Lebensfreude, Ruhephasen gönnen, Meridianbürstmassage.			
Krampfadern			
Hauptmittel		Nr. 1 Calc. fluor. D 12	auch als Salbe
allgemein	tgl. ▲	Nr. 4 Kal. chlor. D 6	als Kur
	tgl. ▲	Nr. 7 Magn. phos. D 6	als Kur
	tgl. ▲	Nr. 9 Natr. phos. D 6	als Kur
	tgl. ▲	Nr. 11 Silicea D 12	als Kur
mit Entzündung		Nr. 3 Ferr. phos. D 12	
Geschwüre	▲	Nr. 1 Calc. fluor. D 12	
	▲	Nr. 5 Kal. phos. D 6	
	▲	Nr. 9 Natr. phos. D 6	
	▲	Nr. 11 Silicea D 12	
krampfartig schmerzend		Nr. 7 Magn. phos. D 6	„Heiße Sieben"
schmerzend		Nr. 3 Ferr. phos. D 12	
	+	Nr. 6 Kal. sulf. D 6	
schmerzend, brennend		Nr. 8 Natr. chlor. D 6	
	+	Nr. 3 Ferr. phos. D 12	
zur Vorbeugung		Nr. 4 Kal. chlor. D 6	morgens
		Nr. 9 Natr. phos. D 6	vormittags
		Nr. 11 Silicea D 12	abends
Leber entlasten, Leberwickel mit Salbe Nr. 10, Ernährung; tierisches Eiweiß und Rohkost meiden; Genussgifte meiden.			
Krämpfe			
allgemein		Nr. 2 Calc. phos. D 6	
	+	Nr. 7 Magn. phos. D 6	
hysterisch		Nr. 8 Natr. chlor. D 6	
kurz, schmerzhaft		Nr. 7 Magn. phos. D 6	„Heiße Sieben"
lang andauernd	stdl. ▲	Nr. 2 Calc. phos. D 6	
	stdl. ▲	Nr. 9 Natr. phos. D 6	
	stdl. ▲	Nr. 11 Silicea D 12	
Schreibkrampf	▲	Nr. 2 Calc. phos. D 6	
	▲	Nr. 5 Kal. phos. D 6	
	▲	Nr. 7 Magn. phos. D 6	
	▲	Nr. 8 Natr. chlor. D 6	
Wadenkrampf		Nr. 2 Calc. phos. D 6	
	oder	Nr. 7 Magn. phos. D 6	
		Nr. 5 Kal. phos. D 6	
	+	Nr. 8 Natr. chlor. D 6	
bei zahnenden Kindern		Nr. 2 Calc. phos. D 6	
beim Zahnziehen		Nr. 7 Magn. phos. D 6	
Krebs, begleitend			
	tgl. ▲	Nr. 1 Calc. fluor. D 12	
	tgl. ▲	Nr. 2 Calc. phos. D 6	
		Nr. 5 Kal. phos. D 6	mittags
		Nr. 7 Magn. phos. D 6	abends
		Nr. 8 Natr. chlor. D 6	vor- und nachmittags
bei Übersäuerung		Nr. 9 Natr. phos. D 6	
	+	Nr. 11 Silicea D 12	
Ernährung, Lebenseinstellung, Leberwickel.			
Kreislauf			
Schwäche		Nr. 5 Kal. phos. D 6	

Krankheitsbild/Symptome		Mineralsalze	Tipps
	+	Nr. 7 Magn. phos. D 6	
Störungen	▲	Nr. 2 Calc. phos. D 6	häufige Gaben
	▲	Nr. 5 Kal. phos. D 6	
	▲	Nr. 7 Magn. phos. D 6	
	▲	Nr. 8 Natr. chlor. D 6	
Meridianbürstmassagen, Bewegung, ansteigende Fußbäder.			
Kribbeln			Meridianbürstmassagen
in den Gliedmaßen	▲	Nr. 2 Calc. phos. D 6	häufige Gaben
	▲	Nr. 11 Silicea D 12	
Kropf			*Arzt*
allgemein	▲	Nr. 1 Calc. fluor. D 12	über einen langen Zeitraum
	▲	Nr. 2 Calc. phos. D 6	
	+	Nr. 10 Natr. sulf. D 6	
	+	Nr. 15 Kal. jod. D 6	
bei Überfunktion	▲	Nr. 15 Kal. jod. D 6	Kohlgemüse meiden
	▲	Nr. 2 Calc. phos. D 6	
Salbenanwendungen mit Salbe Nr. 1, Halsumfang alle 2 Wochen kontrollieren.			
Krupp			*Arzt*
beschleunigte Atmung		Nr. 2 Calc. phos. D 6	häufige Gaben, evtl. Tablettenbrei in Wangeninnentaschen zergehen lassen, Salbenanwendungen auf Bronchialbereich
	+	Nr. 7 Magn. phos. D 6	
	+	Nr. 8 Natr. chlor. D 6	
hohes Fieber		Nr. 5 Kal. phos. D 6	
	+	Nr. 8 Natr. chlor. D 6	
Pseudokrupp	▲	Nr. 2 Calc. phos. D 6	für gute Luftfeuchtigkeit sorgen
	▲	Nr. 4 Kal. chlor. D 6	
	▲	Nr. 12 Calc. sulf. D 6	
Kurzsichtigkeit			
		Nr. 1 Calc. fluor. D 12	
		Nr. 9 Natr. phos. D 6	
	+	Nr. 11 Silicea D 12	
Kyphose			siehe Rückgratverkrümmung
Lähmung			Meridianbürstmassagen
allgemein		Nr. 5 Kal. phos. D 6	häufig lutschen
als Folge von Krämpfen		Nr. 13 Kal. ars.	
Taubheitsgefühl		Nr. 2 Calc. phos. D 6	
Lähmungserscheinungen			*Arzt!*
		Nr. 5 Kal. phos. D 6	Salbenanwendungen
	+	Nr. 7 Magn. phos. D 6	
	+	Nr. 8 Natr. chlor. D 6	
Lampenfieber			
		Nr. 7 Magn. phos. D 6	„Heiße Sieben“
Lebensmüdigkeit			*Arzt*
	stdl. ▲	Nr. 5 Kal. phos. D 6	evtl. auch längere Abstände
	stdl. ▲	Nr. 8 Natr. chlor. D 6	
	stdl. ▲	Nr. 10 Natr. sulf. D 6	Hauptmittel, auch als „Heiße Zehn“
	stdl. ▲	Nr. 11 Silicea D 12	
Leberwickel.			
Leber			
Leberabszess	▲	Nr. 11 Silicea D 12	
	▲	Nr. 12 Calc. sulf. D 6	
Leberentzündung		Nr. 6 Kal. sulf. D 6	*Arzt*

Krankheitsbild/Symptome		Mineralsalze	Tipps
	+	Nr. 10 Natr. sulf. D 6	
Entzündung mit Fieber		Nr. 3 Ferr. phos. D 12	
Entzündung mit hohem Fieber		Nr. 5 Kal. phos. D 6	
	+	Nr. 8 Natr. chlor. D 6	
Leberflecken		Nr. 6 Kal. sulf. D 6	Salben
	+	Nr. 10 Natr. sulf. D 6	
Leberschrumpfung, beginnend	▲	Nr. 6 Kal. sulf. D 6	zusätzlich Leberwickel mit den Salben Nr. 6 und Nr. 10 im Wechsel
	▲	Nr. 10 Natr. sulf. D 6	
Leberschrumpfung, chronisch		Nr. 4 Kal. chlor. D 6	morgens
		Nr. 10 Natr. sulf. D 6	
		Nr. 8 Natr. chlor. D 6	bis 16 Uhr
		Nr. 6 Kal. sulf. D 6	abends
Leberschwellung	stdl. ▲	Nr. 4 Kal. chlor. D 6	zusätzlich Leberwickel mit den Salben Nr. 6 und Nr.10 im stdl. Wechsel
	stdl. ▲	Nr. 6 Kal. sulf. D 6	
	stdl. ▲	Nr. 7 Magn. phos. D 6	
	stdl. ▲	Nr. 10 Natr. sulf. D 6	
Leberschwund		Nr. 5 Kal. phos. D 6	häufige Gabe
	+	Nr. 6 Kal. sulf. D 6	häufige Gabe
	+	Nr. 8 Natr. chlor. D 6	häufige Gabe
Leberstärkung		Nr. 7 Magn. phos. D 6	
Leberstörung		Nr. 4 Kal. chlor. D 6	
	stdl. ▲	Nr. 6 Kal. sulf. D 6	
	stdl. ▲	Nr. 10 Natr. sulf. D 6	
Leberträgheit		Nr. 6 Kal. sulf. D 6	häufige Gaben, Leberwickel, Salbenanwendungen
	+	Nr. 7 Magn. phos. D 6	
	+	Nr. 10 Natr. sulf. D 6	
Leberverhärtung			kurmäßige Anwendung der Salze, Leberwickel mit Salben tgl. wechselnd
		Nr. 1 Calc. fluor. D 12	morgens
		Nr. 7 Magn. phos. D 6	2 x tägl. „Heiße Sieben"
		Nr. 9 Natr. phos. D 6	vor- und nachmittags
		Nr. 10 Natr. sulf. D 6	gegen 14 Uhr
		Nr. 11 Silicea D 12	abends
Wanderleber		Nr. 1 Calc. fluor. D 12	auch als Salbe
Leistenbruch			
Neigung dazu		Nr. 1 Calc. fluor. D 12	morgens
		Nr. 11 Silicea D 12	abends
Salbenanwendungen, Entsäuerung, Ernährung, Leberwickel, Nierenpflege.			
Lernfähigleit			
Aufnahmefähigkeit stärken		Nr. 1 Calc. fluor. D 12	
Ermüdung des Gehirns		Nr. 1 Calc. fluor. D 12	
Auf ausreichende Trinkmenge achten, Bewegung, Ernährung.			
Lippen			
Bläschen		Nr. 5 Kal. phos. D 6	Tablettenbrei auftragen
	+	Nr. 8 Natr. chlor. D 6	Tablettenbrei auftragen
gesprungen, geschwollen		Nr. 6 Kal. sulf. D 6	Salbenanwendungen
	+	Nr. 8 Natr. chlor. D 6	
rissig		Nr. 1 Calc. fluor. D 12	Salbenanwendungen
Lordose			siehe Rückgratverkrümmung
Luftröhre			
Entzündung		Nr. 3 Ferr. phos. D 12	häufige Gabe

Krankheitsbild/Symptome		Mineralsalze	Tipps
	+	Nr. 4 Kal. chlor. D 6	häufige Gabe
Verschluss, krampfartig		Nr. 7 Magn. phos. D 6	„Heiße Sieben"
Lunge			
Lungenbläschenerweiterung		Nr. 1 Calc. fluor. D 12	Salbe auf Bronchialbereich
Lungenblutung		Nr. 2 Calc. phos. D 6	*Arzt!* Siehe auch Blutung
	+	Nr. 3 Ferr. phos. D 12	
Lungenödem	▲	Nr. 5 Kal. phos. D 6	häufige Gabe
	▲	Nr. 8 Natr. chlor. D 6	
	▲	Nr. 10 Natr. sulf. D 6	
	▲	Nr. 11 Silicea D 12	
Lungenverschleimung		Nr. 3 Ferr. phos. D 12	Auswurf beachten
	+	Nr. 4 Kal. chlor. D 6	
Lungenentzündung			siehe auch Husten und Auswurf
bei Fieber unter 38,5°C		Nr. 3 Ferr. phos. D 12	
bei Fieber über 38,5°C		Nr. 5 Kal. phos. D 6	
zur Lösung des Hustens		Nr. 4 Kal. chlor. D 6	
Nachbehandlung, monatelang		Nr. 2 Calc. phos. D 6	morgens
		Nr. 5 Kal. phos. D 6	mittags
		Nr. 8 Natr. chlor. D 6	bis 16 Uhr
Lymphdrüsenerweiterung			
		Nr. 9 Natr. phos. D 6	
		Nr. 11 Silicea D 12	
	oder	Nr. 12 Calc. sulf. D 6	
Salbenanwendungen, tierisches Eiweiß und Rohkost meiden, Nierenpflege, Leberwickel.			
Lymphdrüsenentzündung			
allgemein	▲	Nr. 3 Ferr. phos. D 12	
	▲	Nr. 4 Kal. chlor. D 6	
	+	Nr. 5 Kal. phos. D 6	
	+	Nr. 9 Natr. phos. D 6	
bei Eiterbildung		Nr. 11 Silicea D 12	
mit Verhärtung		Nr. 1 Calc. fluor. D 12	
	+	Nr. 11 Silicea D 12	
Salbenanwendungen, Ernährung, kein tierisches Eiweiß.			
Lymphdrüsenschwellung			
entzündliche Schwellung		Nr. 13 Kal. ars.	
	oder	Nr. 3 Ferr. phos. D 12	
teigige Schwellung		Nr. 4 Kal. chlor. D 6	
verhärtet	▲	Nr. 1 Calc. fluor. D 12	morgens
	▲	Nr. 9 Natr. phos. D 6	vor- und nachmittags
	+	Nr. 11 Silicea D 12	abends
Arzt; Schwellungen der Lymphdrüsen beim Erwachsenen sind stets Hinweise auf Grunderkrankungen.			
Madenwürmer			siehe Würmer
Magen			
Druckgefühl		Nr. 6 Kal. sulf. D 6	
Magenblutungen	▲	Nr. 2 Calc. phos. D 6	*Arzt!!*
	▲	Nr. 3 Ferr. phos. D 12	
	▲	Nr. 5 Kal. phos. D 6	
Magenentzündung akut		Nr. 2 Calc. phos. D 6	Mundgeruch beachten
Magenerschlaffung	▲	Nr. 1 Calc. fluor. D 12	Salben
	▲	Nr. 3 Ferr. phos. D 12	Salben
Magenerweiterung	▲	Nr. 1 Calc. fluor. D 12	Salben
	▲	Nr. 5 Kal. phos. D 6	Salben
Magengeschwür (siehe auch Gastritis)		Nr. 5 Kal. phos. D 6	1. Mittel
		Nr. 8 Natr. chlor. D 6	nach 2-3 Wochen

Krankheitsbild/Symptome		Mineralsalze	Tipps
		Nr. 1 Calc. fluor. D 12	in der beschwerdefreien Zeit
Magenkrampf		Nr. 2 Calc. phos. D 6	
	oder	Nr. 7 Magn. phos. D 6	jeweils als „Heiße Sieben" und „Heiße Zwei"
Gefühl leeren Magens		Nr. 7 Magn. phos. D 6	als „Heiße Sieben"
Magenschleimhautentzündung			siehe auch Magenkatarrh
Magensenkung	tgl. ▲	Nr. 1 Calc. fluor. D 12	Magenbereich mit Salbe Nr. 1 einreiben
	tgl. ▲	Nr. 5 Kal. phos. D 6	
	tgl. ▲	Nr. 11 Silicea D 12	
nervös		Nr. 7 Magn. phos. D 6	
		Nr. 8 Natr. chlor. D 6	
		Nr. 9 Natr. phos. D 6	
Säureüberschuss		Nr. 9 Natr. phos. D 6	Ernährung beachten
	+	Nr. 11 Silicea D 12	
Völlegefühl		Nr. 6 Kal. sulf. D 6	
Magenkatarrh			Salbenanwendungen
allgemein	▲	Nr. 3 Ferr. phos. D 12	
	▲	Nr. 4 Kal. chlor. D 6	
	+	Nr. 8 Natr. chlor. D 6	
chronisch	▲	Nr. 4 Kal. chlor. D 6	morgens und vormittags
	▲	Nr. 6 Kal. sulf. D 6	abends
Magensaft			
Magensäure vermindert	▲	Nr. 8 Natr. chlor. D 6	Hauptmittel, Bitterstoffe
	▲	Nr. 5 Kal. phos. D 6	
Magensäure vermehrt		Nr. 7 Magn. phos. D 6	vor dem Essen
		Nr. 9 Natr. phos. D 6	nach dem Essen
Säureanregende Lebensmittel meiden; Leberwickel, Meridianbürstmassagen.			
Magenschmerzen			
allgemein	▲	Nr. 3 Ferr. phos. D 12	
	▲	Nr. 7 Magn. phos. D 6	
mit Druck und Völlegefühl		Nr. 10 Natr. sulf. D 6	
nach fetten Speisen		Nr. 9 Natr. phos. D 6	
bei Krämpfen		Nr. 7 Magn. phos. D 6	
Magennervenstärkung		Nr. 5 Kal. phos. D 6	
sofort nach dem Essen und nach kalten Getränken		Nr. 2 Calc. phos. D 6	
Übersäuerung		Nr. 9 Natr. phos. D 6	
	+	Nr. 11 Silicea D 12	
Ernährung, Ruhepausen, Leberwickel, Meridianbürstmassagen.			
Mandelabszess			*Arzt*
Anfangsmittel	▲	Nr. 3 Ferr. phos. D 12	sehr häufige Gaben
	▲	Nr. 4 Kal. chlor. D 6	sehr häufige Gaben
allgemein		Nr. 3 Ferr. phos. D 12	
		Nr. 11 Silicea D 12	ohne Abfluss
		Nr. 12 Calc. sulf. D 6	mit Abfluss
bei Fieber über 38,5°C		Nr. 5 Kal. phos. D 6	
chronische Mandelschwellung		Nr. 2 Calc. phos. D 6	
eitrig	▲	Nr. 6 Kal. sulf. D 6	*Arzt*, häufige Gabe
	▲	Nr. 11 Silicea D 12	
große, schmerzhafte Mandeln, geschwürig belegt		Nr. 5 Kal. phos. D 6	*Arzt*, häufige Gabe
mit Schwellung		Nr. 1 Calc. fluor. D 12	
	+	Nr. 4 Kal. chlor. D 6	
Auf Zungenbelag achten; Salbenanwendungen; Milchprodukte meiden.			

Krankheitsbild/Symptome		Mineralsalze	Tipps
Mandeln			
Belag, dickschleimig		Nr. 8 Natr. chlor. D 6	
Belag, stinkend		Nr. 5 Kal. phos. D 6	
Belag, honiggelb		Nr. 9 Natr. phos. D 6	
Belag, weiß, weißgrau		Nr. 4 Kal. chlor. D 6	
Mandelentzündung		Nr. 3 Ferr. phos. D 12	
		Nr. 11 Silicea D 12	ohne Abfluss
		Nr. 12 Calc. sulf. D 6	mit Abfluss
Mandelentzündung, chronisch	▲	Nr. 6 Kal. sulf. D 6	
	▲	Nr. 12 Calc. sulf. D 6	
Mandelvergrößerung			
allgemein		Nr. 1 Calc. fluor. D 12	
		Nr. 2 Calc. phos. D 6	
		Nr. 3 Ferr. phos. D 12	
		Nr. 4 Kal. chlor. D 6	
		Nr. 9 Natr. phos. D 6	
chronisch		Nr. 1 Calc. fluor. D 12	
		Nr. 7 Magn. phos. D 6	
		Nr. 9 Natr. phos. D 6	
	+	Nr. 11 Silicea D 12	
Absonderungen und Zungenbelag beachten, Salbenanwendungen.			
Masern			*Arzt*; siehe auch Kap. III. Kinderheilkunde
anfangs		Nr. 3 Ferr. phos. D 12	
allgemein	stdl. ▲	Nr. 3 Ferr. phos. D 12	
	stdl. ▲	Nr. 4 Kal. chlor. D 6	
	stdl. ▲	Nr. 7 Magn. phos. D 6	
im Abschuppungsstadium		Nr. 6 Kal. sulf. D 6	
mit Fieber über 38,5°C		Nr. 5 Kal. phos. D 6	
		Nr. 8 Natr. chlor. D 6	später
zur Nachbehandlung	tgl. ▲	Nr. 2 Calc. phos. D 6	monatelang
	tgl. ▲	Nr. 3 Ferr. phos. D 12	monatelang
	tgl. ▲	Nr. 8 Natr. chlor. D 6	monatelang
Mastdarm			siehe Darm
Menstruation			
Blut dunkel, klumpig		Nr. 4 Kal. chlor. D 6	
Blut dünn, nicht gerinnend	▲	Nr. 5 Kal. phos. D 6	häufige Gaben
	▲	Nr. 8 Natr. chlor. D 6	
	▲	Nr. 10 Natr. sulf. D 6	
andauernde Blutung		Nr. 1 Calc. fluor. D 12	
Blutung zu kurz oder zu lang		Nr. 2 Calc. phos. D 6	
Blutung zu stark		Nr. 1 Calc. fluor. D 12	zur Stärkung der Bänder
Krämpfe, Kolik		Nr. 7 Magn. phos. D 6	„Heiße Sieben"
Periode schmerzhaft		Nr. 1 Calc. fluor. D 12	
		Nr. 2 Calc. phos. D 6	
	oder	Nr. 7 Magn. phos. D 6	„Heiße Sieben"
Periode spät		Nr. 3 Ferr. phos. D 12	
Migräne			
allgemein		Nr. 10 Natr. sulf. D 6	Hauptmittel
		Nr. 2 Calc. phos. D 6	als „Heiße Zwei"
		Nr. 7 Magn. phos. D 6	als „Heiße Sieben"
		Nr. 8 Natr. chlor. D 6	
bei bestehender Blutarmut		Nr. 2 Calc. phos. D 6	siehe auch Anämie, Leberwickel, Ernährung
		Nr. 3 Ferr. phos. D 12	

Krankheitsbild/Symptome		Mineralsalze	Tipps
		Nr. 7 Magn. phos. D 6	
		Nr. 8 Natr. chlor. D 6	
bei Erbrechen von Galle	▲	Nr. 10 Natr. sulf. D 6	häufige Gaben
	▲	Nr. 3 Ferr. phos. D 12	
	▲	Nr. 7 Magn. phos. D 6	
bei Kreislaufstörungen		Nr. 3 Ferr. phos. D 12	
		Nr. 5 Kal. phos. D 6	
		Nr. 7 Magn. phos. D 6	
		Nr. 8 Natr. chlor. D 6	
bei starker Nervosität		Nr. 3 Ferr. phos. D 12	häufige Gaben
		Nr. 5 Kal. phos. D 6	
		Nr. 7 Magn. phos. D 6	
bei Stuhlverstopfung		Nr. 3 Ferr. phos. D 12	auf Trinkmenge achten, Leberwickel
		Nr. 7 Magn. phos. D 6	
		Nr. 10 Natr. sulf. D 6	
	+	Nr. 11 Silicea D 12	
bei Verdauungsschwäche		Nr. 3 Ferr. phos. D 12	vormittags, Ernährung
		Nr. 5 Kal. phos. D 6	mittags
		Nr. 7 Magn. phos. D 6	abends
durch Übersäuerung		Nr. 9 Natr. phos. D 6	Zungenbelag und Absonderungen beachten
	+	Nr. 11 Silicea D 12	
Milchschorf			siehe Absonderungen
Milz			
Beschwerden		Nr. 6 Kal. sulf. D 6	Hauptmittel, bevorzugt vormittags zwischen 9 und 11 Uhr und abends gegen 21 Uhr
		Nr. 5 Kal. phos. D 6	mittags
		Nr. 8 Natr. chlor. D 6	vor- und nachmittags
Milzstechen (Seitenstechen)		Nr. 7 Magn. phos. D 6	„Heiße Sieben"
	oder	Nr. 8 Natr. chlor. D 6	
Milzverhärtung		Nr. 1 Calc. fluor. D 12	morgens, Salbenanwendungen
		Nr. 11 Silicea D 12	abends
Salbenanwendungen; Bitterstoffe!; Süßes und Rohkost vermeiden.			
Mitesser			siehe Akne
allgemein		Nr. 9 Natr. phos. D 6	
eitrig	+	Nr. 11 Silicea D 12	
entzündet	▲	Nr. 3 Ferr. phos. D 12	
	▲	Nr. 4 Kal. chlor. D 6	
Verhärtungen		Nr. 1 Calc. fluor. D 12	auch als Salbe
Mittelohrentzündung, akut			
Hauptmittel bei Rötung und Vorwölbung des Trommelfells		Nr. 3 Ferr. phos. D 12	
nach Abklingen der akuten Entzündung (scholliger Belag des Trommelfells)		Nr. 4 Kal. chlor. D 6	
nach Spontanperforation		Nr. 12 Calc. sulf. D 6	
zur Nachbehandlung der akuten Mittelohrentzündung	▲	Nr. 11 Silicea D 12	
	▲	Nr. 12 Calc. sulf. D 6	
Mittelohrentzündung, chronisch			
um den Ohrenausfluss in Gang zu bringen	▲	Nr. 6 Kal. sulf. D 6	
	▲	Nr. 11 Silicea D 12	
stinkende Absonderungen		Nr. 5 Kal. phos. D 6	
nach dem Durchbruch		Nr. 12 Calc. sulf. D 6	
Tubenkatarrh, akut mit Knacken, Schwerhörigkeit	▲	Nr. 4 Kal. chlor. D 6	

Krankheitsbild/Symptome		**Mineralsalze**	**Tipps**
	▲	Nr. 10 Natr. sulf. D 6	
Tubenkatarrh, chronisch	▲	Nr. 9 Natr. phos. D 6	
	▲	Nr. 11 Silicea D 12	
Wegen Gefahr des Adhäsionsprozesses regelmäßig das Mittelohr durchlüften! Bei bereits eingesetztem Adhäsionsprozess Versuch mit	▲	Nr. 1 Calc. fluor. D 12	
	▲	Nr. 11 Silicea D 12	
Zwischenmittel		Nr. 17 Mang. sulf. D 6	
Absonderungen beachten. Ernährung beachten, Schleimbildner meiden, für warme Füße sorgen, Nierenpflege, ansteigende Fußbäder.			
Mondfühligkeit			
		Nr. 2 Calc. phos. D 6	morgens
		Nr. 9 Natr. phos. D 6	vormittags
	+	Nr. 11 Silicea D 12	abends als „Heiße Elf"
Müdigkeit			
allgemein		Nr. 3 Ferr. phos. D 12	
		Nr. 5 Kal. phos. D 6	als „Heiße Fünf" mit 3-5 Tab.
		Nr. 8 Natr. chlor. D 6	
		Nr. 9 Natr. phos. D 6	
durch Erschöpfung (siehe auch Energieschaukel in Kap. VII. 1. Frühjahrskur)		Nr. 2 Calc. phos. D 6	morgens
		Nr. 9 Natr. phos. D 6	vormittags
		Nr. 10 Natr. sulf. D 6	abends
durch Sauerstoffmangel		Nr. 6 Kal. sulf. D 6	bevorzugt abends
		Nr. 3 Ferr. phos. D 12	vor- und nachmittags
durch Übersäuerung		Nr. 9 Natr. phos. D 6	
	+	Nr. 11 Silicea D 12	
Morgenmüdigkeit		Nr. 9 Natr. phos. D 6	
Schläfrigkeit am Tage		Nr. 5 Kal. phos. D 6	
Ernährung, Bewegung, Lebensfreude, Leberwickel, Nierenpflege.			
Multiple Sklerose			siehe Kap. VI. 3. Erkrankungen des Nervensystems
Mumps			
allgemein		Nr. 4 Kal. chlor. D 6	
	+	Nr. 9 Natr. phos. D 6	
mit Eiterung		Nr. 9 Natr. phos. D 6	
	+	Nr. 11 Silicea D 12	ohne Abfluss
	oder	Nr. 12 Calc. sulf. D 6	mit Abfluss
bei Fieber bis 38,5°C		Nr. 3 Ferr. phos. D 12	
bei Fieber über 38,5°C		Nr. 5 Kal. phos. D 6	
käsiger Geruch aus Ohr	stdl. ▲	Nr. 6 Kal. sulf. D 6	
	stdl. ▲	Nr. 7 Magn. phos. D 6	
	stdl. ▲	Nr. 9 Natr. phos. D 6	
	stdl. ▲	Nr. 11 Silicea D 12	
mit Mundgeruch		Nr. 5 Kal. phos. D 6	
mit Schwellungen	▲	Nr. 1 Calc. fluor. D 12	Salbenanwendungen mit Salbe Nr. 1
	▲	Nr. 4 Kal. chlor. D 6	häufige Gaben aller drei Salze im Wechsel
	▲	Nr. 9 Natr. phos. D 6	
	+	Nr. 11 Silicea D 12	
mit Speichelfluss		Nr. 8 Natr. chlor. D 6	
mit Verhärtung		Nr. 1 Calc. fluor. D 12	Salben
	+	Nr. 11 Silicea D 12	
Salbenanwendungen, warmes Wolltuch um Hals, auf Zungenbeläge und Absonderungen achten, Ernährung.			

Krankheitsbild/Symptome		Mineralsalze	Tipps
Mund			
Mundbläschen		Nr. 8 Natr. chlor. D 6	
Mundfäule	▲	Nr. 4 Kal. chlor. D 6	häufige Gabe
	▲	Nr. 5 Kal. phos. D 6	häufige Gabe
	▲	Nr. 8 Natr. chlor. D 6	häufige Gabe
Mundgeruch		Nr. 2 Calc. phos. D 6	häufige Gabe, auf Ernährung und Zahnpflege achten, Darmaufbau
		Nr. 5 Kal. phos. D 6	Hauptmittel
		Nr. 8 Natr. chlor. D 6	
Mundsperre	▲	Nr. 1 Calc. fluor. D 12	als Salbe
	▲	Nr. 5 Kal. phos. D 6	
	▲	Nr. 8 Natr. chlor. D 6	
		Nr. 9 Natr. phos. D 6	
	+	Nr. 11 Silicea D 12	
Mundtrockenheit		Nr. 8 Natr. chlor. D 6	
Mundwinkelentzündung		Nr. 3 Ferr. phos. D 12	
	+	Nr. 6 Kal. sulf. D 6	
Mundwinkel rissig		Nr. 1 Calc. fluor. D 12	Salbenanwendung mit Salbe Nr. 1
Mundwinkelzuckungen	▲	Nr. 7 Magn. phos. D 6	häufige Gaben
	▲	Nr. 11 Silicea D 12	
Auf Ernährug und Zahnpflege achten, Darmaufbau.			
Mundgeschwür			
mit Bläschen		Nr. 8 Natr. chlor. D 6	
blaurot		Nr. 10 Natr. sulf. D 6	
eitrig		Nr. 9 Natr. phos. D 6	
	+	Nr. 11 Silicea D 12	ohne Abfluss
	oder	Nr. 12 Calc. sulf. D 6	mit Abfluss
mit hellrotem Rand	▲	Nr. 3 Ferr. phos. D 12	
	▲	Nr. 5 Kal. phos. D 6	
weißgrau		Nr. 4 Kal. chlor. D 6	
Muskel			
Lähmungen		Nr. 5 Kal. phos. D 6	
Muskelentzündung		Nr. 3 Ferr. phos. D 12	
Muskelerschlaffung		Nr. 3 Ferr. phos. D 12	
Muskelerschöpfung		Nr. 3 Ferr. phos. D 12	
	+	Nr. 5 Kal. phos. D 6	
Muskelkrampf		Nr. 7 Magn. phos. D 6	als „Heiße Sieben"
Muskelkrampf durch Übersäuerung	▲	Nr. 9 Natr. phos. D 6	
	▲	Nr. 11 Silicea D 12	
Muskelriss	▲	Nr. 1 Calc. fluor. D 12	häufige Gaben, auch Salbenanwendungen mit Salbe Nr. 1
	▲	Nr. 3 Ferr. phos. D 12	
	▲	Nr. 5 Kal. phos. D 6	
	▲	Nr. 8 Natr. chlor. D 6	
Muskelschwund		Nr. 2 Calc. phos. D 6	
		Nr. 5 Kal. phos. D 6	
		Nr. 11 Silicea D 12	
Muskelzucken		Nr. 8 Natr. chlor. D 6	
		Nr. 11 Silicea D 12	
Überdehnung	stdl. ▲	Nr. 1 Calc. fluor. D 12	Salben
	stdl. ▲	Nr. 3 Ferr. phos. D 12	Salben
	stdl. ▲	Nr. 11 Silicea D 12	Salben
Verhärtungen, besonders Schulter und Oberarme	▲	Nr. 1 Calc. fluor. D 12	morgens, auch Salbe
	▲	Nr. 6 Kal. sulf. D 6	abends, auch Salbe

Krankheitsbild/Symptome		Mineralsalze	Tipps
Zellerneuerung	▲	Nr. 5 Kal. phos. D 6	über einen längeren Zeitraum einnehmen
	▲	Nr. 6 Kal. sulf. D 6	
	▲	Nr. 8 Natr. chlor. D 6	
Muskelkater			
Behandlung		Nr. 7 Magn. phos. D 6	als „Heiße Sieben"
	▲	Nr. 6 Kal. sulf. D 6	auch als Salbe
	▲	Nr. 10 Natr. sulf. D 6	auch als Salbe
Vorbeugung		Nr. 3 Ferr. phos. D 12	
Muskelrheuma			
entzündlich		Nr. 3 Ferr. phos. D 12	
bei Übersäuerung		Nr. 9 Natr. phos. D 6	
	+	Nr. 11 Silicea D 12	
Schmerzen bei Beginn jeder Bewegung		Nr. 1 Calc. fluor. D 12	auch als Salbe anwenden
Besserung bei mäßiger Bewegung		Nr. 5 Kal. phos. D 6	
Fokalrheuma		Nr. 12 Calc. sulf. D 6	
Verschlimmerung durch Kälte und Nässe	▲	Nr. 8 Natr. chlor. D 6	
	▲	Nr. 10 Natr. sulf. D 6	
umherwandernder Schmerz		Nr. 7 Magn. phos. D 6	„Heiße Sieben"
Verschlimmerung in geschlossenen Räumen und nachts		Nr. 6 Kal. sulf. D 6	„Heiße Sechs"
Ernährung; tierisches Eiweiß meiden; Rohkost nicht nach 15 Uhr; Entsäuern, Leberwickel, Nierenpflege, Basenbäder im Wechsel mit Moorbädern, Meridianbürstmassagen.			
Mutlosigkeit			
		Nr. 5 Kal. phos. D 6	häufige Gaben
	+	Nr. 8 Natr. chlor. D 6	
Leberwickel, positive Gedanken.			
Myom			*Arzt!*
		Nr. 1 Calc. fluor. D 12	Salze Nr. 1 und Nr. 4 als begleitende Maßnahme
		Nr. 4 Kal. chlor. D 6	
Leberwickel, Meridianbürstmassagen, Bettplatz; Ernährung: Süßigkeiten, tierisches Eiweiß und Rohkost meiden; Entsäuern.			
Nabelbruch			
	▲	Nr. 1 Calc. fluor. D 12	auch als Salbenanwendungen
	▲	Nr. 3 Ferr. phos. D 12	
	▲	Nr. 11 Silicea D 12	
Nachtschweiß			Ursache abklären!
		Nr. 2 Calc. phos. D 6	häufige Gaben
	▲	Nr. 8 Natr. chlor. D 6	vor- und nachmittags
	▲	Nr. 9 Natr. phos. D 6	nachmittags
	▲	Nr. 11 Silicea D 12	abends
Nacken			
Nackenschmerzen		Nr. 9 Natr. phos. D 6	auch als Salbe
	+	Nr. 11 Silicea D 12	auch als Salbe
		Nr. 7 Magn. phos. D 6	als Salbe und „Heiße Sieben"
Nackenschmerzen mit heißem Kopf		Nr. 3 Ferr. phos. D 12	
Nackensteifheit		Nr. 1 Calc. fluor. D 12	auch als Salbe
	+	Nr. 2 Calc. phos. D 6	
		Nr. 7 Magn. phos. D 6	„Heiße Sieben"
verkrampft		Nr. 7 Magn. phos. D 6	„Heiße Sieben"
verspannt		Nr. 2 Calc. phos. D 6	„Heiße Zwei"
über den Hinterkopf ziehend		Nr. 5 Kal. phos. D 6	
	+	Nr. 8 Natr. chlor. D 6	
Nägel			
allgemein		Nr. 1 Calc. fluor. D 12	morgens, auch als Salbe

Krankheitsbild/Symptome		Mineralsalze	Tipps
	+	Nr. 11 Silicea D 12	abends, auch als Salbe
brüchig		Nr. 1 Calc. fluor. D 12	
	+	Nr. 11 Silicea D 12	
eingewachsen		Nr. 4 Kal. chlor. D 6	
	+	Nr. 11 Silicea D 12	
gespalten		Nr. 1 Calc. fluor. D 12	
	+	Nr. 11 Silicea D 12	
verformt		Nr. 1 Calc. fluor. D 12	
	+	Nr. 11 Silicea D 12	
Nagelbett			
eiternd		Nr. 9 Natr. phos. D 6	
	+	Nr. 11 Silicea D 12	ohne Abfluss
	oder	Nr. 12 Calc. sulf. D 6	mit Abfluss
entzündet		Nr. 3 Ferr. phos. D 12	
	+	Nr. 4 Kal. chlor. D 6	
	+	Nr. 11 Silicea D 12	ohne Abfluss
	oder	Nr. 12 Calc. sulf. D 6	mit Abfluss
entzündet, chronisch		Nr. 1 Calc. fluor. D 12	morgens
	tgl. ▲	Nr. 3 Ferr. phos. D 12	
	tgl. ▲	Nr. 4 Kal. chlor. D 6	
		Nr. 11 Silicea D 12	abends
Bäder und Salbenanwendungen.			
Nagelpilz			
	▲	Nr. 1 Calc. fluor. D 12	
	▲	Nr. 11 Silicea D 12	
entzündet		Nr. 3 Ferr. phos. D 12	zusätzlich
Heiße Tauchbäder mit den Mineralsalzen Nr. 1 und Nr. 11 für mindestens 6 Monate; Salbenanwendungen.			
Narben			
Zu Anfang der Narbenbildung		Nr. 3 Ferr. phos. D 12	
Aufbrechen von Narben		Nr. 8 Natr. chlor. D 6	
	+	Nr. 5 Kal. phos. D 6	
Heilung fördernd	▲	Nr. 3 Ferr. phos. D 12	auch als Salbe
	▲	Nr. 4 Kal. chlor. D 6	auch als Salbe
	▲	Nr. 11 Silicea D 12	auch als Salbe
Narbenpflege		Nr. 1 Calc. fluor. D 12	auch als Salbe
	+	Nr. 4 Kal. chlor. D 6	über einen längeren Zeitraum
Verhärtung		Nr. 1 Calc. fluor. D 12	auch als Salbe
	+	Nr. 11 Silicea D 12	
Nasenbluten			
allgemein		Nr. 2 Calc. phos. D 6	
		Nr. 6 Kal. sulf. D 6	
im Alter		Nr. 1 Calc. fluor. D 12	
bei Blutarmut		Nr. 2 Calc. phos. D 6	
galleartig, hellrot		Nr. 3 Ferr. phos. D 12	
bei Kindern		Nr. 2 Calc. phos. D 6	
	+	Nr. 3 Ferr. phos. D 12	
bei nervösen Kindern (Schulnasenbluten)		Nr. 5 Kal. phos. D 6	
Menstruation, währenddessen		Nr. 10 Natr. sulf. D 6	
schwarz, dick, zäh		Nr. 4 Kal. chlor. D 6	
schwärzlich, dünnflüssig	stdl. ▲	Nr. 5 Kal. phos. D 6	
	stdl. ▲	Nr. 8 Natr. chlor. D 6	
wässrig, hellrot	stdl. ▲	Nr. 5 Kal. phos. D 6	
	stdl. ▲	Nr. 10 Natr. sulf. D 6	
Auf Absonderungen achten, Salbenanwendungen, Schleimhaut der Nase gut mit den entsprechenden Salben pflegen.			

Krankheitsbild/Symptome		Mineralsalze	Tipps
Nasenjucken			
bei Magenübersäuerung		Nr. 9 Natr. phos. D 6	
	+	Nr. 11 Silicea D 12	
wunde Nasenlöcher		Nr. 8 Natr. chlor. D 6	
bei Wurmbefall		Nr. 9 Natr. phos. D 6	
	+	Nr. 11 Silicea D 12	
Salbenanwendungen.			
Nasenpolypen			
chronischer Nasenkatarrh		Nr. 6 Kal. sulf. D 6	
blasse Kinder, Schleimhautpolypen		Nr. 2 Calc. phos. D 6	
Polypen, breit, gestielt		Nr. 4 Kal. chlor. D 6	
	+	Nr. 11 Silicea D 12	
derb, harte Wucherungen		Nr. 1 Calc. fluor. D 12	
bei Übersäuerung		Nr. 9 Natr. phos. D 6	
	+	Nr. 11 Silicea D 12	
zerklüftet		Nr. 1 Calc. fluor. D 12	
Ernährung, Übersäuerung, Nahrungsmittelunverträglichkeit?; Salbenanwendungen.			
Nebenhöhlen			
Nebenhöhlenentzündung, akut		Nr. 3 Ferr. phos. D 12	auf Absonderungen achten
Nebenhöhlenentzündung	▲	Nr. 4 Kal. chlor. D 6	auf Absonderungen achten
	▲	Nr. 6 Kal. sulf. D 6	auf Absonderungen achten
Nebenhöhlenvereiterung		Nr. 9 Natr. phos. D 6	
	+	Nr. 11 Silicea D 12	ohne Abfluss
	oder	Nr. 12 Calc. sulf. D 6	mit Abfluss
Ernährung, Salbenanwendungen; tierisches Eiweiß und Rohkost meiden.			
Nerven			
zur Beruhigung		Nr. 2 Calc. phos. D 6	
		Nr. 7 Magn. phos. D 6	
Belastung durch „Elektrosmog“		Nr. 1 Calc. fluor. D 12	
	+	Nr. 4 Kal. chlor. D 6	
gereizt		Nr. 11 Silicea D 12	
Leitfähigkeit der Nervern stärken		Nr. 11 Silicea D 12	
Schwäche durch Übersäuerung		Nr. 9 Natr. phos. D 6	
	+	Nr. 11 Silicea D 12	
zur Stärkung der Nerven (siehe auch Kap. VI. 3. Erkrankungen des Nervensystems; Energieschaukel in Kap. VII. 1. Frühjahrskur)		Nr. 2 Calc. phos. D 6	morgens
	+	Nr. 5 Kal. phos. D 6	mittags
	+	Nr. 7 Magn. phos. D 6	abends
	+	Nr. 8 Natr. chlor. D 6	als Zwischenmittel
Ernährung, Entsäuern, Leberwickel, Nierenpflege, Meridianbürstmassage, Entspannung, Lebensfreude.			
Nervenentzündung			
allgemein		Nr. 3 Ferr. phos. D 12	häufige Gaben
Hauptmittel	+	Nr. 5 Kal. phos. D 6	Hauptmittel
Abschlussmittel	▲	Nr. 2 Calc. phos. D 6	morgens
	▲	Nr. 1 Calc. fluor. D 12	vormittags
	▲	Nr. 11 Silicea D 12	abends
bei schießenden Schmerzen		Nr. 7 Magn. phos. D 6	„Heiße Sieben“
mit Lähmung		Nr. 5 Kal. phos. D 6	
	+	Nr. 7 Magn. phos. D 6	
durch Übersäuerung		Nr. 5 Kal. phos. D 6	
	+	Nr. 9 Natr. phos. D 6	
	+	Nr. 11 Silicea D 12	

Krankheitsbild/Symptome		Mineralsalze	Tipps
Nervenschmerzen			
allgemein		Nr. 5 Kal. phos. D 6	
	+	Nr. 7 Magn. phos. D 6	
Bewegung verschlimmert		Nr. 3 Ferr. phos. D 12	
mit Bläschen an der Lippe		Nr. 8 Natr. chlor. D 6	
mit Fieber bis 38,5°C		Nr. 3 Ferr. phos. D 12	
mit heißer Stirn		Nr. 3 Ferr. phos. D 12	
lähmender Schmerz		Nr. 5 Kal. phos. D 6	
	+	Nr. 8 Natr. chlor. D 6	
Schmerz schießend, bohrend, wechselnd		Nr. 7 Magn. phos. D 6	als „Heiße Sieben"
mit Schweißausbruch (kalter)		Nr. 8 Natr. chlor. D 6	
	+	Nr. 11 Silicea D 12	
mit Schwindelgefühl beim Bücken		Nr. 11 Silicea D 12	
Taubheitsgefühl		Nr. 2 Calc. phos. D 6	
Trigeminus	▲	Nr. 5 Kal. phos. D 6	Salbenanwendung
	▲	Nr. 7 Magn. phos. D 6	Salbenanwendung und „Heiße Sieben"
	▲	Nr. 8 Natr. chlor. D 6	
durch Verschlackung		Nr. 10 Natr. sulf. D 6	
Verschlimmerung abends und bei Wärme		Nr. 6 Kal. sulf. D 6	
Salbenanwendungen, weitere Empfehlungen siehe Nerven.			
Nervosität			
allgemein		Nr. 2 Calc. phos. D 6	morgens
	+	Nr. 7 Magn. phos. D 6	abends
	+	Nr. 8 Natr. chlor. D 6	vor- und nachmittags
ausgeprägt		Nr. 5 Kal. phos. D 6	vormittags/mittags bis 15 Uhr
Nesselausschlag			
häufige Gaben	▲	Nr. 2 Calc. phos. D 6	
	▲	Nr. 3 Ferr. phos. D 12	
	▲	Nr. 4 Kal. chlor. D 6	
Hauptmittel		Nr. 5 Kal. phos. D 6	
		Nr. 7 Magn. phos. D 6	„Heiße Sieben"
Hauptmittel		Nr. 8 Natr. chlor. D 6	
Ernährung beachten, Allergene meiden; oft nervöse Ursachen; evtl. Medikamente beachten.			
Neurodermitis			
zur Stabilisierung der Haut		Nr. 2 Calc. phos. D 6	Hauptmittel
		Nr. 4 Kal. chlor. D 6	
		Nr. 6 Kal. sulf. D 6	
bei Übersäuerung		Nr. 9 Natr. phos. D 6	Hauptmittel
	+	Nr. 11 Silicea D 12	
Zwischenmittel		Nr. 10 Natr. sulf. D 6	Leberwickel mit Salbe Nr. 10 und abends auf den Oberbauch auftragen
bei wässrigen Bläschen		Nr. 8 Natr. chlor. D 6	
gegen Juckreiz		Nr. 7 Magn. phos. D 6	„Heiße Sieben"
Fachkundliche Abklärung, Ernährung, Darmaufbau, Meridianbürstmassagen, Absonderungen beachten, keine Milch- und Milchprodukte, tierisches Eiweiß drastisch einschränken. Apfel- und Orangensaft meiden.			
Nieren			
allgemein		Nr. 4 Kal. chlor. D 6	vor- und nachmittags
		Nr. 8 Natr. chlor. D 6	vor- und nachmittags bis 16 Uhr
		Nr. 10 Natr. sulf. D 6	bis 14 Uhr
Nierenbeckenentzündung (siehe auch Nierenentzündung)		Nr. 5 Kal. phos. D 6	Anfangsmittel / *Arzt!*
		Nr. 4 Kal. chlor. D 6	bei Fieber
Niereneiterung	▲	Nr. 11 Silicea D 12	*Arzt!*
	▲	Nr. 12 Calc. sulf. D 6	auf ausreichende Flüssigkeitszufuhr achten

Krankheitsbild/Symptome		Mineralsalze	Tipps
Nierengrieß, -steine		Nr. 7 Magn. phos. D 6	bei Schmerzen „Heiße Sieben“
	+	Nr. 10 Natr. sulf. D 6	
	tgl. ▲	Nr. 9 Natr. phos. D 6	im Ruhestadium im tgl. Wechsel 5 x 2-3 Tab.
	tgl. ▲	Nr. 11 Silicea D 12	
Nierenkolik		Nr. 1 Calc. fluor. D 12	bis zu 6 Tabletten pro Tag lutschen
		Nr. 7 Magn. phos. D 6	häufig als „Heiße Sieben“
Nierenstärkung		Nr. 4 Kal. chlor. D 6	
	+	Nr. 5 Kal. phos. D 6	
		Nr. 8 Natr. chlor. D 6	Zwischenmittel
Nierenverhärtung		Nr. 1 Calc. fluor. D 12	auch als Salbe auf den Nierenbereich abends auftragen
Wanderniere		Nr. 1 Calc. fluor. D 12	zur Unterstützung
	+	Nr. 11 Silicea D 12	
Auf ausreichende Flüssigkeitszufuhr achten, Nierentee trinken, Bettruhe, Ernährung, auf Salzzufuhr achten.			
Nierenentzündung			*Arzt!*
akut	stdl. ▲	Nr. 3 Ferr. phos. D 12	Hauptmittel, je 2 Tab.
	stdl. ▲	Nr. 9 Natr. phos. D 6	je 2 Tab.
	stdl. ▲	Nr. 10 Natr. sulf. D 6	je 2 Tab.
chronisch		Nr. 6 Kal. sulf. D 6	kurmäßige Einnahme des entsprechenden Salzes über 6 Monate
		Nr. 9 Natr. phos. D 6	Hauptmittel
	+	Nr. 11 Silicea D 12	Hauptmittel
eitrig		Nr. 11 Silicea D 12	
	oder	Nr. 12 Calc. sulf. D 6	
mit hohem Fieber	▲	Nr. 5 Kal. phos. D 6	alle halbe Stunde 1-2 Tab. einnehmen
	▲	Nr. 9 Natr. phos. D 6	
	▲	Nr. 10 Natr. sulf. D 6	
mit Koliken		Nr. 7 Magn. phos. D 6	„Heiße Sieben“
mit weißgrauem Schleim		Nr. 4 Kal. chlor. D 6	
	+	Nr. 10 Natr. sulf. D 6	
Auf Zungenbelag achten; Blasen- und Nierentee; siehe auch Nieren allgemein.			
Niesen			
häufig		Nr. 3 Ferr. phos. D 12	häufige Gaben
	+	Nr. 8 Natr. chlor. D 6	
krampfartig		Nr. 7 Magn. phos. D 6	
Ödem			
allgemein		Nr. 2 Calc. phos. D 6	
	▲	Nr. 8 Natr. chlor. D 6	häufige Gaben
	▲	Nr. 10 Natr. sulf. D 6	häufige Gaben
bei Herzleiden	stdl. ▲	Nr. 4 Kal. chlor. D 6	
	stdl. ▲	Nr. 5 Kal. phos. D 6	
bei Lebererkrankungen	stdl. ▲	Nr. 8 Natr. chlor. D 6	
	stdl. ▲	Nr. 10 Natr. sulf. D 6	
bei Nierenerkrankungen	stdl. ▲	Nr. 2 Calc. phos. D 6	
	stdl. ▲	Nr. 4 Kal. chlor. D 6	
bei schweren Ödemen, zusätzlich		Nr. 5 Kal. phos. D 6	
	+	Nr. 11 Silicea D 12	
Salbenanwendungen durch leichtes Einklopfen nach Auswahl des entsprechenden Mittels. Ernährung. Alle Schleimbildner meiden, nur warme Lebensmittel, auf Trinkmenge achten, Lymhdrainage durch Fachkraft.			
Offene Beine			siehe Beine, offen
Ohnmacht			*Arzt*
allgemein		Nr. 2 Calc. phos. D 6	morgens
	▲	Nr. 5 Kal. phos. D 6	im Akutfall häufige Gaben; Hauptmittel
	▲	Nr. 8 Natr. chlor. D 6	im Akutfall häufige Gaben; Hauptmittel

Krankheitsbild/Symptome		Mineralsalze	Tipps
		Nr. 11 Silicea D 12	abends
mit Krämpfen		Nr. 7 Magn. phos. D 6	„Heiße Sieben“ oder Brei in Wangeninnentasche; siehe auch Einnahme bei Kindern und Säuglingen in Kap. III. Kinderheilkunde
Vorbeugung	▲	Nr. 5 Kal. phos. D 6	vor- und nachmittags bis 15 Uhr
	▲	Nr. 8 Natr. chlor. D 6	vor- und nachmittags bis 16 Uhr
Beengte Kleidung lösen, frische Luft. Bei blassem Gesicht: Körper hoch lagern, den Kopf etwas tiefer. Bei heißem, gerötetem Kopf den Kopf höher lagern.			
Ohren			
allgemein	▲	Nr. 1 Calc. fluor. D 12	vormittags 2 x 2 Tab.
	▲	Nr. 11 Silicea D 12	abends 2 x 2 Tab. oder „Heiße Elf“
Gehörgang erweitert	▲	Nr. 1 Calc. fluor. D 12	siehe oben und Salbenanwendungen jeweils hinter dem Ohr
	▲	Nr. 11 Silicea D 12	siehe oben und Salbenanwendungen jeweils hinter dem Ohr
Geräusche		Nr. 11 Silicea D 12	häufige Gabe
Hörstörung bei Halsentzündung		Nr. 4 Kal. chlor. D 6	
Ohren, rissig		Nr. 1 Calc. fluor. D 12	auch Salbenanwendungen
Schmalz, käsig riechend, Hauptmittel		Nr. 6 Kal. sulf. D 6	
		Nr. 7 Magn. phos. D 6	abends und vor dem Schlafengehen
durch Übersäuerung		Nr. 9 Natr. phos. D 6	
	+	Nr. 11 Silicea D 12	
Überdruck		Nr. 10 Natr. sulf. D 6	
wie verstopft		Nr. 11 Silicea D 12	
Ohrenerkrankungen			*Arzt*
Entzündung, akut	▲	Nr. 3 Ferr. phos. D 12	häufige Gaben
	▲	Nr. 5 Kal. phos. D 6	
mit Fieber bis 38,5°C		Nr. 3 Ferr. phos. D 12	
mit Fieber über 38,5°C		Nr. 5 Kal. phos. D 6	
Furunkel		Nr. 4 Kal. chlor. D 6	häufige Gaben
	stdl. ▲	Nr. 9 Natr. phos. D 6	häufige Gaben
	stdl. ▲	Nr. 11 Silicea D 12	ohne Abfluss
	oder	Nr. 12 Calc. sulf. D 6	nach Spontanöffnung
Geschwulst		Nr. 4 Kal. chlor. D 6	
		Nr. 9 Natr. phos. D 6	
	+	Nr. 11 Silicea D 12	
als Folge von Grippe		Nr. 10 Natr. sulf. D 6	
Hörstörungen allgemein	▲	Nr. 1 Calc. fluor. D 12	vormittags bis zu 3 x 2 Tab. über längeren Zeitraum
	▲	Nr. 3 Ferr. phos. D 12	vor- und nachmittags 3 x 2 Tab.
Hörstörungen durch Schwellungen im Mittelohr		Nr. 4 Kal. chlor. D 6	Salbenanwendungen
Hörstörungen durch Schwellung im Innenohr		Nr. 6 Kal. sulf. D 6	Salbenanwendungen
Hörsturz		Nr. 3 Ferr. phos. D 12	häufige Gaben
Katarrh (auch der Eustachschen Röhre)		Nr. 11 Silicea D 12	
		Nr. 4 Kal. chlor. D 6	
Ohrensausen		Nr. 7 Magn. phos. D 6	oft Vorstadium der Otosklerose
		Nr. 11 Silicea D 12	
Ohrgeräusche (Tinnitus)		Nr. 4 Kal. chlor. D 6	
		Nr. 11 Silicea D 12	
		Nr. 3 Ferr. phos. D 12	
		Nr. 10 Natr. sulf. D 6	
		Nr. 1 Calc. fluor. D 12	
		Nr. 2 Calc. phos. D 6	

Krankheitsbild/Symptome		Mineralsalze	Tipps
Ohrgeräusche durch Blutfülle (Pulsschlag im Ohr)		Nr. 3 Ferr. phos. D 12	
Ohrgeräusche brummend		Nr. 3 Ferr. phos. D 12	
Ohrgeräusche pfeifend (bei Arteriosklerose)		Nr. 1 Calc. fluor. D 12	vormittags 2 x 2 Tab., Salbenanwendung über lange Zeit
Ohrgeräusche mit beginnender Schwerhörigkeit		Nr. 10 Natr. sulf. D 6	
Schwerhörigkeit, altersbedingt	▲	Nr. 1 Calc. fluor. D 12	morgens
	▲	Nr. 11 Silicea D 12	abends
übelriechende Absonderung		Nr. 5 Kal. phos. D 6	häufige Gaben
Ohrenschmerzen			
blitzartig		Nr. 7 Magn. phos. D 6	„Heiße Sieben“
		Nr. 10 Natr. sulf. D 6	
pulsierend		Nr. 3 Ferr. phos. D 12	
scharf, schneidend		Nr. 6 Kal. sulf. D 6	
mit Schwellung		Nr. 4 Kal. chlor. D 6	
stechend, klopfend		Nr. 3 Ferr. phos. D 12	
Für warme Füße sorgen; ansteigende Fußbäder, Nierenpflege; Schleimbildner (Milchprodukte, tierisches Eiweiß und Mehlprodukte) meiden.			
Operationen			
Vorbereitung		Nr. 3 Ferr. phos. D 12	
	+	Nr. 4 Kal. chlor. D 6	
Nachbehandlung		Nr. 2 Calc. phos. D 6	monatelang 5 x tgl. 2 Tab.
	tgl. ▲	Nr. 3 Ferr. phos. D 12	Narben je nach Farbe mit entsprechenden Salben behandeln
	tgl. ▲	Nr. 4 Kal. chlor. D 6	
		Nr. 10 Natr. sulf. D 6	mittags
		Nr. 11 Silicea D 12	abends
Auf Zungenbelag und Absonderungen zur Mittelwahl achten, Meridianbürstmassagen, Ernährung, ausreichend trinken, Säurebildner meiden.			
Organsenkung			
		Nr. 1 Calc. fluor. D 12	morgens, auch als Salbe
		Nr. 11 Silicea D 12	abends, auch als Salbe
Osteoporose			siehe auch Kap. VI. 4. Osteoporose
	tgl. ▲	Nr. 1 Calc. fluor. D 12	Potenzwechsel alle 4 Wochen von D 12 auf D 6 auf D 3
	tgl. ▲	Nr. 2 Calc. phos. D 6	morgens 3-4 Tab.
	tgl. ▲	Nr. 7 Magn. phos. D 6	abends als „Heiße Sieben“
	tgl. ▲	Nr. 11 Silicea D 12	abends 3-4 Tab.
Entsäuern, Ernährung, Bewegung.			
Parkinsonsche Krankheit			*Arzt!* Siehe auch Kap. VI. 3. Erkrankungen des Nervensystems
zur Unterstützung		Nr. 2 Calc. phos. D 6	vormittags als „Heiße Zwei“
		Nr. 7 Magn. phos. D 6	abends als „Heiße Sieben“ vor dem Schlafengehen
		Nr. 11 Silicea D 12	abends als „Heiße Elf“
Phantomschmerzen			
		Nr. 11 Silicea D 12	häufige Gaben
Meridianbürstmassagen, Salbenanwendungen.			
Phimose			siehe Vorhautverengung
Pickel			siehe Mitesser, Akne
Platzangst			
allgemein		Nr. 5 Kal. phos. D 6	häufige Gaben
zur Unterstützung	stdl. ▲	Nr. 2 Calc. phos. D 6	zur Vorbeugung und Stärkung tgl. wechseln

Krankheitsbild/Symptome		Mineralsalze	Tipps
	stdl. ▲	Nr. 8 Natr. chlor. D 6	
	stdl. ▲	Nr. 11 Silicea D 12	
Meridianbürstmassagen, Leberwickel, Nierenpflege, Fußbäder, Ernährung, Entsäuern.			
Polyarthritis			siehe Gelenkentzündung
Polypen			
allgemein, Hauptmittel		Nr. 2 Calc. phos. D 6	längere Zeit einnehmen
		Nr. 9 Natr. phos. D 6	längere Zeit einnehmen
	+	Nr. 11 Silicea D 12	längere Zeit einnehmen
Nasenpolypen		Nr. 2 Calc. phos. D 6	längere Zeit einnehmen
	+	Nr. 9 Natr. phos. D 6	
schleimige		Nr. 4 Kal. chlor. D 6	
bei Absonderungen		Nr. 8 Natr. chlor. D 6	
bei Übersäuerung		Nr. 9 Natr. phos. D 6	
	+	Nr. 11 Silicea D 12	
zerklüftet		Nr. 1 Calc. fluor. D 12	
Auf Absonderungen achten, Ernährung, Schleimbildner meiden, Nierenpflege, Leberwickel.			
Prellung			
durch Schlag, Stoß		Nr. 3 Ferr. phos. D 12	Hauptmittel
bei Schwellung zur Resorption		Nr. 4 Kal. chlor. D 6	
	+	Nr. 11 Silicea D 12	
mit Verhärtung		Nr. 1 Calc. fluor. D 12	
Salbenanwendungen.			
Prostata			
chronisch	tgl. ▲	Nr. 11 Silicea D 12	
	tgl. ▲	Nr. 12 Calc. sulf. D 6	
Prostataentzündung akut, Hauptmittel	stdl. ▲	Nr. 3 Ferr. phos. D 12	
	stdl. ▲	Nr. 4 Kal. chlor. D 6	
durch Übersäuerung zusätzlich		Nr. 9 Natr. phos. D 6	
	+	Nr. 11 Silicea D 12	
vergrößert		Nr. 1 Calc. fluor. D 12	Arzt, Salbe auf den Unterleib
	+	Nr. 7 Magn. phos. D 6	frühzeitige, sofort nach einwandfreier Diagnose beginnende kurmäßige Anwendung
	+	Nr. 10 Natr. sulf. D 6	
Kürbiskerne, Ernährung: strenges Alkoholverbot, kalte Füße vermeiden, viel Bewegung an frischer Luft, Atemgymnastik, Unterleib wärmen, Urin nicht zurückhalten. Stets Entleerung versuchen, Stuhlgang!			
Pseudokrupp			siehe Krupp
Psoriasis			siehe Schuppenflechte
Puls			
erhöht		Nr. 2 Calc. phos. D 6	
	▲	Nr. 7 Magn. phos. D 6	
klein, schnell		Nr. 5 Kal. phos. D 6	
		Nr. 8 Natr. chlor. D 6	
	+	Nr. 10 Natr. sulf. D 6	
langsam		Nr. 5 Kal. phos. D 6	
	+	Nr. 11 Silicea D 12	
Pulsieren im ganzen Körper		Nr. 8 Natr. chlor. D 6	
schwach		Nr. 3 Ferr. phos. D 12	
	+	Nr. 5 Kal. phos. D 6	
Quaddeln			
allgemein		Nr. 8 Natr. chlor. D 6	Hauptmittel; innerlich und Breiauflage äußerlich
mit bläulich-roter Färbung		Nr. 4 Kal. chlor. D 6	
	+	Nr. 11 Silicea D 12	
Gefahr der Blutvergiftung		Nr. 5 Kal. phos. D 6	sehr häufige Gabe; *Arzt!*

Krankheitsbild/Symptome		Mineralsalze	Tipps
		Nr. 8 Natr. chlor. D 6	
Salbenanwendungen oder Tablettenbrei auftragen.			
Quetschungen			
allgemein		Nr. 3 Ferr. phos. D 12	auch als Salbe
mit Eiterung		Nr. 9 Natr. phos. D 6	
	+	Nr. 11 Silicea D 12	
mit Schwellung		Nr. 4 Kal. chlor. D 6	
bei Verhärtung		Nr. 1 Calc. fluor. D 12	
wildes Fleisch (Fleischwärzchen)		Nr. 4 Kal. chlor. D 6	
	+	Nr. 11 Silicea D 12	
Rachitis			
allgemeine Hauptmittel		Nr. 1 Calc. fluor. D 12	monatelange Gabe, Salbe Nr. 1 und Nr. 2 wechseln
		Nr. 2 Calc. phos. D 6	monatelange Gabe
		Nr. 8 Natr. chlor. D 6	monatelange Gabe
bei dickem Bauch		Nr. 11 Silicea D 12	
bei eingefallenem Bauch		Nr. 2 Calc. phos. D 6	
bei Schwäche, stinkendem Durchfall, starkem Kopfschweiß		Nr. 5 Kal. phos. D 6	
	+	Nr. 11 Silicea D 12	
bei Übersäuerung und sauer riechenden Durchfällen		Nr. 9 Natr. phos. D 6	
	+	Nr. 11 Silicea D 12	
Ernährung, Knochenstärkung; Säurebildner meiden wie tierisches Eiweiß, Süßigkeiten, Genussgifte usw.			
Radioaktivität			
Belastung		Nr. 2 Calc. phos. D 6	monatelang 3 x 3 Tab.
	+	Nr. 15 Kal. jod. D 6	
Rauchen			
Belastung durch	▲	Nr. 4 Kal. chlor. D 6	morgens und mittags
	▲	Nr. 7 Magn. phos. D 6	Hauptmittel, abends vor dem Schlafengehen
	▲	Nr. 8 Natr. chlor. D 6	vor- und nachmittags
	▲	Nr. 10 Natr. sulf. D 6	abends
Entwöhnung		Nr. 7 Magn. phos. D 6	„Heiße Sieben", häufige Gaben
	+	Nr. 11 Silicea D 12	„Heiße Elf", häufige Gaben
Zungenbelag und Auswurf beachten, Ernährung, Lebensweise, Leberwickel, Nierenpflege, Meridianbürstmassage.			
Räuspern			
nervöses Räuspern		Nr. 5 Kal. phos. D 6	
erhöhte Sensibilität der Schleimhäute		Nr. 14 Kal. brom. D 6	
bei zähem Schleim		Nr. 4 Kal. chlor. D 6	
Regenbogenhautentzündung			siehe Augen
Reisekrankheit			
		Nr. 7 Magn. phos. D 6	als „Heiße Sieben"
Jetlag	stdl. ▲	Nr. 5 Kal. phos. D 6	
	stdl. ▲	Nr. 7 Magn. phos. D 6	„Heiße Sieben"
	stdl. ▲	Nr. 11 Silicea D 12	
Reizbarkeit			
allgemein		Nr. 2 Calc. phos. D 6	morgens
		Nr. 5 Kal. phos. D 6	mittags
		Nr. 8 Natr. chlor. D 6	bis 16 Uhr
aus Erschöpfung	stdl. ▲	Nr. 5 Kal. phos. D 6	häufige Gaben
	stdl. ▲	Nr. 8 Natr. chlor. D 6	häufige Gaben
bei Gallenbeschwerden		Nr. 10 Natr. sulf. D 6	

Krankheitsbild/Symptome		Mineralsalze	Tipps
bei Kindern		Nr. 11 Silicea D 12	
nervöse		Nr. 7 Magn. phos. D 6	
durch Übersäuerung		Nr. 9 Natr. phos. D 6	
	+	Nr. 11 Silicea D 12	
Ernährung, Freude, Bewegung, Trinkmenge. Ursache finden.			
Rheumatismus			
beginnend		Nr. 3 Ferr. phos. D 12	
mit Gelenkknacken		Nr. 8 Natr. chlor. D 6	Salbenanwendungen
mit Lähmungsgefühl		Nr. 5 Kal. phos. D 6	
zum Säureabbau		Nr. 9 Natr. phos. D 6	
	+	Nr. 10 Natr. sulf. D 6	
	+	Nr. 11 Silicea D 12	
mit starkem Schweiß	stdl. ▲	Nr. 2 Calc. phos. D 6	
	stdl. ▲	Nr. 8 Natr. chlor. D 6	
	stdl. ▲	Nr. 11 Silicea D 12	
Schmerz, abends verstärkt		Nr. 6 Kal. sulf. D 6	
Schmerzen, stechend		Nr. 7 Magn. phos. D 6	„Heiße Sieben"
Schmerzen, wandernd		Nr. 6 Kal. sulf. D 6	
mit Schwellung		Nr. 4 Kal. chlor. D 6	
mit Taubheitsgefühl		Nr. 2 Calc. phos. D 6	
Ernährung, Entschlackung, Basenbäder, Moorbäder, Leberwickel, Nierenpflege, Meridianbürstmassage.			
Rippenfellentzündung			*Arzt!*
allgemein	stdl. ▲	Nr. 3 Ferr. phos. D 12	2 Tab.
	stdl. ▲	Nr. 4 Kal. chlor. D 6	2 Tab.
	stdl. ▲	Nr. 11 Silicea D 12	2 Tab.
gegen Verwachsungen		Nr. 1 Calc. fluor. D 12	Salbenanwendungen
bei Schmerzen		Nr. 7 Magn. phos. D 6	„Heiße Sieben"
Häufige Gaben, Absonderungen beachten.			
Röntgen			
vor der Bestrahlung		Nr. 2 Calc. phos. D 6	
nach der Bestrahlung		Nr. 4 Kal. chlor. D 6	
Schwindel danach		Nr. 1 Calc. fluor. D 12	
Rose			siehe Gesichtsrose
Röteln			siehe auch Kap. III. Kinderheilkunde
allgemein		Nr. 3 Ferr. phos. D 12	
mit Fieber bis 38,5°C		Nr. 5 Kal. phos. D 6	
	+	Nr. 8 Natr. chlor. D 6	
Ernährung, Bettruhe.			
Rotlauf			
beginnend	stdl. ▲	Nr. 3 Ferr. phos. D 12	
	stdl. ▲	Nr. 4 Kal. chlor. D 6	
bei blauroter Wunde		Nr. 10 Natr. sulf. D 6	
bei Eiterung		Nr. 11 Silicea D 12	mit Abfluss
	oder	Nr. 12 Calc. sulf. D 6	ohne Abfluss
mit hohem Fieber, Hauptmittel		Nr. 5 Kal. phos. D 6	
	stdl. ▲	Nr. 6 Kal. sulf. D 6	
	stdl. ▲	Nr. 8 Natr. chlor. D 6	
zur Ausheilung		Nr. 1 Calc. fluor. D 12	lange Einnahme notwendig, vormittags
		Nr. 6 Kal. sulf. D 6	abends
Rückenschmerzen			
Erschlaffung der Bänder		Nr. 1 Calc. fluor. D 12	
mit Fieber bis 38,5°C		Nr. 3 Ferr. phos. D 12	
lähmend		Nr. 5 Kal. phos. D 6	
	+	Nr. 8 Natr. chlor. D 6	
Muskelzerrung		Nr. 3 Ferr. phos. D 12	

Krankheitsbild/Symptome		Mineralsalze	Tipps
rheumatisch		Nr. 6 Kal. sulf. D 6	
durch Übersäuerung		Nr. 9 Natr. phos. D 6	
	+	Nr. 11 Silicea D 12	
Winde bringen Linderung		Nr. 7 Magn. phos. D 6	
Salben, Ernährung, Entsäuerung, je nach Ursache siehe auch Rheuma, Muskelrheuma, Lähmung, Ischiasschmerzen.			
Rückgratverkrümmung (Kyphose, Skoliose)			
allgemein		Nr. 1 Calc. fluor. D 12	siehe auch Zungenbeläge
	+	Nr. 2 Calc. phos. D 6	
		Nr. 5 Kal. phos. D 6	Zwischenmittel
		Nr. 8 Natr. chlor. D 6	Zwischenmittel
bei heftigen Schmerzen		Nr. 7 Magn. phos. D 6	
bei Übersäuerung		Nr. 9 Natr. phos. D 6	
	+	Nr. 11 Silicea D 12	
Ernährung, Entsäuerung.			
Ruhr			*Arzt!*
Anfangsstadium		Nr. 3 Ferr. phos. D 12	häufige Gaben
		Nr. 4 Kal. chlor. D 6	häufige Gaben
		Nr. 8 Natr. chlor. D 6	häufige Gaben
Fieber über 38,5°C	▲	Nr. 5 Kal. phos. D 6	häufige Gaben
	▲	Nr. 8 Natr. chlor. D 6	
bei Krämpfen		Nr. 7 Magn. phos. D 6	„Heiße Sieben"
mit Schwäche		Nr. 5 Kal. phos. D 6	häufige Gaben
	+	Nr. 8 Natr. chlor. D 6	häufige Gaben
blutiger, eitriger Stuhl		Nr. 12 Calc. sulf. D 6	
zur Ausheilung		Nr. 2 Calc. phos. D 6	monatelang
	▲	Nr. 6 Kal. sulf. D 6	monatelang abends
	▲	Nr. 8 Natr. chlor. D 6	monatelang vor- und nachmittags bis 16 Uhr
Säuglinge			siehe auch Kap. III. Kinderheilkunde
Blähungen, kolikartig		Nr. 7 Magn. phos. D 6	
Durchfall, gelblichgrün		Nr. 10 Natr. sulf. D 6	siehe auch Durchfall
Durchfall, goldgelb		Nr. 9 Natr. phos. D 6	
Erbrechen käsiger Masse		Nr. 9 Natr. phos. D 6	siehe auch Erbrechen
Erbrechen unverdauter Milch		Nr. 3 Ferr. phos. D 12	
Impfbelastung		Nr. 4 Kal. chlor. D 6	
wunder Po		Nr. 3 Ferr. phos. D 12	Salbenanwendungen
	+	Nr. 8 Natr. chlor. D 6	
Säureüberschuss			
allgemein		Nr. 8 Natr. chlor. D 6	
	+	Nr. 9 Natr. phos. D 6	
	+	Nr. 11 Silicea D 12	
Säure-Basen-Haushalt beachten, Ernährung.			
Scharlach			*Arzt;* siehe auch Kap. III. Kinderheilkunde
im Anfangsstadium	▲	Nr. 3 Ferr. phos. D 12	häufige Gaben
	▲	Nr. 4 Kal. chlor. D 6	häufige Gaben
mit Drüseneiterung		Nr. 7 Magn. phos. D 6	
	+	Nr. 9 Natr. phos. D 6	
	+	Nr. 11 Silicea D 12	
mit Drüsenschwellung	tgl. ▲	Nr. 1 Calc. fluor. D 12	
	tgl. ▲	Nr. 2 Calc. phos. D 6	
		Nr. 4 Kal. chlor. D 6	häufige Gaben
		Nr. 7 Magn. phos. D 6	häufige Gaben
durch Übersäuerung		Nr. 9 Natr. phos. D 6	

Krankheitsbild/Symptome		Mineralsalze	Tipps
	+	Nr. 11 Silicea D 12	
mit Fieber bis 38,5°C	stdl. ▲	Nr. 3 Ferr. phos. D 12	
	stdl. ▲	Nr. 4 Kal. chlor. D 6	
mit Fieber über 38,5°C		Nr. 5 Kal. phos. D 6	
bei Schwäche		Nr. 5 Kal. phos. D 6	
	+	Nr. 8 Natr. chlor. D 6	
zur Ausheilung		Nr. 6 Kal. sulf. D 6	
Zur Nachbehandlung		Nr. 2 Calc. phos. D 6	monatelang
Auf Zungenbelag und Absonderungen achten.			
Scheide			siehe auch Kap. V. Wechseljahre
brennend, wund		Nr. 8 Natr. chlor. D 6	
käsiger Geruch		Nr. 6 Kal. sulf. D 6	
erhöhte Reizbarkeit		Nr. 3 Ferr. phos. D 12	
zur Entspannung		Nr. 7 Magn. phos. D 6	abends
		Nr. 11 Silicea D 12	abends
Scheidenkrampf		Nr. 2 Calc. phos. D 6	
	oder	Nr. 7 Magn. phos. D 6	
trocken	stdl. ▲	Nr. 6 Kal. sulf. D 6	Absonderungen beachten
	stdl. ▲	Nr. 8 Natr. chlor. D 6	
	stdl. ▲	Nr. 9 Natr. phos. D 6	
trocken und heiß		Nr. 3 Ferr. phos. D 12	
Ernährung, Leberwickel, Nierenpflege, Kräutertees, keine scharfen Gewürze.			
Scheuermannsche Krankheit			
	tgl. ▲	Nr. 1 Calc. fluor. D 12	monatelang
	tgl. ▲	Nr. 2 Calc. phos. D 6	
	+	Nr. 8 Natr. chlor. D 6	
Leichte Gymnastik, Schwimmen, Ernährung, Leberwickel, Nierenpflege, Meridianbürstmassage.			
Schielen			
zur Bänderstärkung		Nr. 1 Calc. fluor. D 12	auch als Salbe um die Augenhöhlen aufklopfen
bei Ermüdung		Nr. 5 Kal. phos. D 6	häufige Gaben
	+	Nr. 8 Natr. chlor. D 6	
krampfhaft		Nr. 7 Magn. phos. D 6	„Heiße Sieben"
durch Würmer verursacht (siehe Kap. III. Kinderheilkunde)		Nr. 9 Natr. phos. D 6	
	+	Nr. 11 Silicea D 12	
Schienbeinschmerzen			
	stdl. ▲	Nr. 1 Calc. fluor. D 12	auch als Salbe
	stdl. ▲	Nr. 2 Calc. phos. D 6	auch als Salbe
Schilddrüse			
allgemein, Hauptmittel nach Dr. Schüßler		Nr. 7 Magn. phos. D 6	
		Nr. 5 Kal. phos. D 6	
		Nr. 9 Natr. phos. D 6	
bei Blutarmut		Nr. 2 Calc. phos. D 6	
	+	Nr. 8 Natr. chlor. D 6	
bei Herzbeschwerden		Nr. 6 Kal. sulf. D 6	
		Nr. 7 Magn. phos. D 6	
bei Hitzewallungen, Blutandrang zum Kopf		Nr. 3 Ferr. phos. D 12	
bei Kropf (Struma, kalter Knoten)		Nr. 1 Calc. fluor. D 12	wechselnd in D12 und D 6 einnehmen
bei Morbus Hashimoto zur Unterstützung der ärztlichen Therapie		Nr. 11 Silicea D 12	4 Wochen lang in D 6, danach in D12
bei Schilddrüsenschwellung		Nr. 4 Kal. chlor. D 6	
Funktionsstörung		Nr. 14 Kal. brom. D 6	
bei Schweißbildung, übermäßiger		Nr. 11 Silicea D 12	

Krankheitsbild/Symptome		Mineralsalze	Tipps
	+	Nr. 10 Natr. sulf. D 6	zur Reinigung des Gewebes (Klärstrom)
Überfunktion (siehe Basedowsche Krankheit)		Nr. 7 Magn. phos. D 6	abends vor dem Schlafengehen als „Heiße Sieben"
	▲	Nr. 15 Kal. jod. D 6	Halsumfang alle 2 Wochen messen
	▲	Nr. 2 Calc. phos. D 6	
Unterfunktion		Nr. 7 Magn. phos. D 6	abends
	▲	Nr. 24 Ars. jod. D 6	
	▲	Nr. 15 Kal. jod. D 6	in D 4 statt D 6
Ernährung; vor allem Schleimbildner meiden; Aufregung vermeiden, Meridianbürstmassage.			
Schlaf			
bei Blutandrang zum Kopf		Nr. 3 Ferr. phos. D 12	
	+	Nr. 5 Kal. phos. D 6	
Einschlafstörungen		Nr. 7 Magn. phos. D 6	als „Heiße Sieben"
nach dem Essen	▲	Nr. 3 Ferr. phos. D 12	in D 3 statt D 12
	▲	Nr. 8 Natr. chlor. D 6	
Erwachen nach Mitternacht		Nr. 2 Calc. phos. D 6	
Schlafkrankheit		Nr. 5 Kal. phos. D 6	
	+	Nr. 8 Natr. chlor. D 6	
Schlafstörungen		Nr. 2 Calc. phos. D 6	
	+	Nr. 11 Silicea D 12	als „Heiße Elf" abends
Schlafsucht		Nr. 5 Kal. phos. D 6	
unruhig		Nr. 11 Silicea D 12	
Zuckungen im Schlaf		Nr. 11 Silicea D 12	
Schlafbedürfnis erhöht, trotz ausreichenden Schlafs	▲	Nr. 6 Kal. sulf. D 6	
	▲	Nr. 5 Kal. phos. D 6	
Schlaflosigkeit bei Geräuschempfindlichkeit		Nr. 5 Kal. phos. D 6	
Tagesschläfrigkeit	▲	Nr. 5 Kal. phos. D 6	
	▲	Nr. 3 Ferr. phos. D 12	
		Nr. 2 Calc. phos. D 6	Nebenmittel
Zum Finden des Tages- und Nachtrhythmus		Nr. 7 Magn. phos. D 6	nachmittags und abends als „Heiße Sieben"
		Nr. 14 Kal. brom. D 6	abends 3 Tab.
bei Sauerstoffmangel im Gewebe		Nr. 6 Kal. sulf. D 6	
bei Voll- und Neumond		Nr. 11 Silicea D 12	
Schlaflosigkeit			
allgemein		Nr. 2 Calc. phos. D 6	
		Nr. 7 Magn. phos. D 6	
mit Blutandrang zum Kopf	▲	Nr. 3 Ferr. phos. D 12	
	▲	Nr. 5 Kal. phos. D 6	
mit Fieber bis 38,5°C		Nr. 3 Ferr. phos. D 12	
mit Kribbeln, mit Taubheitsgefühl		Nr. 2 Calc. phos. D 6	
mit Nachtschweiß		Nr. 2 Calc. phos. D 6	morgens und vormittags
	+	Nr. 8 Natr. chlor. D 6	vor- und nachmittags
	+	Nr. 11 Silicea D 12	abends als „Heiße Elf"
durch gereizte Nerven		Nr. 9 Natr. phos. D 6	
	+	Nr. 11 Silicea D 12	
nervöse		Nr. 5 Kal. phos. D 6	
	+	Nr. 7 Magn. phos. D 6	
bei schwächlichen Menschen		Nr. 2 Calc. phos. D 6	
	+	Nr. 8 Natr. chlor. D 6	
durch Übersäuerung		Nr. 9 Natr. phos. D 6	
	+	Nr. 11 Silicea D 12	
bei innerer Unruhe		Nr. 7 Magn. phos. D 6	
	+	Nr. 8 Natr. chlor. D 6	

Krankheitsbild/Symptome		Mineralsalze	Tipps
durch chronische Verstopfung		Nr. 3 Ferr. phos. D 12	
	+	Nr. 10 Natr. sulf. D 6	
bei Darmträgheit	+	Nr. 11 Silicea D 12	
Zerschlagenheit am Morgen		Nr. 5 Kal. phos. D 6	
	+	Nr. 11 Silicea D 12	
Alle vorstehenden Mittel sind kurmäßig, d.h. monatelang auch am Tage alle 2–3 Std. einzunehmen, ebenso abends vor dem Schlafengehen. Nerventee (Apotheke) trinken. Sich selbst genau beobachten. Falls abends „Heiße Sieben" keine Reaktion bringt, dann auf Kalium brom. D 6 (Nr. 14) wechseln. „Heiße Vierzehn" kann auch für unruhige, zappelige Kinder, die abends nicht schlafen wollen, eingesetzt werden (Tab. entsprechend dem Alters des Kindes).			
Schläfrigkeit			
bei geistiger Arbeit am Vormittag		Nr. 10 Natr. sulf. D 6	
während des Tages		Nr. 5 Kal. phos. D 6	
	+	Nr. 8 Natr. chlor. D 6	
Schlafwandeln			
		Nr. 8 Natr. chlor. D 6	vor- und nachmittags
		Nr. 9 Natr. phos. D 6	vormittags
		Nr. 11 Silicea D 12	abends
Schlaganfall (Apoplexia cerebri)			*sofortige ärztliche Betreuung!*
Hauptmittel		Nr. 3 Ferr. phos. D 12	alle 1/4 Std. 1 Tab. abwechselnd, eventuell in die Wangeninnentasche als Brei
zusätztlich gegen Lähmung	+	Nr. 7 Magn. phos. D 6	
bei Krämpfen		Nr. 7 Magn. phos. D 6	
Lähmung		Nr. 7 Magn. phos. D 6	Hauptmittel bei Lähmung
	▲	Nr. 5 Kal. phos. D 6	
	▲	Nr. 8 Natr. chlor. D 6	
zur Vorbeugung		Nr. 1 Calc. fluor. D 12	
	+	Nr. 3 Ferr. phos. D 12	
nach eingetretenem Schlaganfall		Nr. 3 Ferr. phos. D 12	alle 1/4 Std. 1 Tab., *sofortige ärztliche Hilfe!*
bei erhöhter Erregbarkeit		Nr. 5 Kal. phos. D 6	
Resorptionsmittel	▲	Nr. 11 Silicea D 12	über einen langen Zeitraum einnehmen
	▲	Nr. 10 Natr. sulf. D 6	über einen langen Zeitraum einnehmen
Arteriosklerose als Grundlage, siehe Adernverkalkung. Bei akuten Zuständen alle 2 Std. als Einzeldosis 2 Tab. der in Frage kommenden Salze lutschen. Beengende Kleidung öffnen, Kopf hoch lagern, frische Luft. In Rekonvaleszenzphase die Mittel weiternehmen. Ernährung umstellen, Leberwickel, Nierenpflege, Meridianbürstmassagen.			
Schleim			siehe auch Absonderungen und Entzündungen
Absonderung, vermehrt		Nr. 8 Natr. chlor. D 6	
Absonderung, vermindert		Nr. 6 Kal. sulf. D 6	
Erbrechen von Schleim		Nr. 7 Magn. phos. D 6	
Hauptmittel		Nr. 8 Natr. chlor. D 6	
Schleimrasseln in der Brust		Nr. 4 Kal. chlor. D 6	
	+	Nr. 8 Natr. chlor. D 6	
Schleimbeutelentzündung (Bursitis)			siehe auch Gelenk- und Sehnenscheidenentzündung
ganz am Anfang		Nr. 3 Ferr. phos. D 12	sehr häufige Gaben
	+	Nr. 5 Kal. phos. D 6	sehr häufige Gaben
nach Besserung	▲	Nr. 8 Natr. chlor. D 6	je 2 Mineralsalze im wöchentlichen Wechsel
	▲	Nr. 2 Calc. phos. D 6	
	▲	Nr. 11 Silicea D 12	
	▲	Nr. 4 Kal. chlor. D 6	
Salbenanwendungen mit Salbe Nr. 3 im Wechsel mit Salbe Nr. 4, Ernährung, warme Packungen.			
Schleimhäute			
trocken	▲	Nr. 4 Kal. chlor. D 6	

Krankheitsbild/Symptome		Mineralsalze	Tipps
	▲	Nr. 8 Natr. chlor. D 6	Hauptmittel
trocken in Mund und Hals	▲	Nr. 11 Silicea D 12	
	▲	Nr. 4 Kal. chlor. D 6	
	▲	Nr. 8 Natr. chlor. D 6	
Scharfe Gewürze meiden, Ingwerwasser meiden, ebenso Kaffee und schwarzen Tee.			
Schließmuskellähmung			
		Nr. 5 Kal. phos. D 6	
Schluckauf			
allgemein		Nr. 7 Magn. phos. D 6	als „Heiße Sieben"
öfters wiederkehrend	+	Nr. 5 Kal. phos. D 6	
	+	Nr. 9 Natr. phos. D 6	
Salben hinter dem Ohr auftragen, hastiges Essen vermeiden.			
Schluckbeschwerden			
allgemein	▲	Nr. 3 Ferr. phos. D 12	
	▲	Nr. 4 Kal. chlor. D 6	
Schlucken erschwert		Nr. 11 Silicea D 12	
Schlundbrennen			
		Nr. 8 Natr. chlor. D 6	
Schmerzen			siehe auch Kap. I. 5. Die biochemischen Mittel im Überblick
allgemein		Nr. 3 Ferr. phos. D 12	
		Nr. 7 Magn. phos. D 6	
Anfälle mit großer Schwäche		Nr. 5 Kal. phos. D 6	
ätzend, brennend		Nr. 1 Calc. fluor. D 12	
	+	Nr. 8 Natr. chlor. D 6	
beim Aufstoßen, Rülpsen		Nr. 7 Magn. phos. D 6	
mit schweren Beinen		Nr. 10 Natr. sulf. D 6	
bei Beginn der Bewegung		Nr. 5 Kal. phos. D 6	
durch Bewegung des Kopfes		Nr. 3 Ferr. phos. D 12	
mit Bläschen am After		Nr. 8 Natr. chlor. D 6	
mit Blässe, Weinerlickeit		Nr. 5 Kal. phos. D 6	
blitzartig an Nacken, Scheitel		Nr. 11 Silicea D 12	
Blutandrang zum Kopf		Nr. 3 Ferr. phos. D 12	
brennend		Nr. 8 Natr. chlor. D 6	
brennend über den Nieren		Nr. 8 Natr. chlor. D 6	
in der Brust		Nr. 10 Natr. sulf. D 6	an den Rippen
mit Druck in der Augenhöhle		Nr. 10 Natr. sulf. D 6	
mit Druck im Kopf	▲	Nr. 3 Ferr. phos. D 12	Hauptmittel
	▲	Nr. 7 Magn. phos. D 6	
dumpf, quälend, periodisch		Nr. 9 Natr. phos. D 6	
dumpf, reißend		Nr. 9 Natr. phos. D 6	
in den Fersen		Nr. 10 Natr. sulf. D 6	
durch feuchtes Klima		Nr. 8 Natr. chlor. D 6	
mit Fußschweiß		Nr. 11 Silicea D 12	
bei unterdrücktem Fußschweiß		Nr. 11 Silicea D 12	
durch Geräusche		Nr. 11 Silicea D 12	
am Haarboden		Nr. 3 Ferr. phos. D 12	
	+	Nr. 11 Silicea D 12	
mit Hitze, Rötung		Nr. 3 Ferr. phos. D 12	
klopfend, pochend		Nr. 3 Ferr. phos. D 12	
klopfend in den Schläfen	▲	Nr. 3 Ferr. phos. D 12	
	▲	Nr. 9 Natr. phos. D 6	
	+	Nr. 11 Silicea D 12	
mit Knötchen am Kopf		Nr. 11 Silicea D 12	
krampfartig, stechend		Nr. 7 Magn. phos. D 6	„als Heiße Sieben"

Krankheitsbild/Symptome		Mineralsalze	Tipps
lähmend		Nr. 5 Kal. phos. D 6	
	+	Nr. 8 Natr. chlor. D 6	
mit Lähmungsgefühl		Nr. 5 Kal. phos. D 6	
in den Lenden, die Beine hinunterschießend		Nr. 11 Silicea D 12	
mit Lippenbläschen		Nr. 8 Natr. chlor. D 6	
stark, bei leerem Magen		Nr. 7 Magn. phos. D 6	
in den Nasenknochen		Nr. 8 Natr. chlor. D 6	
dem Lauf der Nerven folgend		Nr. 7 Magn. phos. D 6	auch als Salbe und „Heiße Sieben"
geringe, neuralgische		Nr. 12 Calc. sulf. D 6	
Linderung durch Bewegung		Nr. 5 Kal. phos. D 6	
Linderung durch Druck		Nr. 7 Magn. phos. D 6	
Linderung durch Kälte		Nr. 3 Ferr. phos. D 12	
Linderung durch Wärme		Nr. 7 Magn. phos. D 6	„Heiße Sieben"
		Nr. 9 Natr. phos. D 6	
	+	Nr. 11 Silicea D 12	
Linderung in der Ruhe		Nr. 3 Ferr. phos. D 12	
Linderung in kühler Luft		Nr. 6 Kal. sulf. D 6	
vom Nacken zum Hinterkopf		Nr. 8 Natr. chlor. D 6	
von den Ohren zu den Zähnen		Nr. 8 Natr. chlor. D 6	
periodisch, jede Nacht		Nr. 7 Magn. phos. D 6	
pulsierend		Nr. 3 Ferr. phos. D 12	
reißend, ausstrahlend		Nr. 8 Natr. chlor. D 6	
in Ruhe	▲	Nr. 2 Calc. phos. D 6	
	▲	Nr. 7 Magn. phos. D 6	
schießend, stechend		Nr. 7 Magn. phos. D 6	„Heiße Sieben"
schneidend		Nr. 10 Natr. sulf. D 6	
mit nachfolgender Schwäche		Nr. 5 Kal. phos. D 6	
stärker am Abend		Nr. 6 Kal. sulf. D 6	
stärker durch Anstrengung		Nr. 5 Kal. phos. D 6	
stärker durch leichte Berührung		Nr. 7 Magn. phos. D 6	
stärker bei Bewegung		Nr. 3 Ferr. phos. D 12	
stärker bei kalter Luft		Nr. 11 Silicea D 12	
stärker in feuchten Räumen		Nr. 8 Natr. chlor. D 6	
stärker in warmen Räumen		Nr. 6 Kal. sulf. D 6	
stärker nachts in Ruhe		Nr. 2 Calc. phos. D 6	
mit Taubheitsgefühl		Nr. 2 Calc. phos. D 6	
mit Tränen, Speichelfluss		Nr. 8 Natr. chlor. D 6	
mit Überempfindlichkeit		Nr. 11 Silicea D 12	
rasch wechselnd		Nr. 7 Magn. phos. D 6	
wandernd		Nr. 7 Magn. phos. D 6	
mit belegter Zunge		Nr. 8 Natr. chlor. D 6	
Schmerzen können die verschiedensten Ursachen haben. Die Biochemie betäubt nicht den Schmerz, sondern will das ursächliche Leiden ergründen. Bei allen chronisch auftretenden Schmerzen muss der Patient die in Frage kommenden Mineralsalze unter vorstehenden Angaben heraussuchen. Diese Mineralsalze sind selbstverständlich kurmäßig, d. h. mehrere Monate lang ganz regelmäßig anzuwenden. Treten Schmerzen akut auf, so bestimmen sich die Mineralsalze ebenfalls gemäß den vorstehenden Symptomen. Bei akutem Schmerz werden die Mittel sehr häufig, etwa alle 10-20 Min. abwechselnd 1 Tab., eingenommen. Die Wirkung zeigt sich meist schon in kurzer Zeit.			
Schnupfen			siehe auch Absonderungen
zum Abschwellen der Nasenmuschel		Nr. 10 Natr. sulf. D 6	
beim ersten Anzeichen		Nr. 3 Ferr. phos. D 12	alle 10 Min.!
mit Trockenheit im Rachen, Niesen	▲	Nr. 3 Ferr. phos. D 12	
	▲	Nr. 8 Natr. chlor. D 6	
mit wässrigem Exsudat		Nr. 8 Natr. chlor. D 6	
mit Fieber bis 38,5°C		Nr. 3 Ferr. phos. D 12	
mit Fieber über 38,5°C		Nr. 5 Kal. phos. D 6	

Krankheitsbild/Symptome		Mineralsalze	Tipps
Geschmacks- und Geruchsverlust	▲	Nr. 8 Natr. chlor. D 6	
	▲	Nr. 6 Kal. sulf. D 6	
mit Niesen		Nr. 8 Natr. chlor. D 6	
Schleim gelb-eitrig		Nr. 9 Natr. phos. D 6	
	+	Nr. 11 Silicea D 12	
Schleim gelb-grün		Nr. 10 Natr. sulf. D 6	
Schleim gelb-schleimig		Nr. 6 Kal. sulf. D 6	
Schleim glasig-mild und kalte Nasenspitze		Nr. 2 Calc. phos. D 6	
Schleim zäh, fadenziehend		Nr. 4 Kal. chlor. D 6	
mit heißer Stirn		Nr. 3 Ferr. phos. D 12	
Stockschnupfen		Nr. 4 Kal. chlor. D 6	oder Nr. 9 Natr. phos. D 6 im Wechel mit Nr. 2 Calc. phos. D 6
	+	Nr. 10 Natr. sulf. D 6	auch Salbenanwendungen in der Nase
Schnupfen, trockener (Rhinitis sicca)	▲	Nr. 5 Kal. phos. D 6	
	▲	Nr. 8 Natr. chlor. D 6	
Verlangen nach frischer Luft		Nr. 6 Kal. sulf. D 6	
Zungenbelag, weißgrau		Nr. 4 Kal. chlor. D 6	
Ernährung; tierisches Eiweiß meiden, ebenso alle „Schleimbildner"; Leberwickel, Salbenanwendungen und Fußbäder.			
Schnupfen, chronisch			siehe auch Schnupfen
	▲	Nr. 11 Silicea D 12	auch Salbenanwendungen im Wechsel
	▲	Nr. 6 Kal. sulf. D 6	
auf die Nasenknochen übergreifend		Nr. 1 Calc. fluor. D 12	
Mineralsalz nach Absonderungen und Zungenbelag auswählen, auf Ernährung achten. Schleimbildner und Rohkost meiden. Leberwickel, Nierenpflege, Trinkmenge beachten, tgl. Stuhlgang, Darmeinläufe. Die in Betracht kommenden Mittel alle 2-3 Std. im tgl. Wechsel über einen längeren Zeitraum einnehmen.			
Schock			
		Nr. 2 Calc. phos. D 6	
Schorf			siehe Absonderungen
Schreckhaftigkeit			
allgemein		Nr. 5 Kal. phos. D 6	auch als Salben
		Nr. 9 Natr. phos. D 6	
	+	Nr. 11 Silicea D 12	
bei Kindern		Nr. 11 Silicea D 12	
Nervenschwäche		Nr. 5 Kal. phos. D 6	
	+	Nr. 8 Natr. chlor. D 6	
innere Unruhe		Nr. 7 Magn. phos. D 6	als „Heiße Sieben"
Schrunden			
		Nr. 1 Calc. fluor. D 12	auch als Salbe
		Nr. 8 Natr. chlor. D 6	auch als Salbe
		Nr. 11 Silicea D 12	auch als Salbe
Schuppen			siehe auch Haarausfall
klebrig		Nr. 6 Kal. sulf. D 6	
trocken		Nr. 8 Natr. chlor. D 6	
Schuppenflechte			
allgemein		Nr. 1 Calc. fluor. D 12	
		Nr. 2 Calc. phos. D 6	
		Nr. 7 Magn. phos. D 6	
		Nr. 6 Kal. sulf. D 6	
bei Anlage zu Gicht und Rheuma	▲	Nr. 9 Natr. phos. D 6	
	▲	Nr. 2 Calc. phos. D 6	
zur Bildung neuer Oberhautzellen		Nr. 6 Kal. sulf. D 6	
		Nr. 7 Magn. phos. D 6	als Zwischenmittel
mit rissiger Haut		Nr. 1 Calc. fluor. D 12	
gegen Juckreiz		Nr. 7 Magn. phos. D 6	als „Heiße Sieben"
bei Übersäuerung		Nr. 9 Natr. phos. D 6	
	+	Nr. 10 Natr. sulf. D 6	

Krankheitsbild/Symptome		Mineralsalze	Tipps
	+	Nr. 11 Silicea D 12	
		Nr. 1 Calc. fluor. D 12	als Zwischenmittel
		Nr. 7 Magn. phos. D 6	als Zwischenmittel
Bei Schuppenflechte ist die Biochemie sehr aussichtsreich. Strenge Ernährung über mindestens acht Wochen: kein tierisches Eiweiß, Süßigkeiten, Mehlprodukte. Wasser- und Kräutertee trinken. Andernfalls ist eine Abheilung kaum möglich. Leberwickel mit Salbe Nr. 10 und Nr. 6 im Wechsel, Nierenpflege, Meridianbürstmassage. Zum Finden des passenden Salzes auch auf Absonderungen und Abschuppungen achten.			
Schüttelfrost			
allgemein	▲	Nr. 3 Ferr. phos. D 12	alle 10 Min. 1 Tab.
	▲	Nr. 5 Kal. phos. D 6	
Hauptmittel	▲	Nr. 8 Natr. chlor. D 6	
bei Fieber über 39 °C		Nr. 5 Kal. phos. D 6	
krampfartig		Nr. 7 Magn. phos. D 6	als „Heiße Sieben“
durch Übersäuerung		Nr. 9 Natr. phos. D 6	
	+	Nr. 11 Silicea D 12	
mit kalten Händen, Füßen, Nasenspitze und kaltem Kribbeln in den Händen		Nr. 2 Calc. phos. D 6	alle 10 Min. wechseln
	+	Nr. 8 Natr. chlor. D 6	
mit Gefühl von Schwere und Mattigkeit, besonders in den Beinen		Nr. 6 Kal. sulf. D 6	häufige Gabe
Schüttellähmung (Paralysis agitans)			
allgemein		Nr. 2 Calc. phos. D 6	
		Nr. 9 Natr. phos. D 6	
		Nr. 7 Magn. phos. D 6	als „Heiße Sieben“
		Nr. 11 Silicea D 12	Hauptmittel
durch Übersäuerung		Nr. 9 Natr. phos. D 6	
	+	Nr. 11 Silicea D 12	
	+	Nr. 7 Magn. phos. D 6	abends vor dem Schlafengehen
Leberwickel und Salbenanwendungen im Leberbereich mit Salbe Nr. 6 und Salbe Nr. 10 im Wechsel.			
Schwächezustand			siehe auch Ohnmacht; siehe auch „Energieschaukel“ in Kap. VII. 1. Frühjahrskur
allgemein		Nr. 5 Kal. phos. D 6	
	+	Nr. 8 Natr. chlor. D 6	
	oder	Nr. 2 Calc. phos. D 6	
	+	Nr. 8 Natr. chlor. D 6	
	+	Nr. 11 Silicea D 12	
Salze über einen längeren Zeitraum einnehmen, Ernährung, möglichst biologische Ware.			
Schwangerschaft			siehe auch Kap. II. Schwangerschaft und Geburt
allgemein		Nr. 1 Calc. fluor. D 12	
		Nr. 2 Calc. phos. D 6	
		Nr. 7 Magn. phos. D 6	
Schwangerschaftserbrechen		Nr. 2 Calc. phos. D 6	
Behandlung entsprechend der Symptome wie z. B. Erbrechen, Kopfschmerz, Schwindel, usw. Die Kalkmittel der Biochemie, Nr. 1 und Nr. 2, sind von größter Wichtigkeit während der ganzen Schwangerschaft und Stillzeit.			
Schwitzen			
lange bestehende Schweißarmut		Nr. 5 Kal. phos. D 6	
zur Einleitung eines Schweißausbruches	▲	Nr. 3 Ferr. phos. D 12	
	▲	Nr. 5 Kal. phos. D 6	
zur Anregung bei fieberhaften Erkrankungen		Nr. 10 Natr. sulf. D 6	
Schweißabsonderungen, abnorm			
gelbgrün, die Wäsche färbend		Nr. 10 Natr. sulf. D 6	
klebrig		Nr. 6 Kal. sulf. D 6	

Krankheitsbild/Symptome		Mineralsalze	Tipps
sauer, scharf		Nr. 9 Natr. phos. D 6	
stinkend, faulig		Nr. 5 Kal. phos. D 6	
während des Essens auf dem Kopf und im Gesicht auftretend		Nr. 5 Kal. phos. D 6	
	+	Nr. 8 Natr. chlor. D 6	
einige Zeit nach dem Essen auftretend		Nr. 10 Natr. sulf. D 6	
Förderung eines Schweißausbruches		Nr. 10 Natr. sulf. D 6	z. B. bei Erkältung
	+	Nr. 11 Silicea D 12	
wässrig, ätzend, farblos		Nr. 8 Natr. chlor. D 6	
nachts, ohne Geruch		Nr. 2 Calc. phos. D 6	
nachts, stinkend		Nr. 11 Silicea D 12	
bei geringster Anstrengung	▲	Nr. 9 Natr. phos. D 6	
	▲	Nr. 5 Kal. phos. D 6	
mit Durst		Nr. 8 Natr. chlor. D 6	
ohne Durst		Nr. 10 Natr. sulf. D 6	
Angstschweiß		Nr. 5 Kal. phos. D 6	
		Nr. 7 Magn. phos. D 6	
Kopfschweiß der Kinder		Nr. 2 Calc. phos. D 6	
an den Händen und Füßen mit Kältegefühl		Nr. 11 Silicea D 12	
abnorm starke Schweißausbrüche bei nervlicher Erregung		Nr. 5 Kal. phos. D 6	
bei Schilddrüsenüberfunktion		Nr. 15 Kal. jod. D 6	
Rückführung übermäßigen Schwitzens auf normales Maß		Nr. 8 Natr. chlor. D 6	
	+	Nr. 10 Natr. sulf. D 6	
Schwitzen auf keinen Fall unterdrücken, Ursachenforschung betreiben.			
Schwellungen			
allgemein		Nr. 4 Kal. chlor. D 6	
mit Eiter		Nr. 9 Natr. phos. D 6	
	+	Nr. 11 Silicea D 12	
hart		Nr. 1 Calc. fluor. D 12	
jauchig, brandig		Nr. 5 Kal. phos. D 6	
rheumatisch		Nr. 8 Natr. chlor. D 6	
	+	Nr. 9 Natr. phos. D 6	
	+	Nr. 11 Silicea D 12	
Schilddrüsenschwellung			siehe Schilddrüse
Unterzungendrüsenschwellung		Nr. 8 Natr. chlor. D 6	
bei Venenentzündung			siehe Venenentzündung
verhärtend		Nr. 1 Calc. fluor. D 12	
		Nr. 7 Magn. phos. D 6	
		Nr. 9 Natr. phos. D 6	
Wangenschwellung		Nr. 12 Calc. sulf. D 6	auch Salbenanwendungen
mit Wasserinhalt		Nr. 8 Natr. chlor. D 6	
	+	Nr. 10 Natr. sulf. D 6	
Schweregefühl			
in den Beinen	▲	Nr. 4 Kal. chlor. D 6	
	▲	Nr. 6 Kal. sulf. D 6	
	▲	Nr. 10 Natr. sulf. D 6	
im Kopf		Nr. 6 Kal. sulf. D 6	
Schwerhörigkeit			*Arzt;* siehe auch Ohren
allgemein		Nr. 11 Silicea D 12	
durch Katarrh der Eustachschen Röhre und Gefühl von Verstopfung im Nasen-Rachenraum	stdl. ▲	Nr. 4 Kal. chlor. D 6	

Krankheitsbild/Symptome		Mineralsalze	Tipps
	stdl. ▲	Nr. 8 Natr. chlor. D 6	
	stdl. ▲	Nr. 9 Natr. phos. D 6	
mit Ohrgeräuschen		Nr. 3 Ferr. phos. D 12	
durch Verhärtungen, Verwachsungen, Verdickungen im Mittelohr		Nr. 1 Calc. fluor. D 12	die Anwendung der folgenden Mineralsalze kann nur im Anfangsstadium der Schwerhörigkeit erfolgreich sein
	+	Nr. 11 Silicea D 12	
infolge einer Schwäche der Gehörnerven		Nr. 5 Kal. phos. D 6	
	+	Nr. 7 Magn. phos. D 6	
Schwermut			
		Nr. 5 Kal. phos. D 6	
		Nr. 8 Natr. chlor. D 6	
		Nr. 10 Natr. sulf. D 6	
Salben und Leberwickel.			
Schwielen			
		Nr. 1 Calc. fluor. D 12	auch Salbenverbände mit Salbe Nr. 1
Schwindel			
allgemein		Nr. 1 Calc. fluor. D 12	
		Nr. 3 Ferr. phos. D 12	
		Nr. 4 Kal. chlor. D 6	
bei älteren Menschen, bei Kreislaufstörungen		Nr. 6 Kal. sulf. D 6	
bei älteren Menschen, beim Gehen an der frischen Luft und beim Aufstehen vom Sitzen	▲	Nr. 2 Calc. phos. D 6	
	▲	Nr. 11 Silicea D 12	
beim Aufstehen		Nr. 5 Kal. phos. D 6	
bei Blutandrang zum Kopf		Nr. 3 Ferr. phos. D 12	
bei Blutarmut		Nr. 2 Calc. phos. D 6	
	+	Nr. 3 Ferr. phos. D 12	
	+	Nr. 8 Natr. chlor. D 6	
beim Bücken		Nr. 11 Silicea D 12	
Drehschwindel		Nr. 5 Kal. phos. D 6	
nach dem Essen mit plötzl. Schweißausbruch auf der Stirn		Nr. 10 Natr. sulf. D 6	
Morbus Menière (Labyrinthschwindel)		Nr. 11 Silicea D 12	*Arzt*
	+	Nr. 10 Natr. sulf. D 6	
täglich im Wechsel mit		Nr. 8 Natr. chlor. D 6	
	+	Nr. 11 Silicea D 12	
der Stirn bei kaltem Wind		Nr. 2 Calc. phos. D 6	
vom Nacken aufsteigend		Nr. 11 Silicea D 12	
nach Röntgen		Nr. 1 Calc. fluor. D 12	
mit Schwäche		Nr. 11 Silicea D 12	
bei Schwächezuständen		Nr. 5 Kal. phos. D 6	
	+	Nr. 7 Magn. phos. D 6	
	+	Nr. 8 Natr. chlor. D 6	
mit Schweißausbruch		Nr. 11 Silicea D 12	
nach schweren Krankheiten		Nr. 2 Calc. phos. D 6	
	+	Nr. 5 Kal. phos. D 6	
	+	Nr. 8 Natr. chlor. D 6	
Arzt! Die Behandlung muss sich auch nach den Ursachen richten.			
Seekrankheit			
allgemein		Nr. 7 Magn. phos. D 6	längere Zeit vor Reisebeginn einnehmen
	+	Nr. 9 Natr. phos. D 6	
	+	Nr. 11 Silicea D 12	

Krankheitsbild/Symptome		Mineralsalze	Tipps
bei Auftreten erster Symptome von Seekrankheit		Nr. 7 Magn. phos. D 6	als „Heiße Sieben“, sehr häufig einnehmen
mit Erbrechen		Nr. 10 Natr. sulf. D 6	
Sehnen			
allgemein		Nr. 1 Calc. fluor. D 12	morgens auch als Salbe
	+	Nr. 11 Silicea D 12	abends auch als Salbe
Schmerz		Nr. 1 Calc. fluor. D 12	
		Nr. 9 Natr. phos. D 6	
	+	Nr. 11 Silicea D 12	
Sehnenverkürzung		Nr. 1 Calc. fluor. D 12	
	+	Nr. 8 Natr. chlor. D 6	
	+	Nr. 11 Silicea D 12	
bei Verhärtung		Nr. 1 Calc. fluor. D 12	
Salbenanwendungen, Leberwickel mit Salbe Nr. 10 und Nr. 6 im Wechsel (auch nur Salbeneinreibungen), Ernährung beachten.			
Sehnenscheidenentzündung			
		Nr. 3 Ferr. phos. D 12	Hauptmittel, sehr häufige Gaben
	+	Nr. 4 Kal. chlor. D 6	Hauptmittel, sehr häufige Gaben
	+	Nr. 11 Silicea D 12	Hauptmittel, sehr häufige Gaben
bei Verhärtungen		Nr. 1 Calc. fluor. D 12	auch als Salbe
Salbenanwendungen, Leberwickel mit Salbe Nr. 10 und Nr. 6 im Wechsel (auch nur Salbeneinreibungen), Ernährung beachten.			
Seitenstechen			
		Nr. 7 Magn. phos. D 6	
	+	Nr. 6 Kal. sulf. D 6	
	+	Nr. 8 Natr. chlor. D 6	
Senkfuß			Orthopädische Behandlung
		Nr. 1 Calc. fluor. D 12	
	+	Nr. 2 Calc. phos. D 6	
Salbenanwendungen, Leberwickel wechselnd mit Salbe Nr. 10 und Nr. 6, Nierenpflege, Meridianbürstmassagen.			
Sexualbedürfnis			siehe auch Kap. V. Wechseljahre
Störung		Nr. 6 Kal. sulf. D 6	
verstärkt		Nr. 2 Calc. phos. D 6	
Sklerose			
		Nr. 1 Calc. fluor. D 12	
Meridianbürstmassage.			
Skoliose			siehe Rückgratverkrümmung
Sodbrennen			siehe auch Magen
Hauptmittel		Nr. 9 Natr. phos. D 6	häufige Gabe
allgemein	▲	Nr. 8 Natr. chlor. D 6	
	▲	Nr. 9 Natr. phos. D 6	
	▲	Nr. 10 Natr. sulf. D 6	
Aufstoßen unverdauter Speisen		Nr. 3 Ferr. phos. D 12	
mit bitterem Geschmack		Nr. 10 Natr. sulf. D 6	
mit Magenkrämpfen		Nr. 7 Magn. phos. D 6	als „Heiße Sieben“
Leberwickel mit Salbe Nr. 9 und Nr. 10 im Wechsel, Ernährung, Säurebildner vermeiden.			
Sommersprossen			
	tgl. ▲	Nr. 4 Kal. chlor. D 6	über einen Zeitraum von 8 Wochen
	tgl. ▲	Nr. 6 Kal. sulf. D 6	
danach allein		Nr. 6 Kal. sulf. D 6	Erfolg nicht sicher!
Salbenanwendungen.			
Sonnenbrand/Sonnenstich			
zur Vorbeugung		Nr. 3 Ferr. phos. D 12	auch als Salbe
eingetreten		Nr. 3 Ferr. phos. D 12	alle 10 Min. abwechselnd, Salbe Nr. 3 häufig auftragen

Krankheitsbild/Symptome		Mineralsalze	Tipps
	+	Nr. 8 Natr. chlor. D 6	alle 10 Min. abwechselnd
mit Fieber		Nr. 3 Ferr. phos. D 12	
Sonnenallergie			
		Nr. 3 Ferr. phos. D 12	Hauptmittel
	stdl. ▲	Nr. 6 Kal. sulf. D 6	
	stdl. ▲	Nr. 8 Natr. chlor. D 6	
	stdl. ▲	Nr. 10 Natr. sulf. D 6	
Soor			
		Nr. 4 Kal. chlor. D 6	
Speichelfluss			
zu viel oder zu wenig		Nr. 8 Natr. chlor. D 6	6 x tgl. 1 Tab.
Speiseröhre (Ösophagitis)			
Entzündung		Nr. 3 Ferr. phos. D 12	
	+	Nr. 4 Kal. chlor. D 6	
Entzündung infolge von Verbrennung oder Verätzung		Nr. 3 Ferr. phos. D 12	
	+	Nr. 8 Natr. chlor. D 6	
bei Gefahr von Eiterung		Nr. 11 Silicea D 12	
Krampf		Nr. 5 Kal. phos. D 6	
		Nr. 7 Magn. phos. D 6	„Heiße Sieben"
Verengung		Nr. 1 Calc. fluor. D 12	
	+	Nr. 11 Silicea D 12	
Spreizfuß			
		Nr. 1 Calc. fluor. D 12	Salbenanwendungen
Spulwürmer			siehe Würmer
Steifheit			
morgens		Nr. 2 Calc. phos. D 6	
Steinbildung			
	tgl. ▲	Nr. 2 Calc. phos. D 6	jeweils 3-5 x 2 Tab. einnehmen
	tgl. ▲	Nr. 7 Magn. phos. D 6	
	tgl. ▲	Nr. 9 Natr. phos. D 6	
Ernährung, Leberwickel mit Salbe Nr. 6 und Nr. 10 im Wechsel, Salbeneinreibungen mit Nr. 6 und Nr. 10, Nierenpflege, Meridianbürstmassage.			
Steißbein			
Verletzung		Nr. 2 Calc. phos. D 6	auch als Salbe
Stillen			siehe auch Schwangerschaft
Abstillen		Nr. 10 Natr. sulf. D 6	
heiße Brust		Nr. 3 Ferr. phos. D 12	
rissige Brustwarzen		Nr. 1 Calc. fluor. D 12	
Knoten, Stauungen		Nr. 4 Kal. chlor. D 6	
		Nr. 7 Magn. phos. D 6	
Milch salzig		Nr. 8 Natr. chlor. D 6	
Milch wässrig, blau		Nr. 8 Natr. chlor. D 6	
Milchbildung fördern		Nr. 2 Calc. phos. D 6	
		Nr. 4 Kal. chlor. D 6	
		Nr. 8 Natr. chlor. D 6	
Milchüberschuss		Nr. 10 Natr. sulf. D 6	
Stimmbandverkrampfung			
	▲	Nr. 2 Calc. phos. D 6	
	▲	Nr. 7 Magn. phos. D 6	als „Heiße Sieben"
Stimmbandlähmung			
allgemein	▲	Nr. 1 Calc. fluor. D 12	
	▲	Nr. 5 Kal. phos. D 6	
	▲	Nr. 7 Magn. phos. D 6	
durch Überanstrengung		Nr. 3 Ferr. phos. D 12	

Krankheitsbild/Symptome		Mineralsalze	Tipps
durch zu viel Sprechen	▲	Nr. 5 Kal. phos. D 6	
	▲	Nr. 8 Natr. chlor. D 6	
durch Übersäuerung		Nr. 9 Natr. phos. D 6	
	+	Nr. 11 Silicea D 12	
bei gleichzeitiger geistiger Übermüdung	stdl. ▲	Nr. 3 Ferr. phos. D 12	
	stdl. ▲	Nr. 5 Kal. phos. D 6	
	stdl. ▲	Nr. 8 Natr. chlor. D 6	
Stimme			
rauh und heiser		Nr. 2 Calc. phos. D 6	
Stimmverlust		Nr. 5 Kal. phos. D 6	
Stirnhöhlenkatarrh			siehe auch Schnupfen
Hauptmittel		Nr. 4 Kal. chlor. D 6	
	▲	Nr. 6 Kal. sulf. D 6	
	▲	Nr. 12 Calc. sulf. D 6	
Absonderungen beachten, auch Inhalationen oder Kopfdampfbad, Ernährung, Leberwickel mit Salbe Nr. 6 und Nr. 10 im Wechsel, Nierenpflege, ansteigende Fußbäder.			
Stoffwechselstörung			
allgemein		Nr. 3 Ferr. phos. D 12	
		Nr. 6 Kal. sulf. D 6	
		Nr. 10 Natr. sulf. D 6	
		Nr. 12 Calc. sulf. D 6	
Fettstoffwechselstörung		Nr. 9 Natr. phos. D 6	
Darmflora aufbauen, Salbenanwendungen (Nr. 6 ▲Nr. 10 ▲ Nr. 9), Leberwickel mit Salbe Nr. 6 ▲ Nr. 10 ▲Nr. 9, Nierenpflege, Ernährung, Bewegung, Meridianbürstmassagen, Basenbäder.			
Stottern			
		Nr. 7 Magn. phos. D 6	als „Heiße Sieben"
		Nr. 9 Natr. phos. D 6	
	+	Nr. 11 Silicea D 12	
Meridianbürstmassagen, Salbenanwendungen mit Salbe Nr. 7 abends auch auf dem Bauch.			
Strombelastung			
Fernsehen, Computer		Nr. 4 Kal. chlor. D 6	
Stuhl			siehe auch Durchfall
gelblich		Nr. 4 Kal. chlor. D 6	
grünlich		Nr. 9 Natr. phos. D 6	
lehmfarben, fettig-schmierig (Fettstuhl)		Nr. 10 Natr. sulf. D 6	
Schafskot		Nr. 7 Magn. phos. D 6	
		Nr. 5 Kal. phos. D 6	
schleimig-weißlich		Nr. 4 Kal. chlor. D 6	
Teerstuhl	▲	Nr. 3 Ferr. phos. D 12	
	▲	Nr. 4 Kal. chlor. D 6	
trocken, dunkel		Nr. 8 Natr. chlor. D 6	
weißgrau-entfärbt		Nr. 4 Kal. chlor. D 6	
		Nr. 7 Magn. phos. D 6	
Beimengung, blutig		Nr. 3 Ferr. phos. D 12	*Arzt!*
Beimengung, eitrig		Nr. 5 Kal. phos. D 6	*Arzt!*
Schleimhautfetzen		Nr. 6 Kal. sulf. D 6	
Stuhlverstopfung (Obstipation)			
Hauptmittel		Nr. 3 Ferr. phos. D 12	
Anregung der Peristaltik		Nr. 2 Calc. phos. D 6	
	+	Nr. 11 Silicea D 12	
mit saurem Aufstoßen		Nr. 7 Magn. phos. D 6	als „Heiße Sieben"
	oder	Nr. 9 Natr. phos. D 6	
chronisch infolge Untätigkeit und Erschlaffung des Darms			Behandlung im Zwei-Tages-Rhythmus:
	▲	Nr. 3 Ferr. phos. D 12	1. Tag: Wechsel (von Nr. 3 und Nr. 7) alle 3 Stunden 1-2 Tab.

Krankheitsbild/Symptome		Mineralsalze	Tipps
	▲	Nr. 7 Magn. phos. D 6	auch als „Heiße Sieben", Bauchmassage
	▲	Nr. 2 Calc. phos. D 6	2. Tag (Wechsel von Nr. 2 und Nr. 9)
	▲	Nr. 9 Natr. phos. D 6	
aufgrund Darmerschlaffung		Nr. 1 Calc. fluor. D 12	
	+	Nr. 11 Silicea D 12	
infolge Darmlähmung		Nr. 5 Kal. phos. D 6	*Arzt!*
	+	Nr. 8 Natr. chlor. D 6	
mit Durchfall wechselnd		Nr. 3 Ferr. phos. D 12	
bei Kindern, krampfartig		Nr. 7 Magn. phos. D 6	Bauchmassage mit Salbe Nr. 7
mit Kreuzschmerzen		Nr. 9 Natr. phos. D 6	
	+	Nr. 11 Silicea D 12	
stärker während der Regel		Nr. 11 Silicea D 12	
bei Übersäuerung		Nr. 3 Ferr. phos. D 12	
	+	Nr. 9 Natr. phos. D 6	
	+	Nr. 10 Natr. sulf. D 6	
	+	Nr. 11 Silicea D 12	
Völlegefühl, Druck		Nr. 6 Kal. sulf. D 6	
mit Windstauung		Nr. 10 Natr. sulf. D 6	
bei weiß belegter Zunge, hellem Stuhl, Unverträglichkeit von Fett und Süßigkeiten		Nr. 4 Kal. chlor. D 6	
harte, bröckelige Stuhlmassen mit Schleimüberzug, wechselnd von Verstopfung bis Durchfall		Nr. 8 Natr. chlor. D 6	
mit Blähungskoliken, harte Stuhlmassen, Schmerzen am After vor und nach dem Stuhlgang, Völlegefühl, Leberstörungen		Nr. 10 Natr. sulf. D 6	
mit Krämpfen		Nr. 7 Magn. phos. D 6	
sehr träger Darm, Stuhl dunkelbraun bis gelblich-grün, Schleimüberzug		Nr. 5 Kal. phos. D 6	
Säurenaturen, Wechsel von Durchfall und Verstopfung		Nr. 9 Natr. phos. D 6	
	+	Nr. 11 Silicea D 12	
Stuhl schlüpft zurück, vergeblicher Drang, Afterrisse		Nr. 11 Silicea D 12	
Stuhlhypochonder		Nr. 2 Calc. phos. D 6	
Sichere Zeichen zur Auswahl des Salzes: Zungenbelag und Absonderungen. Wahllosen Gebrauch von Abführmitteln dringend vermeiden; Ernährung, Leberwickel, Salbenanwendungen im Leberbereich mit Salbe Nr. 6 und Nr. 10, ausreichend trinken; Kaffee, schwarzen Tee und Alkohol meiden; Meridianbürstmassage, Bewegung, Sport, frische Luft.			
Talgdrüsen			
allgemein		Nr. 9 Natr. phos. D 6	
	+	Nr. 11 Silicea D 12	
Salbenanwendungen, Ernährung.			
Taubheitsgefühl (Parästhesien oder Kribbeln)			
Hauptmittel		Nr. 2 Calc. phos. D 6	als „Heiße Zwei"
der Glieder	▲	Nr. 2 Calc. phos. D 6	Salbenanwendungen
	▲	Nr. 11 Silicea D 12	
Tennisarm			
	tgl. ▲	Nr. 1 Calc. fluor. D 12	
	tgl. ▲	Nr. 2 Calc. phos. D 6	
Hauptmittel	tgl. ▲	Nr. 3 Ferr. phos. D 12	
Zwischenmittel	stdl. ▲	Nr. 4 Kal. chlor. D 6	
	stdl. ▲	Nr. 6 Kal. sulf. D 6	
bei Schmerzen		Nr. 7 Magn. phos. D 6	abends auch als „Heiße Sieben"
bei Übersäuerung	▲	Nr. 9 Natr. phos. D 6	
	▲	Nr. 10 Natr. sulf. D 6	

Krankheitsbild/Symptome		Mineralsalze	Tipps
	▲	Nr. 11 Silicea D 12	
Absonderungen und Zungenbelag beachten. Salbenanwendungen über Nacht im täglichen Wechsel mit den Salben Nr. 3, Nr. 4 und Nr. 11.			
Thrombose			*Arzt!*
zur Unterstützung und zur Vorbeugung	▲	Nr. 4 Kal. chlor. D 6	häufige Gabe
	▲	Nr. 7 Magn. phos. D 6	
Hauptmittel	stdl. ▲	Nr. 3 Ferr. phos. D 12	
	stdl. ▲	Nr. 4 Kal. chlor. D 6	
	stdl. ▲	Nr. 2 Calc. phos. D 6	
Tränenfluss			
mit Kälteempfinden im Kopf		Nr. 8 Natr. chlor. D 6	
zu wenig, zu viel		Nr. 8 Natr. chlor. D 6	
Salbe Nr. 8 um die Augenhöhlen einklopfen.			
Tränenkanal			
Fistel		Nr. 11 Silicea D 12	
	oder	Nr. 12 Calc. sulf. D 6	
verengt	▲	Nr. 1 Calc. fluor. D 12	
	▲	Nr. 4 Kal. chlor. D 6	
	▲	Nr. 8 Natr. chlor. D 6	
Träume			
angstvoll		Nr. 10 Natr. sulf. D 6	häufigige Gabe
Zusätzlich Salbenanwendung auf Leber abends und Leberwickel mittags gegen 14 Uhr.			
Traurigkeit			
		Nr. 2 Calc. phos. D 6	morgens
		Nr. 5 Kal. phos. D 6	mittags
		Nr. 8 Natr. chlor. D 6	nachmittags
		Nr. 10 Natr. sulf. D 6	abends
Leberwickel mit Salbe Nr. 10, Meridianbürstmassagen, Salbenanwendung Nr. 10 abends auf Leber.			
Übelkeit			
allgemein		Nr. 3 Ferr. phos. D 12	
		Nr. 5 Kal. phos. D 6	
bei weißgrauem Zungenbelag und nach dem Essen		Nr. 4 Kal. chlor. D 6	
bei gelblichem Zungenbelag		Nr. 6 Kal. sulf. D 6	
morgens		Nr. 8 Natr. chlor. D 6	
Grunderkrankung beachten, Zungenbelag beachten, Ernährung.			
Überbein (Ganglion)			Grunderkrankung beachten
	tgl. ▲	Nr. 1 Calc. fluor. D 12	Salbenanwendungen
	tgl. ▲	Nr. 2 Calc. phos. D 6	
	+	Nr. 11 Silicea D 12	Salbenanwendungen
Vorbeugung und Nachbehandlung	▲	Nr. 1 Calc. fluor. D 12	
	▲	Nr. 11 Silicea D 12	
Leberwickel, Meridianbürstmassagen, auch Salbenanwendungen.			
Übersäuerung			
		Nr. 8 Natr. chlor. D 6	vor- und nachmittags
		Nr. 9 Natr. phos. D 6	morgens bis 11 Uhr
		Nr. 10 Natr. sulf. D 6	gegen 14 Uhr
		Nr. 11 Silicea D 12	abends
Kurmäßige Anwendung über einen längeren Zeitraum. Ernährung, Basenbäder, Leberwickel mit Salbe Nr. 6 und Nr. 10 im Wechsel, Nierenpflege, Meridianbürstmassagen.			
Unfruchtbarkeit			
bei Frauen		Nr. 12 Calc. sulf. D 6	
Störfelder abklären, Meridianbürstmassagen, Amalgambelastung, Leberwickel, Ernährung, Schleimbildner meiden, Nierenpflege.			

Krankheitsbild/Symptome		Mineralsalze	Tipps
Ungeduld			
		Nr. 7 Magn. phos. D 6	als „Heiße Sieben"
Unlust			
allgemein		Nr. 5 Kal. phos. D 6	
	+	Nr. 8 Natr. chlor. D 6	
zu geistiger Tätigkeit		Nr. 5 Kal. phos. D 6	
Leberwickel, Meridianbürstmassagen. Abends Salbe Nr. 6 und Nr. 10 im Wechsel auf den Oberbauch. Bewegung, frische Luft; Ernährung beachten.			
Unruhe			
Hauptmittel	tgl. ▲	Nr. 8 Natr. chlor. D 6	
	tgl. ▲	Nr. 11 Silicea D 12	
aus Ängstlichkeit		Nr. 2 Calc. phos. D 6	
durch überreizte Nerven		Nr. 9 Natr. phos. D 6	
	+	Nr. 11 Silicea D 12	
innere Unruhe		Nr. 5 Kal. phos. D 6	
	+	Nr. 7 Magn. phos. D 6	als „Heiße Sieben"
bei weißgrauem Zungenbelag		Nr. 4 Kal. chlor. D 6	
aus Furcht vor Versagen		Nr. 5 Kal. phos. D 6	Ursachen erforschen
	+	Nr. 8 Natr. chlor. D 6	
abends		Nr. 7 Magn. phos. D 6	Salbe auf den Solarplexus und die Fußsohlen massieren
Leberwickel, Salbe Nr. 6 und Nr. 10 im Wechsel auf Oberbauch. Ansteigende Fußbäder, alles, was unruhig macht, meiden. Lebensfreude? Ernährung, Entspannungsbad.			
Unterschenkelgeschwüre (Ulcus cruris)			*Arzt!* Grunderkrankung beachten; siehe Offene Beine
Hauptmittel	stdl. ▲	Nr. 1 Calc. fluor. D 12	
	stdl. ▲	Nr. 5 Kal. phos. D 6	
Vegetatives Nervensystem			siehe auch Energieschaukel in Kap. VII. 1. Frühjahrskur
allgemein		Nr. 2 Calc. phos. D 6	morgens
		Nr. 5 Kal. phos. D 6	mittags
		Nr. 7 Magn. phos. D 6	abends
Leberwickel, Meridianbürstmassagen, Ernährung, Nierenpflege, Basenbäder.			
Venenentzündung			siehe auch Krampfadern
Hauptmittel	▲	Nr. 4 Kal. chlor. D 6	häufige Gaben im Akutfall
Hauptmittel	▲	Nr. 7 Magn. phos. D 6	häufige Gaben im Akutfall
bei Röte der Umgebung		Nr. 3 Ferr. phos. D 12	häufige Gaben im Akutfall
anschließend nach dem Akutfall	▲	Nr. 1 Calc. fluor. D 12	kurmäßig 6-8 Wochen einnehmen
	▲	Nr. 3 Ferr. phos. D 12	kurmäßig 6-8 Wochen einnehmen
	▲	Nr. 5 Kal. phos. D 6	kurmäßig 6-8 Wochen einnehmen
	▲	Nr. 6 Kal. sulf. D 6	kurmäßig 6-8 Wochen einnehmen
	▲	Nr. 11 Silicea D 12	kurmäßig 6-8 Wochen einnehmen
Evtl. zusätzlich weitere Salze, die je nach Aussehen der Zungenwurzel morgens gewählt werden. Ernährung (tierisches Eiweiß meiden, ebenso Rohkost und rohes Obst); Leberwickel mit Salben Nr. 10 und Nr. 6 im Wechsel; Darmentleerung wichtig.			
Verbrennungen			
ohne Blasenbildung		Nr. 3 Ferr. phos. D 12	auch als Salbe
1. und 2. Grades (mit Blasenbildung)		Nr. 3 Ferr. phos. D 12	
	+	Nr. 8 Natr. chlor. D 6	
3. Grades		Nr. 5 Kal. phos. D 6	*Arzt*
bei Eiterbildung		Nr. 11 Silicea D 12	
bei Brand- und Verjauchung		Nr. 5 Kal. phos. D 6	kein tierisches Eiweiß!
bei wildem Fleisch (Fleischwärzchen)		Nr. 4 Kal. chlor. D 6	
	+	Nr. 11 Silicea D 12	
bei verhärteten Narben nach Verbrennung		Nr. 1 Calc. fluor. D 12	auch als Salbe
Verdauung			siehe Blähungen, Darm, Darmentzündung, Erbrechen, Stuhlverstopfung

Krankheitsbild/Symptome		Mineralsalze	Tipps
Vergesslichkeit			siehe auch Gedächtnisschwäche
	tgl. ▲	Nr. 2 Calc. phos. D 6	morgens
	tgl. ▲	Nr. 5 Kal. phos. D 6	mittags
bei älteren Menschen	tgl. ▲	Nr. 1 Calc. fluor. D 12	in D 6 statt D 12
	tgl. ▲	Nr. 11 Silicea D 12	in D 6 statt D 12
Meridianbürstmassage, Ernährung, Leberwickel, Fußbäder.			
Verhärtungen			
		Nr. 1 Calc. fluor. D 12	auch Salbenanwendungen
Verkalkung (Arteriosklerose)			
zur Vorbeugung kurmäßig 4–6 Monate		Nr. 1 Calc. fluor. D 12	Montag
		Nr. 2 Calc. phos. D 6	Dienstag
		Nr. 11 Silicea D 12	Mittwoch
		Nr. 3 Ferr. phos. D 12	Donnerstag
		Nr. 7 Magn. phos. D 6	Freitag
		Nr. 1 Calc. fluor. D 12	Samstag
		Nr. 2 Calc. phos. D 6	Sonntag
bei Empfindlichkeit gegen Witterungsumschwung, bei gleichzeitigen Leber- und Nierenbeschwerden		Nr. 7 Magn. phos. D 6	Mittwoch (statt kurmäßiger Einnahme)
		Nr. 10 Natr. sulf. D 6	Donnerstag (statt kurmäßiger Einnahme)
		Nr. 6 Kal. sulf. D 6	Freitag (statt kurmäßiger Einnahme)
bei hochgradiger Nervosität		Nr. 7 Magn. phos. D 6	Mittwoch (statt kurmäßiger Einnahme)
		Nr. 3 Ferr. phos. D 12	Donnerstag (statt kurmäßiger Einnahme)
		Nr. 7 Magn. phos. D 6	Freitag (statt kurmäßiger Einnahme)
bei Verschlimmerung der Beschwerden gegen Abend		Nr. 6 Kal. sulf. D 6	Mittwoch (statt kurmäßiger Einnahme)
		Nr. 7 Magn. phos. D 6	Donnerstag (statt kurmäßiger Einnahme)
		Nr. 5 Kal. phos. D 6	Freitag (statt kurmäßiger Einnahme)
bei bestehender Übersäuerung		Nr. 9 Natr. phos. D 6	ein Tag in Wochenmitte hierdurch ersetzen
bei Neigung zu Schleimhautaffektionen (Katarrhen)		Nr. 4 Kal. chlor. D 6	ein Tag in Wochenmitte hierdurch ersetzen
	+	Nr. 6 Kal. sulf. D 6	ein Tag in Wochenmitte hierdurch ersetzen
bei chronischer Stuhlverstopfung		Nr. 9 Natr. phos. D 6	ein Tag in Wochenmitte hierdurch ersetzen
	+	Nr. 10 Natr. sulf. D 6	ein Tag in Wochenmitte hierdurch ersetzen
bei asthmatischen Beschwerden		Nr. 6 Kal. sulf. D 6	Mittwoch
Die in der Wochenmitte stehenden 3 Mittel können wie oben beschrieben variiert werden. Mineralsalz Nr. 5 nicht einnehmen, wenn Blutdruck stark erhöht, da es Blutdruck-steigernd wirkt. Einnahme: 5 x tgl. 3 Tab. nüchtern oder 1/2 Std. vor dem Essen langsam lutschen. Monatelange Anwendung. Vermeiden von Aufregung, Überanstrengungen geistiger, seelischer und körperlicher Art. Für regelmäßigen, leichten Stuhlgang sorgen. Strenge Ernährung, Leberpflege, Nierenpflege.			
Verlangen			
nach Alkohol		Nr. 7 Magn. phos. D 6	als „Heiße Sieben“
	+	Nr. 8 Natr. chlor. D 6	
nach Bewegung		Nr. 11 Silicea D 12	
nach Bitterem	▲	Nr. 6 Kal. sulf. D 6	
	▲	Nr. 10 Natr. sulf. D 6	
nach Essig		Nr. 8 Natr. chlor. D 6	
	+	Nr. 9 Natr. phos. D 6	
nach frischer Luft		Nr. 6 Kal. sulf. D 6	
nach Geräuchertem		Nr. 2 Calc. phos. D 6	
nach Gesalzenem		Nr. 2 Calc. phos. D 6	
	+	Nr. 8 Natr. chlor. D 6	
nach Kaffee und Kakao		Nr. 7 Magn. phos. D 6	

Krankheitsbild/Symptome		Mineralsalze	Tipps
nach Kreide		Nr. 2 Calc. phos. D 6	
nach Pfeffer		Nr. 8 Natr. chlor. D 6	
nach Salz		Nr. 8 Natr. chlor. D 6	
nach Saurem		Nr. 4 Kal. chlor. D 6	
		Nr. 7 Magn. phos. D 6	
		Nr. 8 Natr. chlor. D 6	
nach Speck		Nr. 2 Calc. phos. D 6	
nach stark gewürzten Speisen		Nr. 8 Natr. chlor. D 6	
nach Süßigkeiten		Nr. 9 Natr. phos. D 6	
	+	Nr. 11 Silicea D 12	
nach Tabak		Nr. 7 Magn. phos. D 6	
Verletzungen			siehe auch Wunden
allgemein		Nr. 3 Ferr. phos. D 12	auch als Salbe
Verrenkung und Verstauchung			
allgemein		Nr. 1 Calc. fluor. D 12	
Hauptmittel		Nr. 3 Ferr. phos. D 12	
bei Schwellung		Nr. 4 Kal. chlor. D 6	
	+	Nr. 11 Silicea D 12	
Folgemittel		Nr. 1 Calc. fluor. D 12	
	+	Nr. 11 Silicea D 12	
Zusätzlich Salbenanwendungen.			
Verstopfung			siehe Stuhlverstopfung
Völlegefühl			
im Magen		Nr. 6 Kal. sulf. D 6	
Vorhautverengung			
		Nr. 1 Calc. fluor. D 12	
	+	Nr. 8 Natr. chlor. D 6	
	+	Nr. 11 Silicea D 12	
Zusätzlich Salbenanwendungen.			
Wachstumsschmerzen			
		Nr. 2 Calc. phos. D 6	
Wadenkrampf			
allgemein		Nr. 2 Calc. phos. D 6	als „Heiße Zwei"
	oder	Nr. 7 Magn. phos. D 6	als „Heiße Sieben"
nachhaltige Schmerzen		Nr. 2 Calc. phos. D 6	
	+	Nr. 3 Ferr. phos. D 12	
nach Überanstrengung		Nr. 5 Kal. phos. D 6	
Warzen			
allgemein		Nr. 1 Calc. fluor. D 12	morgens zusätzlich Salbenanwendung
	+	Nr. 4 Kal. chlor. D 6	vor- und nachmittags
		Nr. 11 Silicea D 12	abends zusätzlich Salbenanwendung
zum Eintrocken		Nr. 10 Natr. sulf. D 6	als Salbenbrei auftragen
Wasser			
im Blut		Nr. 8 Natr. chlor. D 6	
	+	Nr. 10 Natr. sulf. D 6	
Wasserstauung		Nr. 8 Natr. chlor. D 6	Druck hinterlässt Vertiefungen
	+	Nr. 10 Natr. sulf. D 6	
Wassersucht		Nr. 8 Natr. chlor. D 6	
	+	Nr. 10 Natr. sulf. D 6	
Salbenanwendungen, Leberwickel, Ernährung, Schleimbildner vermeiden.			
Wechseljahrbeschwerden			siehe auch Kap. V. Wechseljahre
allgemein		Nr. 1 Calc. fluor. D 12	
		Nr. 7 Magn. phos. D 6	Hauptmittel, mindestens 4 x pro Woche als „Heiße Sieben"
geschwollene Beine		Nr. 4 Kal. chlor. D 6	

Krankheitsbild/Symptome		**Mineralsalze**	**Tipps**
	+	Nr. 8 Natr. chlor. D 6	
	+	Nr. 10 Natr. sulf. D 6	
Hitzewallungen		Nr. 3 Ferr. phos. D 12	
	+	Nr. 7 Magn. phos. D 6	als „Heiße Sieben“
Hitzewallungen bei Nervosität		Nr. 5 Kal. phos. D 6	eventuell Potenzwechsel auf D 12
Meridianbürstmassagen, Leberwickel, Ernährung, Basenbildner, Lebensfreude, Kräutertees (siehe Kap. V. Wechseljahre), Aufregungen vermeiden, geistig-seelische und körperliche Entspannung, frische Luft und Bewegung.			
Weinerlichkeit			
Hauptmittel		Nr. 5 Kal. phos. D 6	
	+	Nr. 8 Natr. chlor. D 6	häufige Gabe
Salbenanwendungen, Meridianbürstmassagen.			
Weißfluss			siehe Absonderungen
Wetterfühligkeit			
Hauptmittel		Nr. 10 Natr. sulf. D 6	als „Heiße Zehn“
	oder	Nr. 2 Calc. phos. D 6	als „Heiße Zwei“
	oder	Nr. 7 Magn. phos. D 6	als „Heiße Sieben“
Salbenanwendungen mit Nr. 6 oder Nr. 10, Leberwickel, Meridianbürstmassagen, Nierenpflege, Basen- bzw. Moorbäder.			
Wildfleischbildung			
Hauptmittel	tgl. ▲	Nr. 4 Kal. chlor. D 6	
	tgl. ▲	Nr. 11 Silicea D 12	
Zusätzlich Salbenanwendungen.			
Willensschwäche			
		Nr. 5 Kal. phos. D 6	
	+	Nr. 8 Natr. chlor. D 6	
Meridianbürstmassagen, Leberwickel.			
Winde			
allgemein		Nr. 7 Magn. phos. D 6	als „Heiße Sieben“
Geruch fauler Eier		Nr. 10 Natr. sulf. D 6	als „Heiße Zehn“
Leberwickel mit Salbe Nr. 11, Ernährung, Bewegung.			
Windpocken			siehe auch Kap. III. Kinderheilkunde
Anfangsstadium		Nr. 3 Ferr. phos. D 12	
	+	Nr. 4 Kal. chlor. D 6	
bei hohem Fieber, bei Erschöpfungszuständen, großer Mattigkeit		Nr. 5 Kal. phos. D 6	
	+	Nr. 8 Natr. chlor. D 6	
im Eiterstadium		Nr. 11 Silicea D 12	
	+	Nr. 9 Natr. phos. D 6	
bei Speichelfluss mit wässrigem Erbrechen		Nr. 8 Natr. chlor. D 6	zu den vorstehenden Mitteln dazu geben, abwechselnd alle 10-20 Min. 1 Tab.
im Abschuppungsstadium (drittes Stadium)		Nr. 6 Kal. sulf. D 6	5 x tgl. 3 Tab., monatelang
Zungenbelag, Absonderungen beachten, Ernährung ohne tierisches Eiweiß und Rohkost, Zimmer viel lüften, Zimmer nicht zu hell!			
Wirbelsäulenstärkung			
	tgl. ▲	Nr. 1 Calc. fluor. D 12	morgens 2-3 x 2 Tab.
	tgl. ▲	Nr. 2 Calc. phos. D 6	2-3 x 2 Tab.
	+	Nr. 11 Silicea D 12	abends als „Heiße Elf“
Salbenanwendungen, Ernährung ohne Phosphate und Zusatzstoffe.			
Wolf			
		Nr. 5 Kal. phos. D 6	
mit Juckreiz		Nr. 7 Magn. phos. D 6	als „Heiße Sieben“
	+	Nr. 8 Natr. chlor. D 6	
bei Übersäuerung		Nr. 9 Natr. phos. D 6	

Krankheitsbild/Symptome		Mineralsalze	Tipps
	+	Nr. 11 Silicea D 12	
Ernährung beachten, Leberwickel mit den Salben Nr. 6 oder Nr. 10 im Wechsel, Nierenpflege.			
Wunden			siehe auch Verletzungen und Verbrennungen
allgemein		Nr. 3 Ferr. phos. D 12	häufige Gabe
Gefahr der Blutvergiftung		Nr. 5 Kal. phos. D 6	häufige Gabe
eiternd		Nr. 9 Natr. phos. D 6	
	+	Nr. 11 Silicea D 12	
Förderung der Hautbildung	tgl. ▲	Nr. 2 Calc. phos. D 6	
	tgl. ▲	Nr. 5 Kal. phos. D 6	
	+	Nr. 8 Natr. chlor. D 6	
schlecht heilend	▲	Nr. 9 Natr. phos. D 6	mehrmals täglich
	▲	Nr. 12 Calc. sulf. D 6	mehrmals täglich
bei Narbenverhärtung		Nr. 1 Calc. fluor. D 12	auch als Salbe
mit Schwellung		Nr. 4 Kal. chlor. D 6	auch als Salbe
Verjauchung, brandig		Nr. 5 Kal. phos. D 6	
wildes Fleisch (Fleischwärzchen)		Nr. 4 Kal. chlor. D 6	
Wundfieber		Nr. 5 Kal. phos. D 6	*Arzt!*
Wundliegen (Decubitus)			
bei Entzündung	▲	Nr. 3 Ferr. phos. D 12	häufige Gaben, äußerlich Salbe Nr. 3 und Nr. 1 im Wechsel
	▲	Nr. 4 Kal. chlor. D 6	
ohne Entzündung		Nr. 8 Natr. chlor. D 6	
	+	Nr. 9 Natr. phos. D 6	
	+	Nr. 11 Silicea D 12	
mit stinkendem Durchfall (besonders bei Säuglingen)		Nr. 5 Kal. phos. D 6	
Würmer			
allgemein	▲	Nr. 8 Natr. chlor. D 6	Einläufe mit je 20 Tab. in 1/2 l abgekochtem, warmem Wasser; Ernährung, Leberwickel
	▲	Nr. 9 Natr. phos. D 6	
Bandwurm	▲	Nr. 9 Natr. phos. D 6	
	▲	Nr. 11 Silicea D 12	
Madenwürmer (Springwürmer, Qxyuris vernicolaris)	▲	Nr. 8 Natr. chlor. D 6	Hauptmittel
	▲	Nr. 11 Silicea D 12	
	▲	Nr. 2 Calc. phos. D 6	
Spulwürmer (Ascariden)		Nr. 9 Natr. phos. D 6	in D 3
Da von Spul- und Madenwürmern vorzugsweise schwächliche, blutarme Personen, insbesondere Kinder, befallen werden, empfiehlt es sich, nach der Wurmkur folgende Mittel noch länger einzunehmen:			
		Nr. 2 Calc. phos. D 6	morgens
		Nr. 8 Natr. chlor. D 6	vor- und nachmittags
		Nr. 11 Silicea D 12	abends
Basische Ernährung, Darmsanierung, Leberwickel mit Salbe Nr. 6 und Nr. 10 im Wechsel, Nierenpflege. Ernährung: Basenbildner bevorzugen, Eiweiß, rohes Obst und Gemüse reduzieren.			
Zaghaftigkeit			
		Nr. 5 Kal. phos. D 6	
	+	Nr. 8 Natr. chlor. D 6	
Leberwickel, Meridianbürstmassage, Moorbäder.			
Zahnbildung			siehe auch Kinderkrankheiten, Schwangerschaft, Stillzeit
Fieber bis 38,5°C	▲	Nr. 3 Ferr. phos. D 12	
starker Speichelfluss		Nr. 8 Natr. chlor. D 6	häufige Gabe zu den Hauptmitteln
bei starker Unruhe		Nr. 5 Kal. phos. D 6	

Krankheitsbild/Symptome		Mineralsalze	Tipps
verspätet	tgl. ▲	Nr. 1 Calc. fluor. D 12	morgens und vormittags, jedoch Mittel getrennt nehmen
	tgl. ▲	Nr. 2 Calc. phos. D 6	morgens und vormittags, jedoch Mittel getrennt nehmen
	+	Nr. 11 Silicea D 12	abends
Zahnkrämpfe beim Kleinkind		Nr. 1 Calc. fluor. D 12	rascher Wechsel der einzelnen Mittel; Tabletten zerquetschen und auf Wangeninnentasche oder Zunge streichen
	+	Nr. 2 Calc. phos. D 6	als „Heiße Zwei"
Zahnkrämpfe, in schweren Fällen		Nr. 7 Magn. phos. D 6	
Das heranwachsende Kind sollte jahrelang täglich Mineralsalz Nr. 1 und Nr. 2 einnehmen. Zahnpflege, Ernährung. Nahrung, die die Zähne zum Kauen zwingt und dadurch kräftigt.			
Zähne			
Fistel		Nr. 9 Natr. phos. D 6	Hauptmittel
	+	Nr. 11 Silicea D 12	Hauptmittel
locker ohne Schmerzen		Nr. 1 Calc. fluor. D 12	
Zähneknirschen		Nr. 9 Natr. phos. D 6	
Zahnschmelzbildung		Nr. 1 Calc. fluor. D 12	
Zahnstein		Nr. 5 Kal. phos. D 6	
	+	Nr. 8 Natr. chlor. D 6	
Zahnzerfall		Nr. 2 Calc. phos. D 6	
Zahnerhaltung			
Zahnaufbau		Nr. 2 Calc. phos. D 6	
zum Härten der Zähne		Nr. 1 Calc. fluor. D 12	morgens
	+	Nr. 7 Magn. phos. D 6	abends
zu starke Säurebildung		Nr. 9 Natr. phos. D 6	vormittags
	+	Nr. 10 Natr. sulf. D 6	mittags
	+	Nr. 11 Silicea D 12	abends
für den Zahnschmelz		Nr. 1 Calc. fluor. D 12	morgens
		Nr. 7 Magn. phos. D 6	abends
Zahnfleisch			
hellroter Saum		Nr. 5 Kal. phos. D 6	
schwammig, leicht blutend		Nr. 4 Kal. chlor. D 6	
Zahnfleischabszess		Nr. 11 Silicea D 12	
Zahnfleischbluten, auch mit Mundgeruch		Nr. 5 Kal. phos. D 6	
Zahnfleischentzündung	stdl. ▲	Nr. 4 Kal. chlor. D 6	
	stdl. ▲	Nr. 5 Kal. phos. D 6	
	oder	Nr. 12 Calc. sulf. D 6	
Zahnfleischgeschwulst		Nr. 1 Calc. fluor. D 12	
Zahnfleischschwund	▲	Nr. 1 Calc. fluor. D 12	morgens
	▲	Nr. 5 Kal. phos. D 6	vormittags
Zahnschmerzen			siehe auch Schmerzen
allgemein		Nr. 1 Calc. fluor. D 12	
		Nr. 7 Magn. phos. D 6	„Heiße Sieben"
bei Berührung		Nr. 1 Calc. fluor. D 12	
durch Druck besser		Nr. 7 Magn. phos. D 6	
einseitig		Nr. 8 Natr. chlor. D 6	
mit Geschwulst		Nr. 4 Kal. chlor. D 6	
	+	Nr. 11 Silicea D 12	
Geschwulst, verhärtet		Nr. 1 Calc. fluor. D 12	
Linderung an frischer Luft		Nr. 6 Kal. sulf. D 6	
Linderung durch Wärme		Nr. 7 Magn. phos. D 6	
mit Mundgeruch		Nr. 5 Kal. phos. D 6	
mit Pausen		Nr. 7 Magn. phos. D 6	
Schneidezähne locker		Nr. 5 Kal. phos. D 6	

Krankheitsbild/Symptome		Mineralsalze	Tipps
während Schwangerschaft	tgl. ▲	Nr. 1 Calc. fluor. D 12	
	tgl. ▲	Nr. 2 Calc. phos. D 6	
		Nr. 8 Natr. chlor. D 6	vor- und nachmittags
mit Speichelfluss		Nr. 8 Natr. chlor. D 6	
stärker abends		Nr. 6 Kal. sulf. D 6	
stärker durch Wärme		Nr. 3 Ferr. phos. D 12	
stärker in warmen Räumen		Nr. 6 Kal. sulf. D 6	
die Stelle wechselnd		Nr. 7 Magn. phos. D 6	
als wäre der Zahn länger		Nr. 1 Calc. fluor. D 12	
Zahnbelag, braun		Nr. 5 Kal. phos. D 6	
Zahnfleisch, blutend		Nr. 5 Kal. phos. D 6	Mundspülung
mit hellrotem Zahnfleisch		Nr. 5 Kal. phos. D 6	
nach Zahnziehen	stdl. ▲	Nr. 3 Ferr. phos. D 12	
	stdl. ▲	Nr. 7 Magn. phos. D 6	
	stdl. ▲	Nr. 8 Natr. chlor. D 6	
Zehennägel			siehe Nägel
Zellenaufbau			
		Nr. 2 Calc. phos. D 6	
		Nr. 5 Kal. phos. D 6	
		Nr. 8 Natr. chlor. D 6	
Zellgewebsentzündung (Phlegmone)			
allgemein		Nr. 3 Ferr. phos. D 12	häufige Gabe
	oder	Nr. 4 Kal. chlor. D 6	häufige Gabe
durch Übersäuerung		Nr. 9 Natr. phos. D 6	
	+	Nr. 11 Silicea D 12	
bläulich-rote Anschwellung der Haut		Nr. 10 Natr. sulf. D 6	
bei Verhärtung		Nr. 1 Calc. fluor. D 12	
Ziegenpeter			siehe Mumps; siehe Kap. III. Kinderheilkunde
Zittern			
durch Schwäche		Nr. 2 Calc. phos. D 6	
Schüttelfrost		Nr. 3 Ferr. phos. D 12	
	+	Nr. 5 Kal. phos. D 6	
durch innere Unruhe		Nr. 7 Magn. phos. D 6	Salbe Nr. 7 auf Solarplexus auftragen
Wärmemangel		Nr. 8 Natr. chlor. D 6	
Leberwickel, Meridianbürstmassagen, Salbenanwendungen, Atemübungen.			
Zöliakie			siehe auch Verdauungsorgane
		Nr. 4 Kal. chlor. D 6	
Auf Ernährung achten.			
Zuckerkrankheit (Diabetes mellitus)			*Arzt*, unterstützende Behandlung mit Mineralsalzen
allgemein		Nr. 10 Natr. sulf. D 6	mittags
	+	Nr. 11 Silicea D 12	abends
		Nr. 7 Magn. phos. D 6	vor dem Schlafengehen
mit Abmagerung		Nr. 8 Natr. chlor. D 6	
altersbedingt	▲	Nr. 1 Calc. fluor. D 12	
	▲	Nr. 17 Mang. sulf. D 6	
mit starkem Durst, Verlangen nach Salzigem, Saurem, bei Schlafsucht		Nr. 8 Natr. chlor. D 6	
	+	Nr. 9 Natr. phos. D 6	
mit Juckreiz		Nr. 7 Magn. phos. D 6	„Heiße Sieben"
mit Schwäche		Nr. 2 Calc. phos. D 6	
bei Eiweißausscheidung im Urin		Nr. 2 Calc. phos. D 6	
bei gleichzeitiger Gicht		Nr. 9 Natr. phos. D 6	
	+	Nr. 11 Silicea D 12	

Krankheitsbild/Symptome		Mineralsalze	Tipps
bei Neigung zur Abszessbildung, bei Arteriosklerose		Nr. 1 Calc. fluor. D 12	
bei nervösen Störungen, Schlaflosigkeit		Nr. 5 Kal. phos. D 6	
Zuckerspiegel			
erhöht		Nr. 9 Natr. phos. D 6	vormittags
		Nr. 10 Natr. sulf. D 6	gegen 14 Uhr
		Nr. 21 Zinc. chlor. D 6	abends
		Nr. 11 Silicea D 12	vor dem Schlafengehen
Reaktion auf Milchzucker beobachten (siehe Kap. I. 3. Empfehlungen zur Einnahme)			
Zuckungen			
im Halbschlaf		Nr. 9 Natr. phos. D 6	Störfelder am Schlafplatz?
	oder	Nr. 11 Silicea D 12	
nervöse		Nr. 2 Calc. phos. D 6	morgens
		Nr. 5 Kal. phos. D 6	mittags
		Nr. 11 Silicea D 12	abends
Meridianbürstmassagen, Ernährung, Leberwickel, Bäder.			
Zunge			
Bläschen auf Zungenspitze		Nr. 8 Natr. chlor. D 6	
Geschwür		Nr. 11 Silicea D 12	
Haargefühl		Nr. 8 Natr. chlor. D 6	
rötlich, mehr an den Seitenrändern		Nr. 3 Ferr. phos. D 12	
Spitze brennend		Nr. 8 Natr. chlor. D 6	
Trockenheitsgefühl		Nr. 8 Natr. chlor. D 6	
Verhärtung		Nr. 1 Calc. fluor. D 12	morgens
		Nr. 11 Silicea D 12	abends
Wundheitsgefühl		Nr. 12 Calc. sulf. D 6	
Zungenbelag			
feucht, Randbläschen		Nr. 8 Natr. chlor. D 6	
glasig		Nr. 8 Natr. chlor. D 6	
goldgelb schimmernd		Nr. 9 Natr. phos. D 6	
grünlich-braun		Nr. 10 Natr. sulf. D 6	
grünlich-gelb		Nr. 10 Natr. sulf. D 6	
grünlich-grau, schmutzig		Nr. 10 Natr. sulf. D 6	
hell bis weißschleimig		Nr. 8 Natr. chlor. D 6	
hinten wie mit Lehm belegt		Nr. 12 Calc. sulf. D 6	
ockerfarbig		Nr. 6 Kal. sulf. D 6	
pelzig weiß		Nr. 2 Calc. phos. D 6	
schmutzig bräunlich		Nr. 5 Kal. phos. D 6	
wie mit Senf bestrichen		Nr. 5 Kal. phos. D 6	
wasserhell, glasig		Nr. 8 Natr. chlor. D 6	
weiß bis weißgrau		Nr. 4 Kal. chlor. D 6	
Zungenentzündung (Glossitis)			
allgemein		Nr. 3 Ferr. phos. D 12	
	+	Nr. 4 Kal. chlor. D 6	
bei großer Schwäche		Nr. 5 Kal. phos. D 6	
bei Vereiterung, auch bei sog. „Landkartenzunge“		Nr. 9 Natr. phos. D 6	
	+	Nr. 11 Silicea D 12	
mit Verhärtung		Nr. 1 Calc. fluor. D 12	
Zurückgebliebene Kinder			siehe Kap. III. Kinderheilkunde
Zwerchfellkrampf			siehe Krämpfe
Zwölffingerdarmgeschwür (Ulcus duodenum)			Behandlung wie Magengeschwür

A. Basische Bäder, Wickel, Empfehlungen

Basische Bäder

Basisches Vollbad

Ca. 4–5 EL basisches Badesalz auf ein Vollbad geben. Badetemperatur kleiner gleich 37 Grad Celsius. Dauer mindestens 60–120 Min. Nach Bedarf warmes Wasser nachfüllen. Anwendung 2–3 x wöchentlich durchführen. Nach dem Baden das Wasser leicht antrocknen lassen und bei Bedarf 1 Std. zugedeckt in Ruhe nachschwitzen.

Basisches Sitzbad

Ca. 2 EL basisches Badesalz in eine Sitzbadewanne geben und mindestens 1 Std. baden.

Basisches Fußbad

1 EL basisches Badesalz pro Fußbad, 1 Std. tgl. Regelmäßig warmes Wasser zugeben.

Basisches Handbad

1–2 TL basisches Badesalz pro Handbad, ½–1 Std. tgl.

Basische Wickel

Basische Salzsocken

Ca. 1 EL basisches Badesalz auf 1 l warmes Wasser. Baumwolle-/Leinensocken darin tränken, auswringen, anziehen und ein Paar warme Wollsocken darüberziehen, über Nacht tragen. Diese Anwendung sollte über einen längeren Zeitraum (1 – 2 Monate) erfolgen.

Spanischer Mantel mit Badesalz

Ca. 2 EL basisches Badesalz auf 5 l kaltes Wasser geben. Baumwolllaken tränken, auswringen und den Körper darin einwickeln. Ein paar warme Decken darüberlegen und 1 Std. in Ruhe vor sich hinschwitzen. Diese Anwendung ist empfehlenswert, wenn keine Badewanne zur Verfügung steht.

Basischer Kompressions-Wickel (Cellulite)

Ca. 2 EL basisches Badesalz auf 2 l heißes Wasser. Bandagen mit kurzem Zug 15 Min. tränken. Die Bandagen auswringen und vom Fuß aus konisch über den Po bis zur Hüfte hochwickeln, zudecken und 1 Std. leicht schwitzen. Empfehlenswert ist eine Wärmflasche auf der Leber.

Basischer Wickel

Ca. 1 EL basisches Badesalz auf 1 l warmes Wasser geben. Baumwolle-/Leinenlappen darin tränken, auswringen und auf die betroffenen oder zu behandelnden Partien und Stellen auflegen. Für die Behandlung innerer Organe empfiehlt sich stets, eine Wärmflasche aufzulegen.

Weitere Empfehlungen

Basisches Salzpeeling/Sauna

Den Körper abduschen. Mit der Hand oder einem Lappen basisches Salz auf dem ganzen Körper einreiben. Das Salz auf der Haut leicht antrocknen lassen und damit in die Sauna gehen.

Basenbildende Tees

Wermut, Salbei, Schafgarbe, Schachtelhalm, Brennessel, Birkenblätter.

Basenbildendes Gemüse

Bohnen, Zucchini, Pastinaken, Sellerie, Kartoffeln.

Basensuppe

Bohnen, Zucchini, Pastinaken, Sellerie und Kartoffeln klein schneiden. 15–20 Min. köcheln lassen und abseihen. Die Brühe schmeckt sehr angenehm, wenn man eine Rote Beete mitkocht, und wirkt sehr entsäuernd u.a. durch die Zufuhr von organisch gebundenen Mineralien.

B. Die 12 biochemischen Salben

Salbe Nr. 1 wird angewendet als Massagemittel bei Erschlaffung der elastischen Gewebe, bei Verhärtungen der Haut zur Wiederherstellung der Elastizität, bei Hornhautbildung, Rissen und Schrunden, zur Vorbeugung gegen Schwangerschaftsstreifen, bei Nagelverwachsungen, Krampfadern, Hämorrhoiden und allgemeiner Bänderschwäche.

Salbe Nr. 2 ist ein ausgezeichnetes Hilfsmittel zur Kräftigungsmassage bei chronischen Leiden aller Art, besonders bei Knochenschwäche der Kinder, bei Knochenschmerzen in Wachstumsschüben. Sie hilft zudem bei chronischen Ekzemen mit weiß-gelblicher Absonderung, bei Taubheitsgefühl, Kribbeln und Verspannungen.

Salbe Nr. 3 ist anzuwenden als Wundsalbe bei frischen und entzündlichen Verletzungen, Quetschungen und Verstauchungen. Gutes Massagemittel bei kalten Füßen. Bei wundem Popo kleiner Kinder.

Salbe Nr. 4 eignet sich für die zweite Entzündungsstufe, für Verletzungen mit nachfolgender Schwellung, trockene Hautausschläge wie Kopfschuppen und Schuppenflechte, auch Warzen; Mumps, Sehnenscheidenentzündung, Wangenschwellung durch Zahnschmerzen. Bei Husten mit zähem Auswurf auf Brust und Rücken aufbringen. Bei Schwellung nach Insektenstichen.

Salbe Nr. 5 zur Massage bei Nervenschmerzen, Ischias, als Heilsalbe bei Beingeschwüren und hartnäckigen Wunden mit gelbschleimigen Absonderungen, bewährt als Herz- und Nervensalbe. Zur Entspannung auf den Solarplexus auftragen.

Salbe Nr. 6 wird angewendet bei Hautjucken und Hautschuppen, bei Neurodermitis, Schuppenflechte, anderen Oberhautveränderungen, bei wandernden Rheumaschmerzen. Bei hartnäckigem Husten mit ockergelbem Auswurf auf Brust und Rücken auftragen, bei entsprechendem Schnupfen in die Nase einreiben. Zur Anwendung bei Leberbeschwerden die Lebergegend unter dem rechten Rippenbogen einreiben.

Salbe Nr. 7 zur Einreibung bei reißenden, schießenden Schmerzen, bei Krampfzuständen und Durchblutungsstörungen infolge Verkrampfung, bei nächtlichen Armschmerzen. Viele Hauterkrankungen benötigen Salbe Nr. 7 zur Beruhigung des Hautausschlages.

Salbe Nr. 8 wird empfohlen bei wässrigen Absonderungen der Haut, Brandwunden, Insektenstichen, nässenden Unterschenkelgeschwüren, Einrissen der Mundwinkel sowie bei Ergüssen und teigigen Schwellungen im Bereich größerer Gelenke. Bei trockenen Ausschlägen mit weißen Schuppen, Afterfissuren, Hautpilzerkrankungen.

Salbe Nr. 9 gilt als Drüsensalbe bei Lymphdrüsenschwellung mit weichen, also nicht verhärteten Knoten. Besonders wirkungsvoll bei fettiger, großporiger Haut (wie Orangenschalen), gegen Mitesser und Pickel. Eignet sich ebenfalls zur leichten Massage bei Gelenkschmerzen. Bei Druckgefühl in der Lebergegend.

Salbe Nr. 10 bewährt sich als Salbenverband bei nässenden Ekzemen und Flechten. Bei Hautpilzerkrankungen und Hühneraugen. Bei Frostbeulen: Nach dem Waschen sorgfältig abtrocknen und unter leichtem Reiben auftragen, besonders zur Nacht. Zur Leberentgiftung im Leberbereich auftragen.

Salbe Nr. 11 fördert die Ausreifung von entzündlichen Eiterungen, Geschwüren, Karbunkeln, Nagelgeschwüren und Fisteln. Nährcreme bei trockener Haut und Faltenbildung. Bei Knirschen in der Halswirbelsäule, bei Fußschweiß und Zwischenzehenpilz.

Salbe Nr. 12 findet Anwendung bei allen rheumatischen Gelenkbeschwerden und Lymphknotenentzündungen (zum Arzt!). Bei Eiterungen mit Abflussmöglichkeit (Öffnung vorhanden) um den Entzündungsherd herum auftragen.

C. Meridianbürstmassage

Sie führen die Meridianbürstmassage am besten jeden Morgen nach dem Aufstehen durch, mit einer Körperbürste aus Naturborsten oder einer Klosterbürste.

Beginnen sie mit der Bürstmassage am Konzeptionsgefäß, indem Sie vom Schambein mit der Bürste aufwärts bis zum Ende des Brustbeines bürsten und das 10- bis 20-mal wiederholen. Danach führen Sie die Bürste rechts über die Brust, Innenseite Oberarm, Innenseite Unterarm über die Handinnenfläche bis zu den Fingerspitzen. Dann bürsten Sie weiter über die Fingerspitzen, Handrücken, Außenseite Unterarm, Außenseite Oberarm, Außenseite Oberkörper nach unten über die Außenseite Oberschenkel, Außenseite Unterschenkel,

Außenknöchel, seitlicher Fußrücken bis über den Kleinzeh hinweg.

Im Anschluss daran bürsten Sie wieder nach oben über Großzeh, Innenknöchel, Innenseite Unterschenkel, Innenseite Oberschenkel, Leiste, seitlich links der Körpermitte über die Innenseite der Brust und schließen so den Kreislauf. Die Meridianbürstmassage endet am kleinen Zeh.

Dies wiederholen Sie auf jeder Körperseite 5-, 10-, oder 20-mal je nach Wohlbefinden.

Sie unterstützen mit dieser Bürstmassage die energetische Behandlung und bringen die Energien zum Fließen.

D. Nierenstärkung

Bevor Sie sich ins Bett legen, trinken Sie bitte 1 Tasse Blasen-Nierentee (Fertigmischung aus der Apotheke oder dem Reformhaus).

Sie dürfen gerne am Tag zwei Tassen dieses Tees zu sich nehmen. Wenn Sie ein Nierenmittel rezeptiert bekommen haben, geben Sie die rezeptierte Tropfenzahl in die Tasse Tee. Bitte gehen Sie 1 x tgl. für mindestens 1 Stunde mit einer warmen Wärmflasche ins Bett. Sie legen die Wärmflasche unter den Rücken an die Nierengegend. Der Mensch hat zwei Nieren. Sie befinden sich unter dem Rippenbogen links und rechts von der Wirbelsäule.

E. Reisschleim für Babys und Kinder

Reisschleim

Eignet sich für Babys ab Geburt bis 3–4 Monate.

1 Teil Vollkorn-Rundkornreis oder Basmatireis auf 10 Teile Wasser 4–6 Std. mit geschlossenem Deckel leicht köcheln lassen. Nach dem Kochen die Suppe durch ein Leintuch oder feines Sieb streichen. Kühl aufbewahren. Kann im voraus für den nächsten Tag vorbereitet werden. Menge ausrechnen und auf 5–6 Fl. von 150–180 ml vorbereiten.

Flaschenmilch mit Reisschleim

Hergestellte Reismilch (s. o.) mit 1 Teil Kuhmilch (oder Ersatzmilch oder weglassen) erhitzen. Kurz aufkochen, 3–4 Tropfen Weizenkeimöl (B-Vitamine, Vitamin E usw.!) darunter schlagen. In Flasche geben und auf Trinktemperatur abkühlen lassen.

Eine weitere Möglichkeit: Mit Mandelmus kann alternativ eine Mandelmilch hergestellt werden.

Fertigschleim

Hier empfiehlt sich Reismilch von Frau Holle (Demeter) oder der Fa. Runge (Bioland). Das Fertigprodukt sollte auf keinen Fall über einen längeren Zeitraum angewandt werden. Nur für unterwegs und im Notfall.

Angaben zur Person

Angelika Gräfin Wolffskeel von Reichenberg, Heilpraktikerin und psychologische Beraterin, beschäftigt sich seit vielen Jahren intensiv mit der Biochemie nach Dr. Schüßler. Als Referentin ist sie unter anderem für den Biochemischen Bund Deutschland (BBD) e. V. deutschlandweit unterwegs.

In ihren gut besuchten Vorträgen und ihrem vorliegenden Erstlingswerk gibt sie wertvolle Erfahrungen mit den biochemischen Mineralsalzen weiter, dazu umfassend praktische Tipps zur Anwendung der Mittel.

Weitere Schwerpunkte ihrer Arbeit sind u. a. die klassische und kreative Homöopathie nach Antonie Peppler, die energetische Therapie, Fußreflexzonentherapie, die Wirbelsäulentherapie nach Dorn/Beuss, Irisdiagnose, TCM, Ayurveda und Ernährungsberatung.

Darüber hinaus ist Gräfin Wolffskeel Gründerin und Leiterin der SURYA-Heilpraktiker-Schule in Reichenberg bei Würzburg und dort unter anderem als Dozentin für den Schwerpunkt Verdauungsorgane, Stoffwechsel und Biochemie nach Dr. Schüßler tätig. SURYA bietet eine nebenberufliche, erwachsenengerechte Ausbildung zum/zur Heilpraktiker/in im Zyklus von zwei Jahren an.

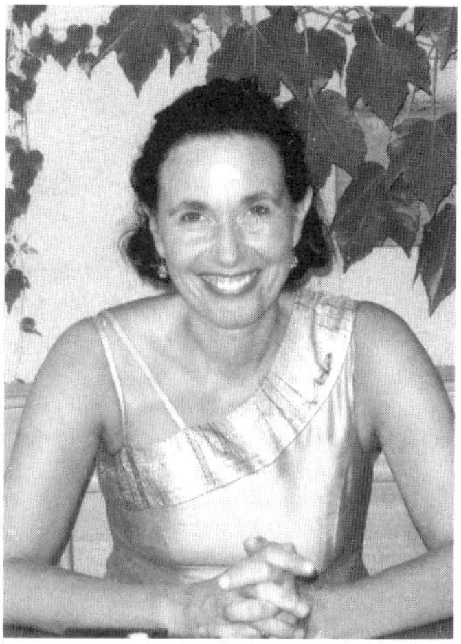

Angelika Gräfin Wolffskeel ist gerne zu einem Gedankenaustausch mit ihren Lesern bereit. Sie können sich jederzeit schriftlich mit Fragen an sie wenden: Eichenweg 4, 97950 Gerchsheim, E-Post: praxis@graefin-wolffskeel.de, Netz: www.graefin-wolffskeel.de.

Quellenangaben

Barthelmeyer, Friedrich (1993): Dr. Schüßler Biochemie, Ein Lehr- und Lernbuch, Kompendium der Biochemischen Heilweise, Selbstverlag Friedrich Barthelmeyer, Andreas- Hofer-Str. 43, 79111 Freiburg/Breisgau

Bauhofer, Ulrich (1997): Aufbruch zur Stille, Gustav Lübbe Verlag

Bierbach, Elvira (Hg.) (2. Aufl. 2002): Naturheilpraxis heute, Lehrbuch und Atlas, Urban & Fischer Verlag, München

Biochemischer Bund Deutschlands e. V. (1983): Vortragsmanuskripte 1, 2, 3, 4, 5, 6, 7, In der Kuhtrift 18, 41541 Dormagen

Co'med – Fachmagazin für Complementär-Medizin, Ausgabe Nr. 5/2004, Schlossgasse 4, 65239 Hochheim-Massenheim

Dahlke, Rüdiger (3. Aufl. 2002): Lebenskrisen als Entwicklungschancen. Zeiten des Umbruchs und ihre Krankheitsbilder, Goldmann Verlag, München

Daub-Amend, Eveline (1. Aufl. 1999): Wechseljahre, Gesund und selbstbewusst in eine neue Lebensphase, in Zusammenarbeit mit Weleda, athera Verlag, Freies Geistesleben & Urachhaus GmbH, Landhausstr. 82, 70190 Stuttgart

Emmrich, Peter (3. erw. Aufl. 2001): Antlitzdiagnostik, Eine Einführung in die biochemische Heilweise nach Dr. Schüßler, Jungjohann Verlag, Neckarsulm

Feichtinger, Thomas/Niedan, Susana (2000), Schüßler-Salze für Frauen, Haug Verlag, Fritz-Frey-Str. 21, 69121 Heidelberg

Heepen, Günther H. (1. Aufl. 2001): Schüßler-Salze, GU Kompass, Mineralstoffe zur Selbstbehandlung mit 12 Ergänzungsmitteln, Gräfe und Unzer Verlag, München

Heepen, Günther. H. (1. Aufl. 2002): Schüßler-Salze, Der große GU Kompass, Die 24 Schüßler-Salze genau beschrieben, Gräfe und Unzer Verlag, München

Hemm, Werner/Mair, Stefan (2002): Rezeptierbuch zur Biochemie nach Dr. med. Schüßler, ISO-Arzneimittel GmbH & Co. KG, Ettlingen

Kellenberg, Richard/Kopsche, Friedrich (2001): Mineralstoffe nach Dr. Schüßler, Ein Tor zu körperlicher und seelischer Gesundheit, Bechtermünz, genehmigte Lizenzausgabe für Weltbild GmbH, Augsburg

Kirchmann, K. (1962 und 1990): Biochemie-Lexikon nach Dr. Schüßler, Ein Lehr- und Verordnungsbuch der biochemischen Heilmethode, Eva Kirchmann Verlag, Ehestorfer Heuweg 40, Hamburg 92

Krieger, Susann (4. erw. Aufl. 2003): Pathologiebuch für Heilpraktiker, Nachschlagewerk mit Therapiehinweisen, Sonntag-Verlag, Stuttgart

Infos

Interessante Informationen über Schüßler-Salze können auch angefordert werden bei:

Biochemischer Bund Deutschlands e.V., In der Kuhtrift 18, 41541 Dormagen, Fax (0 21 33) 73 91 38, E-Post: biochemie@bbdnet.de, Netz: www.biochemie-net.de.

Mayer, Monika (1. Aufl. 1998): Heiltees für Kinder, Verlag Peter Erd, München

Molineus, Sigrid (2003): Gesichter sprechen Bände, Antlitzdiagnose und die Mineralsalze nach Dr. Schüßler, Deutsche Homöopathie-Union, Karlsruhe

Natur & Heilen – Monatszeitschrift für gesundes Leben, Ausgabe 11/2000, Nikolaistr. 5, 808002 München

Oltmanns, Hans-Dieter (3. erw. Aufl. 1999): Die biochemische Heilweise in der Kinderheilkunde, Weg zur Gesundheit Verlag GmbH, In der Kuhtrift 18, 41541 Dormagen

Ploss, Oliver (2003): Das Fibromyalgie Syndrom, Ganzheitliche Behandlungsmöglichkeiten, in: Co'med – Fachmagazin für Complementär-Medizin, wissenschaftlicher Sonderdruck, Ausgabe 2/2003 und 3/2003, Schlossgasse 4, 65239 Hochheim-Massenheim

Studienkreis Schüßlersche Biochemie im Biochemischen Gesundheitsverein Düsseldorf (3. Aufl. 1999): Die Zunge als diagnostisches Hilfsmittel, Weg zur Gesundheit Verlag GmbH, In der Kuhtrift 18, 41541 Dormagen

Vogel, Paul/Sieber, Uwe/Hilpert-Mühlig, Ursula (1. Aufl. 1997): Leitfaden zur biochemischen Verordnung, Arbeitskreis für praktische Biochemie im Fachverband Deutscher Heilpraktiker e.V.

Stichwortverzeichnis

W

Z

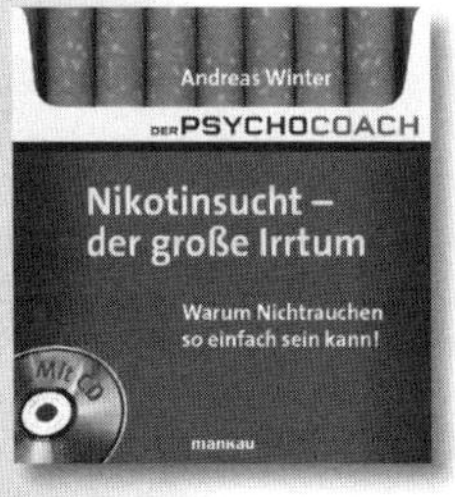

Andreas Winter

Der Psychocoach 1:

Nikotinsucht – der große Irrtum

Warum Nichtrauchen so einfach sein kann!

Mit Starthilfe-CD!

978-3-938396-10-0

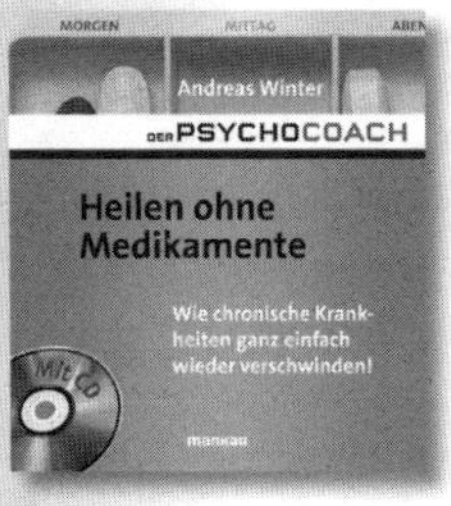

Andreas Winter

Der Psychocoach 2:

Heilen ohne Medikamente

Wie chronische Krankheiten ganz einfach wieder verschwinden!

Mit Starthilfe-CD!

978-3-938396-11-7

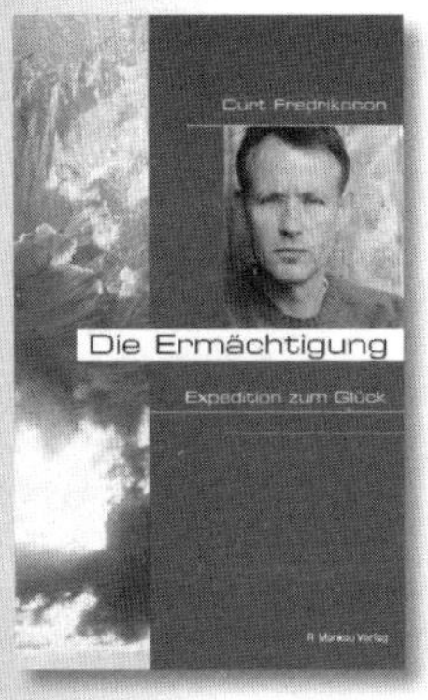

Curt Fredriksson

Die Ermächtigung

Expedition zum Glück

978-3-938396-05-6

Können Sie sich vorstellen, dass eine belanglose Grußformel den Weg weist zu den größten Geheimnissen Ihres Lebens? Dass der Weg zu Ihrem Glück ein faszinierendes Abenteuer ist? Dass das Erlernen der Regeln, nach denen unser Schicksal sich formt, äußerst unterhaltsam und spannend sein kann? –
Lassen Sie sich überraschen von dieser ungewöhnlichen und wundersamen Geschichte.

mankau **www.mankau-verlag.de**

Unser E-Rundbrief informiert Sie aktuell über Neuerscheinungen und Subskriptionsrabatte. Jetzt kostenlos im Internet abonnieren!

Notizen